高等中医药教育“十三五”创新教材
高等中医药教育“十三五”特色教材
高等中医药院校教材

供中医学、针灸推拿学、中西医临床医学等专业使用

中医诊断学

主　编　何建成（上海中医药大学）
副主编　郑小伟（浙江中医药大学）
赵　莺（成都中医药大学）
邹小娟（湖北中医药大学）
张志枫（上海中医药大学）

编　委（按姓氏笔画为序）

丁　杰（上海中医药大学）
方朝义（河北医科大学）
车志英（河南中医药大学）
付晶晶（上海中医药大学）
田　茸（成都中医药大学）
刘文兰（首都医科大学）
刘燕平（广西中医药大学）
庄燕鸿（上海中医药大学）
许家佗（上海中医药大学）
何建成（上海中医药大学）
邹小娟（湖北中医药大学）
张志枫（上海中医药大学）
陈　锐（长春中医药大学）
陈宏志（山东中医药大学）
郑小伟（浙江中医药大学）
赵　莺（成都中医药大学）
赵　歆（北京中医药大学）
洪　芳（上海中医药大学）
胡志希（湖南中医药大学）
徐　征（南京中医药大学）
殷　鑫（陕西中医药大学）
龚其淼（上海中医药大学）
燕海霞（上海中医药大学）
魏　红（辽宁中医药大学）

主　审　吴承玉（南京中医药大学）　王忆勤（上海中医药大学）

人民卫生出版社

图书在版编目（CIP）数据

中医诊断学/何建成主编. —北京：人民卫生出版社，2016

ISBN 978-7-117-23280-7

Ⅰ.①中… Ⅱ.①何… Ⅲ.①中医诊断学-中医学院-教材 Ⅳ.①R241

中国版本图书馆 CIP 数据核字(2016)第 222519 号

中医诊断学

主　　编： 何建成
出版发行： 人民卫生出版社(中继线 010-59780011)
地　　址： 北京市朝阳区潘家园南里 19 号
邮　　编： 100021
E - mail： pmph @ pmph. com
购书热线： 010-59787592　010-59787584　010-65264830
印　　刷： 北京盛通商印快线网络科技有限公司
经　　销： 新华书店
开　　本： 787×1092　1/16　**印张：** 16　**插页：** 8
字　　数： 389 千字
版　　次： 2017 年 2 月第 1 版　2023 年 2 月第 1 版第 3 次印刷
标准书号： ISBN 978-7-117-23280-7/R · 23281
定　　价： 56.00 元

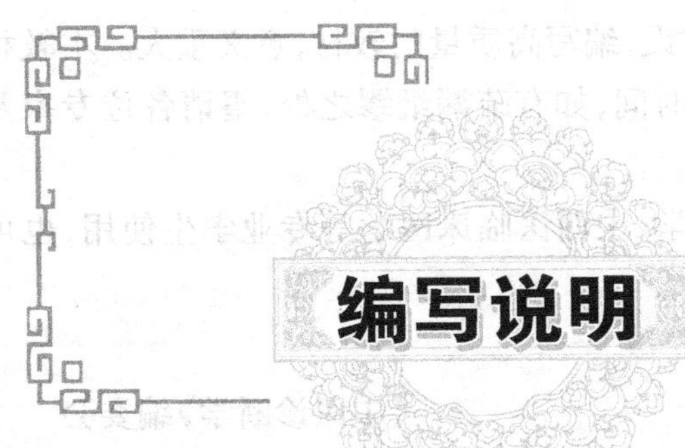

编写说明

中医诊断学是中医学专业课程体系中的主干课程，是联系中医基础学科与临床各科的桥梁。本教材不仅突出“三基”内容，知识点明确，能使学生在尽可能短的时间内掌握所学课程的知识点，而且强调中医辨证的思维训练和科学思维方法的培养；不仅注重继承，强化经典，而且也反映了先进性、科学性、实用性和权威性；不仅注重课程的相对独立性，而且也注重与整体的协调性，力求知识点、创新点、执业点三点结合，构成立体化结构体系。

本教材分为绪论、正文（上、中、下三篇）及附篇。绪论扼要介绍了中医诊断学的性质、内容、发展简史、基本原理、基本原则及学习方法。上篇为诊法，共分四章，包括望、闻、问、切四诊。中篇为辨证，共分四章，包括八纲辨证、病因辨证（六淫、疫疠辨证、情志内伤辨证、劳伤、食积、虫积、外伤、药邪辨证）、病性辨证（气病辨证、血病辨证、津液病辨证、阴阳病辨证、气血津液阴阳兼病辨证）、病位辨证（脏腑辨证、六经辨证、卫气营血辨证、三焦辨证、经络辨证）。下篇为诊断综合运用与病历，共分二章，介绍了病情资料的收集、属性分类与综合整理方法，辨证的逻辑思维方法、思路、内容与要求，以及病历书写与要求、病历导读与赏析。每章之后又有小结和复习思考题，小结是对该章内容和重点进行的概括，复习思考题则是根据章节的重点和难点，提出的一些学习与思考题目，有助于学生对课程内容的掌握和学习。附篇为特殊诊法与鉴别诊断，选择介绍了耳诊、甲诊、第二掌骨侧诊的内容，以及常见症状的鉴别诊断。书末附录有彩色舌图和重要参考文献，以资参考。

本教材以纸质教材为蓝本，利用现代信息技术整合图片、音频、视频、动画、习题等多媒体内容和交互效果，开发了数字教材新媒体形式教材，充分体现了与时代融合、与现代科技融合的特色和理念。不仅内容丰富，图文并貌，直观形象，信息呈现多样化，也增强了学习者的兴趣，满足了自主学习、探究学习的需要，易教易学，更加适应新时期医学教育综合改革和卓越医师培养的需要。

本教材的绪论由何建成编写，望诊由赵莺、丁杰、燕海霞、陈宏志、许家佗编写，闻诊由龚其淼编写，问诊由魏红编写，切诊由邹小娟、庄燕鸿编写，八纲辨证由郑小伟编写，病因辨证由陈锐编写，病性辨证由胡志希、田茸、刘文兰编写，病位辨证由车志英、何建成、方朝义、殷鑫、刘燕平编写，诊断综合运用与病历由张志枫、洪芳、付晶晶、徐征、赵歆编写。最后，由主审吴承玉、王忆勤，主编何建成，副主编郑小伟、赵莺、邹小娟、张志枫对全书进行审阅，完成定稿。

教材建设是高等学校一项重要的教学基本建设，编写高质量的教材，意义重大。本教材的编写，虽经编者多次修改、审定，但限于水平及时间，如有疏漏纰缪之处，望请各位专家及读者不吝指正。

本教材可供全国高等院校中医学、针灸推拿学、中西医临床医学等专业学生使用，也可作为研究生考试、执业医师考试的重要参考书。

《中医诊断学》编委会

2016年6月

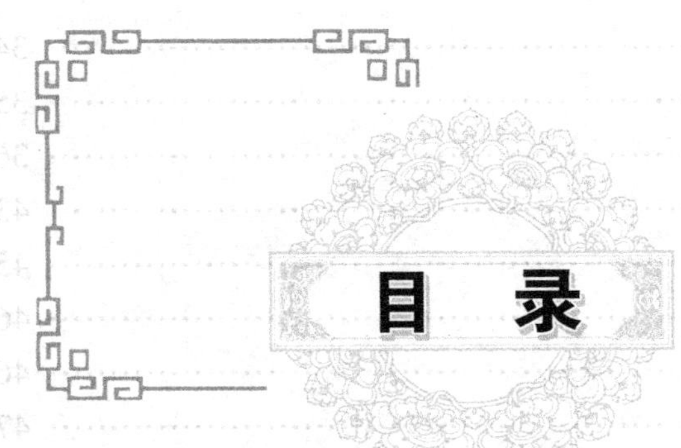

目录

上篇　诊　法

中篇　辨　证

下篇 诊断综合运用与病历

附篇　特殊诊法与鉴别诊断

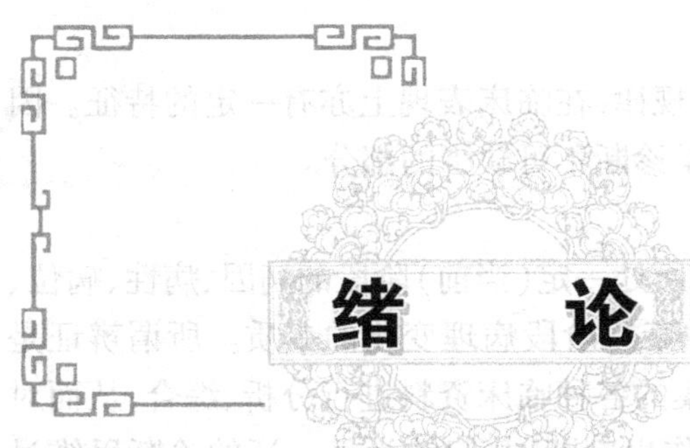

绪 论

中医诊断学是根据中医学理论，研究诊察病情、判断病种、辨别证候的基础理论、基本知识和基本技能的一门学科。既是中医学各专业的一门基础课，也是由基础理论过渡到临床各科的桥梁，是基础理论密切结合临床实践的体现，是中医学专业课程体系中的主干课程。

诊，诊察了解；断，分析判断。诊断就是医生对患者进行有目的地询问、检查，搜集病情资料，同时进行分析、归纳、整理，把握患者的健康状况和病变本质，并对所患病、证作出概括性判断的行为和思维过程。

一、中医诊断学的主要内容

中医诊断学的主要内容包括诊法、诊病、辨证和病历书写等。

（一）诊法

诊法是医生对患者进行诊察、搜集病情资料的基本方法。主要包括望、闻、问、切四诊。

望诊是医生运用视觉观察患者全身和局部的变化及排出物等情况，以了解病情的诊察方法。闻诊是医生运用听觉和嗅觉辨别患者的声音和气味变化，以获取病情资料的方法。问诊是医生通过对患者或陪诊者进行有目的地询问，以了解疾病的发生、发展、诊治经过、现在症状和其他有关情况，从而诊察病情的一种方法。切诊是医生凭借手的触觉对患者某些部位进行触、摸、按、压，以获得病情资料的一种诊察方法。

望、闻、问、切四诊是医生从不同角度、不同侧面对患者的各种症状进行诊察的方法，它们之间相互补充，并不能彼此取代。因此，临床上必须综合运用四诊，从病证的现象中探求其本质，对病证作出正确的诊断。

通过四诊所搜集到的病情资料，主要包括症状、体征和病史。症状是患者主观感觉到的痛苦或不适，如胸闷、头痛、腹胀等；体征是客观检测出来的异常征象，如面色苍白、舌淡苔白、脉沉细等。中医学中症状和体征统称为症状，或简称症。症是疾病所反映的现象，是判断病种、辨别证候的主要依据。

（二）诊病

病是对疾病发生发展整个过程中特点与规律的概括。诊病，又称辨病，是在中医学理论的指导下，综合分析四诊资料，对疾病的病种作出判断，确定病名的诊断思维过程。病名是对具体疾病全过程的特点与规律作出的概括与抽象，即该疾病的代名词。如肺痨、胸痹、消渴、疟疾、麻疹等，均属于病名的概念。

任何一种疾病，其发生、发展、演变都有一定的规律，在临床表现上亦有一定的特征。因此，依据这种规律和特征，对疾病进行诊察和判断是诊断不可缺少的部分。

（三）辨证

证是中医学的一个特有概念，是对疾病过程中所处一定（当前）阶段的病因、病性、病位、病势等所作的病理性概括，反映了病变发展过程中某一阶段病理变化的本质。所谓辨证是在中医学理论的指导下，对望、闻、问、切四诊所收集的各种临床资料进行分析、综合，从而对疾病现阶段的病因、病性、病位及邪正斗争等情况作出判断，并归纳为某一证的诊断思维过程。证，又称为证候，但在某些情况下，证候也泛指证的临床表现。临床上，同一疾病常可表现为数个不同的证，习惯称之为证型，即证的类型。

一个证应包括三个部分：①证的核心：即疾病在某个阶段的病理本质的概括，包括病因、病性、病位、病势等。②证的临床表现：每个证所表现的具有内在联系的症状、体征。③证名：辨证要求将疾病当前阶段的病位、病性等本质用证名加以概括。这三者之间存在着内在的必然联系。其中证的核心是内在本质，决定着与证有内在联系的临床症状和体征，而这些相关的症状和体征又客观反映了内在的病理本质。证名则是前两者的代号，是对证的高度概括。临床上，医生通过对症状和体征的归纳与总结，可分析证的病理本质，并概括为某个证。如临床表现为发热重，恶寒轻，有汗，鼻流浊涕，咽喉疼痛，舌尖红，苔薄黄，脉浮数等，其病因病机为外感风热，卫表失和；病位在表；病性为热；病势方面，病情虽较轻，但有入里之趋势；该证名可概括为风热表证。

在长期的临床实践中，历代医家创造了许多辨证方法，包括八纲辨证、病因辨证（六淫、疫疠辨证、情志内伤辨证、劳伤、食积、虫积、外伤、药邪辨证）、病性辨证（气血辨证、津液辨证、阴阳病辨证）、病位辨证（脏腑辨证、六经辨证、卫气营血辨证、三焦辨证、经络辨证）等。不同的辨证方法，是从不同方面总结和认识病证的规律，既各有其特点和适用范围，又有相互联系和补充。其中，八纲辨证是分析各类疾病共性的方法，是其他辨证方法的总纲；病因辨证、病性辨证、病位辨证均是在八纲辨证的基础上加以深化，对疾病的病因、本质属性与病变部位作进一步的辨析。

（四）病历

病历，又称医案、病案，古称"诊籍"，是临床有关诊疗情况的书面记录。要求把患者的详细病情、病史、治疗经过与结果等，都如实地记录下来，是临床研究中的一个重要组成部分，也是病历分析统计、经验总结、医院管理等科学研究的重要资料。病历书写是临床工作者必须掌握的基本技能。

二、中医诊断学发展简史

中医诊断的理论与方法肇始很早，早在《周礼·天官》中就有"以五气、五声、五色，眡其死生"的记载。公元前五世纪著名医家扁鹊就以"切脉、望色、听声、写形，言病之所在"。

中医学理论体系的奠基之作《黄帝内经》以阴阳五行学说为指导，详细阐述了望神、察色、问病、切脉等四诊理论，收载了脉诊的原理和多种诊脉方法，并提出诊断疾病必须结合致病的内外因素、全面考虑等思想，如《素问·疏五过论》指出"凡欲诊病者，必问饮食居处，暴乐暴苦……”“圣人之治病也，必知天地阴阳，四时经纪，五脏六腑，雌雄表里”等，还强调诊病与辨证相结合的诊断思路，重视疾病病因病机的分析和疾病的症状鉴别等。《难经》特别重视脉诊，《难经·一难》谓“寸口者，脉之大会，手太阴之脉动也”，“独取寸口，以决五脏六腑死生吉凶”，对后世影响颇大。

西汉淳于意（仓公）首创“诊籍”，开始记录患者的姓名、居址、病状、方药、日期等，以作为诊疗的原始资料。东汉张仲景总结汉代以前的诊疗经验，将病、脉、症、治相结合，作出了诊病、辨证、论治的规范，并在此基础上建立了辨证论治的理论体系，被后世公认为辨证论治的鼻祖。其所著的《伤寒杂病论》以六经为纲辨伤寒，以脏腑为纲辨杂病，将理、法、方、药有机地结合起来；对疾病的分类概念清楚，层次分明，至今仍被沿用。东汉华佗《中藏经》中也记载了丰富的诊病经验，其论脉、论症、论脏腑寒热虚实、生死顺逆之法，甚为精当。

西晋王叔和所著《脉经》，是我国现存最早的脉学专著，首开脉象鉴别之先河。该书集汉以前脉学之大成，不仅阐述了脉象产生的原理，寸口、三部九候等脉法，两手寸、关、尺所主的脏腑，而且把病脉归纳为二十四种，并对每种脉的体状、搏动征象及其变化作了具体描述，对八组相类脉进行了鉴别，同时结合外感、内伤、妇儿疾病加以论述，丰富了中医诊断学的内容，使脉学理论系统化，对后世产生了很大的影响。晋代葛洪的《肘后备急方》是我国第一部临床急救手册，较早记载了天花、麻风等传染病的诊断。

隋代巢元方的《诸病源候论》是我国第一部论述病源与证候诊断的专著。该书总结了隋以前的医学成就，对临床各科病证进行了搜集、整理、编纂，并予以系统分类。唐代孙思邈在《备急千金要方·大医精诚》中指出：“五脏六腑之盈虚，血脉营卫之通塞，固非耳目之所察，必先诊候以审之。”认为诊病不能为外部现象所迷惑，要透过现象看本质。孙氏对脉诊也极为重视，在《千金要方·卷二十八》中专设有《平脉》一篇，总论了诊脉的方法和基本要求等，言简意赅，易于掌握。

宋、金、元时期，中医诊断学有了进一步的发展。宋代朱肱《南阳活人书》强调治伤寒，切脉是辨别表里虚实的关键。陈无择《三因极一病证方论》提出了著名的“三因学说”，是病因、辨证、理法比较完备的著作。南宋施发《察病指南》是诊法的专著，其中绘脉图33种，以图示意脉象，颇具特色。崔紫虚《崔氏脉诀》以浮沉迟数为纲，分类论述24脉，对后世颇有影响。元朝有敖氏者，著《点点金》《金镜录》，将各种舌象排列起来，绘成12幅图谱，并通过舌诊来论述症状。后经元代杜清碧增补为36幅，即今所见的《敖氏伤寒金镜录》，是我国第一部舌诊专著。不仅奠定了舌诊学的基础，而且在理论、方法创新及临床运用等方面均有独到的贡献。该书传入日本后，不但对日本江户时代汉方医学之诊法产生了深刻的影响，也为形成汉方医学的舌诊流派奠定了基础。戴起宗《脉诀刊误集解》，对《脉诀》中语义不明、立意颇偏、内容有误之处进行了考核和订正，对脉学极为有益。滑伯仁《诊家枢要》对脉法颇有新见，对30种脉的名称、形状、主病进行了重点论述，简明扼要。刘昉著《幼幼新书》，论述望指纹在儿科诊断中的重要价值。危亦林著《世医得效方》，阐述了危重疾病的“十怪脉”。金元四大家对诊断学的论述各有特色，如刘河间辨证重视病机，李东垣诊病重视四诊合参，朱丹溪诊病主张从外知内，张子和重视症状鉴别。

明清时期，对四诊和辨证的研究，取得了一系列成就。四诊研究方面，以脉诊和舌诊的

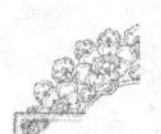

研究尤为突出。明代张景岳著《景岳全书》,内容翔实,论述精辟,其中的"脉神章""十问歌"等章节,对后世影响甚大。李时珍著《濒湖脉学》,摘取诸家脉学精华,详述27种脉的脉体、主病和相类脉的鉴别,并以浮、沉、迟、数结合有力无力以统各脉,编成歌诀,便于诵习,为后世所推崇。李中梓《诊家正眼》增加疾脉,共载28种脉象,并以浮、沉、迟、数四脉为纲。周学霆《三指禅》以缓脉为辨脉总纲,在总领之下强调浮、沉、迟、数为脉的四纲。李延昰《脉诀汇辨》、贺升平《脉要图注详解》等使脉学不断得到充实和完善。在舌诊方面,明代申斗垣《伤寒观舌心法》记录了135种舌象,除妊娠的16种舌象外,还有119种病变舌象,并以六经辨证为纲领,对异常舌象进行了归纳。清代张登《伤寒舌鉴》记载了120种舌象,包括妊娠的6种舌象和114种病变舌象。清代沈月光在《伤寒第一书》中提出了经络在舌的分部定位。梁玉瑜《舌鉴辨正》对内伤病的舌诊法进行了补充和完善,并绘制了全舌分经图,明确了舌的脏腑分部。

对四诊综合性的研究,如清代吴谦等著的《医宗金鉴·四诊心法要诀》以四言歌诀形式,简要介绍了四诊理论和方法,便于掌握。汪宏的《望诊遵经》为全面论述望诊的专著。程国彭的《医学心悟》指出虚实是诊病辨证的首要。林之翰的《四诊抉微》、张三锡的《医学六要·四诊法》、何梦瑶的《四诊韵语》、周学海的《形色外诊简摩》、陈修园的《医学实在易·四诊易知》等,推动了四诊的研究和发展。

明清时期对辨证的研究,亦颇为深入。明代张景岳《景岳全书·传忠录》、清代程钟龄《医学心悟》,均把阴阳、表里、寒热、虚实作为辨证的大法。清代沈金鳌《杂病源流犀烛》是阐释杂病的专著,按脏腑经络、风寒暑湿燥、外感内伤等统括诸种杂病,每门又分若干病证。每种疾病均列源流、脉法、症状、方药等,述其原委,悉其形证,考其主治,因病用方。

明代吴又可的《温疫论》对温病学说的发展起到了极大的推动作用。首先区分了瘟疫与伤寒之不同,总结了瘟疫侵犯途径、传染方式和流行特点,提出了治疗法则和用药思路。清代叶天士在《外感温热篇》中创立了卫气营血辨证方法,强调辨舌、验齿法在临床中的重要意义。吴鞠通在《温病条辨》中创立了三焦辨证方法。王孟英的《温热经纬》完善了温病学的辨证理论体系。

明清时期另一特点就是出现了较多的传染病专著。如明代卢之颐的《痎疟论疏》,专论疟疾常症与变症的证治。《时疫白喉提要》《白喉全生集》《白喉条辨》等均为白喉专著,对白喉的表现症状、诊断方法、施治原则、遣方用药、预后判断等进行了介绍。《麻科活人全书》《郁谢麻科合璧》《麻证新书》《麻证集成》等为麻疹专著,对麻疹的发病规律、症状特点等予以概括。王孟英的《霍乱论》、罗芝园的《鼠疫约编》较详细地论述了霍乱、鼠疫的诊断与辨证。

明代医案的发展也渐趋成熟。江瓘编著的《名医类案》荟集了明代以前历代医家医案及经史百家中所载医案近3000例,医案以内科为主,兼及外、妇、五官各科,开创了我国医案类书之先河,也是研究古代医案的重要专著。同时个人医案专著大量涌现,有代表性的如《石山医案》《周慎斋医案》《王肯堂医案》《李中梓医案》等。

清代是医案发展的鼎盛时期。《古今医案按》《临证指南医案》《吴鞠通医案》《王氏医案》《静香楼医案》《齐氏医案》等，可谓名家辈出，各领风骚，不胜枚举。喻嘉言《寓意草》载“与门人订议病式”，对医案的内容与格式提出了严格的要求，包括诊病时间、地点、患者一般情况、症状、脉象、辨证、治则、方药、预后等，理法方药齐备，可谓中医病历书写规范的雏形。魏之琇著《续名医类案》是对《名医类案》的补充，补辑了清初以前历代名医临证的验案。

近代以来，编撰出版的中医诊断学的专著，如曹炳章的《彩图辨舌指南》，集历代医家论舌于一书，结合现代解剖生理，附彩图 119 篇，把辨舌诊断与治法并提，内容较为翔实，多为经验之谈。陈泽霖等的《舌诊研究》、姚乃礼的《中医症状鉴别诊断学》、赵金铎的《中医证候鉴别诊断学》等，使中医诊断学的内容更加充实。

近年来，中医诊断学在教学、医疗和科研中，应用多学科手段和方法，从文献、实验与临床等不同角度，围绕四诊和辨证，开展了广泛、深入的研究。如应用生物工程技术、信息技术、数学、图像识别与生物传感等技术，开展了中医舌诊、脉诊和问诊等诊法和临床信息综合分析系统的开发与研究，从某种程度上促进了中医诊断的发展，为中医诊病、辨证开辟了新的途径。

三、中医诊断的基本原理

中医学在形成和发展过程中，受到了我国古代哲学思想的深刻影响，认识论和方法论都具有朴素的唯物辩证法思想。中医学认识和把握疾病的本质，着眼于运用普遍联系的、整体的、恒动的唯物辩证法观点，将人体与自然界、社会环境以及人的生理病理状态紧密结合起来，以获得对疾病本质的认识。

《素问·阴阳应象大论》曰：“以我知彼，以表知里，以观过与不及之理，见微得过，用之不殆。”亦即在认识事物时，应当采取知己知彼，从外揣内，观察事物表现的太过或不及，通过微小的变化看出反常所在，从而认识事物的本质。

中医认识疾病，常遵循以下三条基本原理：

（一）司外揣内

“司外揣内”语出《灵枢·外揣》，又称“从外知内”或“从表知里”。外，指疾病表现于外的症状、体征；内，指脏腑等内在的病理本质。即通过诊察疾病反映于外部的现象，可以测知内在的病理变化。

人体是一个有机统一的整体，脏腑与体表是内外相应的。内在脏腑功能失调，可反映于外部体表，故《丹溪心法》曰：“有诸内者，必形诸外。”临证通过观察、分析病人外部表现，就可测知人体内部的生理病理状况，认识内在的病理本质。因此，《灵枢·本脏》有“视其外应，以知其内脏，则知所病矣”之谓。

（二）见微知著

“见微知著”语出《医学心悟·医中百误歌》。微，指微小、局部的变化；著，指显著、整体的情况。即通过观察机体某些局部的、微小的变化，可以测知整体的、全身的病变。

人体是一个统一的整体，人体任何局部都与整体及其他部分密切联系，因而整体的病变可以反映于局部，局部也可以反映整体的生理、病理信息。因此临证可以“见微知著”，以小见大，从局部变化推测全身情况。

如目乃肝之窍,心之使,五脏六腑之精气皆上注于目。故望目可反映人体的神气,并可诊察全身及脏腑的病变等。

(三) 以常衡变

常,指健康的、生理的状态;变,指异常的、病理的状态。以常衡变是指在认识正常情况的基础上,通过观察、比较,发现太过、不及的异常变化,从而认识疾病的本质。

《素问·玉机真脏论》曰:"五色脉变,揆度奇恒。"恒,正常、常规;奇,异常、变动;揆度,揣度也。即从正常中发现异常,从对比中找出差别,进而认识疾病的本质。中医望色、闻声、切脉等以诊断病变,均含有这方面的道理。

四、中医诊断的基本原则

疾病的病情变化常错综复杂,医生要具备在千变万化、纷繁错杂的表象中抓住疾病的本质,对病、证作出正确判断的能力,除了掌握扎实的中医理论知识外,还要遵循中医诊断的基本原则。

(一) 整体审察

整体观念是中医学的一个基本特点,也是中医诊断时强调整体审察的认识论基础。由于人体是一个有机统一的整体,内在脏腑与外在体表的形体官窍是密切相关的,而整个机体与外界环境、社会也是统一的。因此,人体一旦发生病变,局部可以影响全身,全身也可反映于某一局部;外部有病可以内传入里,内脏有病也可以反映于外;疾病的发生也与外在气候环境、社会心理等因素密切相关。因此在诊察疾病时,必须从多方面加以考虑,不仅要详细询问、检查,全面了解患者的整体情况,而且要了解家庭、环境、时令等因素对疾病的影响,同时要对病情进行全面分析、综合判断,从总体上把握疾病的发生、发展、演变趋势,最终作出正确的诊断。

(二) 四诊合参

四诊合参是指四诊并重,诸法参用,综合收集病情资料。

由于疾病在发生、发展、传变等过程中,其临床表现可反映在多个方面,而望、闻、问、切四诊也是从不同角度诊察病情和收集临床资料的方法,各有其独特的方法和意义,不能相互取代。《难经·六十一难》曾谓:"望而知之谓之神,闻而知之谓之圣,问而知之谓之工,切脉而知之谓之巧"。

临床上,不仅要精于四诊,而且须四诊合参,才能全面、详尽的获取诊断所需要的临床资料。正如《医门法律》所谓"望闻问切,医之不可缺一"。

(三) 病证结合

"病"与"证"是中医学中密切相关的两个不同概念。病是对疾病发生发展全过程的特点与规律的概括,证是对疾病当前阶段的特点与规律的概括。辨病是对疾病的病因、病机、病情的发展、预后等从整体上的把握,是从疾病全过程、特征上认识疾病的本质,辨证则是注重根据病情某一发展阶段的病理特点而作出的阶段性判断。

中医诊断既要辨病,又要辨证。病证结合,即辨病与辨证相结合,研究疾病的发生发展规律,对病情作出全面的分析,从而为制定切实可行的治疗方案提供可靠的依据。

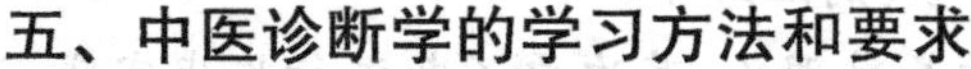

五、中医诊断学的学习方法和要求

中医诊断学是一门理论性、实践性、科学性很强的学科。它是在掌握中医学基础理论的基础上,具体运用基本知识和基本技能对疾病进行分析和诊断,因此既有理论知识,又有实践操作技能,还要进行综合、归纳、辨证。因此,必须培养正确的学习方法。

首先,要熟练掌握中医学的基础理论。在疾病的发生发展过程中,病情诊察、病机分析、预后判断等,无不涉及中医学基础理论。因此只有熟练掌握中医学的基础理论及基本知识,运用中医学理论的系统性和科学性作指导,临证才能准确识病、辨证。

其次,要不断进行临床实践。中医诊断学不仅包含丰富的理论知识,而且是实践性很强的一门学科。前人曾曰"熟读王叔和,不如临证多",说明了临床实践的重要性。临床中遇到的病证总是多种多样,因此只有多临床、多实践,才能熟练掌握、融会贯通中医诊断的基本技能,熟能生巧,知常达变。

再次,要注意培养中医学独特的科学思维方法。中医学的理论源于临床实践,是以整体观念为主导思想,以辨证论治为诊治特点的独特的医学理论体系。在长期的形成和发展过程中,受到了浓郁的中国传统文化的深刻影响,包含着特定的人文内涵。中医临证在诊察、分析判断疾病过程中,经常应用见微知著、司外揣内、整体审察、四诊合参等辨证思维方法,而这些独特的科学思维方法均是在长期的临床实践过程中逐渐形成的。因此,学习中医诊断学,不仅要掌握基础理论、基本知识和基本技能,还要不断培养中医学独特的认知思维和科学思维方法。

另外,要重视医德的培养。唐代孙思邈在《备急千金要方·大医精诚》之首便指出:"凡大医治病,必当安神定志,无欲无求,先发大慈恻隐之心,誓愿普救含灵之苦。"为医者不仅要有精湛的医术,更要有高尚的品德修养。在临床实践时,应以"见彼苦恼,若已有之"感同身受之心,关心体贴患者,对患者要态度和蔼,关怀爱护,耐心细致,养成高尚的医德医风。

小　结

中医诊断学是研究诊察病情、判断病种、辨别证候的一门学科,主要包括诊法、诊病、辨证和病历书写等内容。诊法主要包括望、闻、问、切四诊;诊病是对疾病的病种作出判断,确定病名的诊断思维过程;辨证是对疾病现阶段的病因、病位、病性及邪正斗争等情况作出判断,并概括出完整证名的诊断思维过程;病历是把患者的详细病情、病史、治疗经过与结果等,如实地记录下来,病历书写是临床工作者必须掌握的基本技能。

在中医诊断学的形成和发展过程中,诸多医家作出了重要贡献。《黄帝内经》是中医学理论体系的奠基之作;《难经》倡"独取寸口"之说;淳于意首创"诊籍";《伤寒杂病论》建立了辨证论治的理论体系;王叔和所著《脉经》是我国现存最早的脉学专著;巢元方的《诸病源候论》是我国第一部论述病源与证候诊断的专著;《敖氏伤寒金镜录》是我国第一部舌诊专著;危亦林著《世医得效方》,阐述了危重疾病的"十怪脉";李时珍著《濒湖脉学》详述 27 种脉象;吴谦等著《医宗金鉴·四诊心法要诀》,以四言歌诀的形式简要介绍了四诊理论和方法;叶天士创立了卫气营血辨证理论;吴鞠通创立了三焦辨证理论。

中医诊断的基本原理包括司外揣内、见微知著、以常衡变。

中医诊断的基本原则包括整体审察、四诊合参、病证结合。

学习中医诊断学，首先要熟练掌握中医学的基础理论，其次要不断进行临床实践，注意培养中医学独特的科学思维方法，同时要重视医德培养。

复习思考题

1. 试述病、证、症三者之间的关系。
2. 简述中医诊断的基本原理。
3. 简述中医诊断的基本原则。

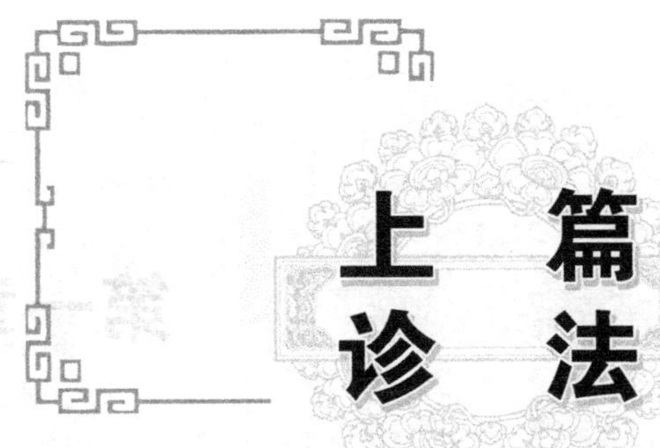

上篇 诊法

诊法是中医诊察、收集病情资料的基本方法，包括望、闻、问、切四诊。其中望诊是医生运用视觉观察患者全身、局部及排出物的变化以诊察疾病的方法；闻诊是医生运用听觉、嗅觉辨别患者声音和气味的变化以诊察疾病的方法；问诊是医生通过询问患者或家属，了解疾病的发生、演变、现在症状及其他与疾病相关情况以诊察疾病的方法；切诊是医生运用触觉切按患者的脉搏及皮肤、胸腹、四肢等部位以诊察疾病的方法。

诊法建立在整体观念的基础上，是阴阳五行、藏象经络、病因病机等中医基础理论的具体运用。一方面，人自身是一个以五脏为中心的有机整体，脏腑、五官九窍、四肢百骸等通过经络紧密相连，维持着机体生理功能的协调平衡。因此，体表或局部有病，可以内传脏腑，而脏腑功能失调，也可反映于体表。医生通过观察人体外部的神、色、形、态以及声音、气味、脉搏等的变化，可测知脏腑功能强弱及气血阴阳盛衰，进而判断疾病轻重、预后吉凶。正如朱震亨所云："欲知其内者，当以观乎外；诊于外者，斯以知其内。盖有诸内者形诸外"。另一方面，人与自然息息相关，自然环境和气候的变化可以导致人体患病，医生可通过了解外部环境的变化以测知疾病的状况。

望、闻、问、切四种诊法，分别从不同的角度去诊察病情和认识疾病，各有其特定的内容，对于中医辨证辨病具有同等重要的意义。医者诊病一定要将四者有机结合起来，彼此参伍，才能客观准确、全面系统地收集病情资料，作出正确的诊断，这就是中医诊断基本原则中的"四诊合参"，或谓"诊法合参"。

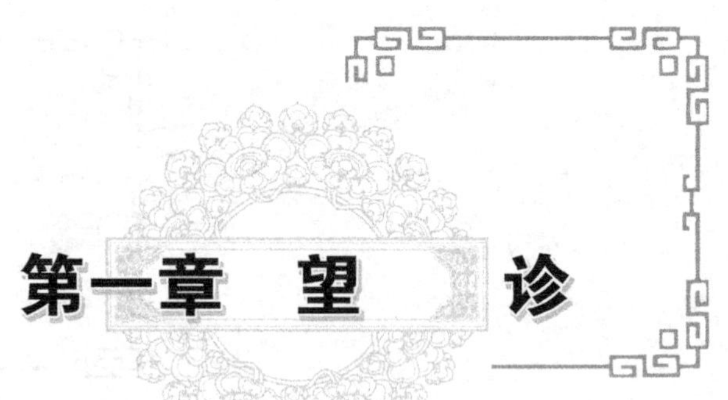

第一章 望 诊

望诊是医者运用视觉观察人体全身、局部及排出物的变化，以了解健康和患病情况的一种方法。由于望诊方便、直观，而被列为四诊之首。

人体的精神状态、面部色泽、形体胖瘦、动静姿态、舌质舌苔等外在征象，与身体的五脏六腑、气血盛衰息息相关，因而可以反映健康与疾病的情况，而这些外在征象主要通过望诊获取。因此，熟悉望诊内容，掌握望诊技能，了解望诊注意事项，对于辨证意义重大。

望诊的内容包括全身望诊（神、色、形、态）、局部望诊（望头面、五官、躯体、四肢、二阴、皮肤、小儿食指络脉、舌象）和望排出物（痰涎、呕吐物、大小便等）三个部分的内容。

临床望诊时应注意以下几个方面：一、应注意在充足、柔和的自然光线下进行，特别要注意避开有色光源，如光线不足，也可借助于日光灯。二、诊室温度要适宜，有利于患者皮肤、肌肉自然放松，气血运行畅通，疾病的征象才可能客观地显露出来。三、应充分暴露患者受检部位，以便医者完整、细致地观察。四、知常达变。知常是达变的前提和基础，不知常则不足以达变。

第一节 全身望诊

全身望诊是医生通过观察患者的精神、面色、形体、姿态等全身情况，对疾病的性质和病情的轻重缓急作出判断的一种方法，包括望神、望色、望形和望态四个方面。

一、望神

（一）神的含义

神有广义和狭义之分，广义的神是指人体生命活动的一切外在表现，包括精神、意识、思维、目光、面色、表情、形体、姿态等多个方面，简而言之就是生命；狭义的神是指心所藏的神，即人体的精神、意识、思维活动，简而言之就是精神。望神应包括这两方面的内容。

（二）望神的原理与意义

神与精、气关系密切，精是生命活动的基础，气是生命活动的动力，神则是生命活动的主宰。精充、气足、神旺是人体健康无病的标志，而精亏、气虚、神衰则是疾病与衰老的象征。因此望神可以了解脏腑精气的盛衰，疾病轻重及预后的吉凶。正如《素问·移精变气论》所云“得神者昌，失神者亡”。

（三）望神要点

神是生命活动的总称，全身皆有表现，涉及望、闻、问、切四诊的诸方面。医生望神可以择其要点，从眼神、神情、色泽和体态四个方面进行，其中尤以眼神为望神的重点。

1. 眼神　中医学认为五脏六腑之精气皆上注于目，而目系通于脑，为肝之窍、心之使、神之舍，最能反映脏腑精气的盛衰，故望神的重点是察目，正所谓“目能传神也”。

临床察目，应重点观察目光明亮度及目珠的活动度。目光明亮，精彩内含，目珠灵动，即为有神，说明脏腑精气充足；目光晦暗，目珠呆滞，即为无神，是脏腑精气衰竭的恶候；久病重病患者，目光突然转亮，浮光外露者为假神，是脏腑精气衰竭已极，阴阳即将离决的危候，多见于临终之时。

2. 神情　神情是指神志和表情两个方面，主要反映心神和脏腑精气盛衰情况。神志清楚，表情自然，说明心之精气充足；若神志不清，表情淡漠，说明心之精气衰竭。

3. 色泽　色泽常指面部皮肤的颜色与光泽。面部皮肤润泽，说明脏腑精气充盛，气血充足；面部皮肤晦暗枯槁，说明脏腑精气衰竭，气血亏少。

4. 体态　体态是指形体和姿态。形体的强弱胖瘦，姿态自如与否，是人体精气盛衰、脏腑功能强弱的重要标志。形体强壮，胖瘦适中，姿态自如，说明脏腑精气充盛，功能正常，见于正常人或轻病患者；形体羸瘦或过度肥胖，动作艰难，说明脏腑精气衰竭，功能失常，见于久病、重病患者。

（四）神的分类

神按其表现不同可分为得神、少神、失神、假神和神乱五种。

1. 得神　又称“有神”，是精充气足、神旺的反映。

【临床表现】目光明亮，目珠灵动，神志清楚，表情自然，面色荣润，含蓄隐隐，形体适中，体态自如。

【临床意义】提示正气充足，脏腑精气充盛。见于正常人或轻病患者，预后较好。

2. 少神　又称“神气不足”，是精气不足的反映。

【临床表现】两目乏神，目珠少动，神志清楚，精神不振，面色少华，形体瘦削，或虽肥胖而肌肉松软。

【临床意义】提示正气不足，脏腑精气轻度受伤。见于体质虚弱者，也可见于轻病及疾病恢复期。

3. 失神　又称“无神”，是精亏气败神衰或邪气亢盛神衰的反映，临床有虚、实之分。

（1）正虚失神

【临床表现】目光晦暗，目珠呆滞，精神萎靡，或神志昏迷，表情淡漠，面色无华，语声低微，呼吸微弱，形体羸瘦，动作艰难。

【临床意义】提示正气大伤，脏腑精气衰竭。多见于慢性久病之人，病情危笃，预后不良。

（2）邪盛失神

【临床表现】神昏谵语，躁扰不宁，循衣摸床，撮空理线，或壮热神昏，呼吸气粗，喉中痰鸣，或卒然昏倒，双手握固，牙关紧闭。

【临床意义】提示邪气亢盛，扰乱神明，或肝风夹痰，上蒙清窍等。可见于急性危重病患者，亦属病重，预后不良。

4. 假神 是久病、重危患者本已失神而突然出现精神暂时“好转”的假象,为临终前的预兆。

【临床表现】

眼神:目光晦暗,目珠呆滞,突然变为目光明亮,浮光外露。

神志:神志昏迷或精神萎靡,突然变为神志清楚,精神躁动。

语言:不欲语言,语声低微,突然变为言语不休,语声清亮。

面色:面色晦暗,突然变为颧赤如妆。

饮食:毫无食欲,食量减少,突然变为思食索食,食欲增强。

【临床意义】提示正气将脱,脏腑精气衰竭已极,阴不敛阳,虚阳外越,阴阳即将离决。古人比作“回光返照”“残灯复明”。

5. 神乱 又称“神志失常”,包括焦虑恐惧、悲伤抑郁、狂躁妄动、抽搐神昏等,多见于癫病、狂病、痫病、脏躁等。

焦虑恐惧:焦虑不安,时时恐惧,心悸气促,多由心胆气虚,心血不足,心神失养所致,可见于脏躁。

悲伤抑郁:精神抑郁,表情淡漠,神识痴呆,喃喃自语,哭笑无常,悲观失望,多因痰蒙心神而成,属阴证,常见于癫病、郁病等。

狂躁妄动:狂躁妄动,胡言乱语,打人骂詈,不避亲疏,少寐多梦,妄行不休,多因痰火扰心,或热扰心神,或瘀阻脑络而成,属阳证,常见于狂病等。

抽搐神昏:突然昏倒,不省人事,口吐涎沫,两目上视,四肢抽搐,口中如作猪羊叫声,醒后如常人,多因肝风夹痰,蒙蔽清窍所致,常见于痫病等。

(五) 望神的注意事项

1. 以神会神 医生望神时一定要聚精会神,用心体会,这样才能准确捕捉到患者神的情况,从而作出正确判断。正如《医原·望病须察神气论》云:“人之神气,在有意无意之间流露最真,医者清心凝神,一会即觉,不宜过泥。泥则私意一起,医者与病者神气相混,反觉疑似,难以捉摸,此又以神会神之妙理也。”

2. 神形合参 神与形关系密切,《素问·上古天真论》云:“形神合一”“形与神俱”。故医生望神时,一定要把患者神的情况和形体强弱胖瘦结合起来,综合考虑。通常神与形的表现是一致的,体健则神旺,体弱则神衰。但临床也有例外,如久病形羸色败,虽神志清醒,也属失神;新病昏迷,虽形体丰满,亦非佳兆。因此,临床望神必须做到神形合参,才不致于误诊。

二、望色

望色指医生通过观察患者全身皮肤(主要是面部皮肤)的色泽变化来诊察病情的方法。色指皮肤的颜色,包括青、赤、黄、白、黑五种色调,既可以反映气血的盛衰,又可以反映脏腑病位及病性;泽即皮肤的光泽,指荣润还是枯槁,主要反映脏腑精气的盛衰和疾病的预后吉凶。

(一) 面部色诊的原理及意义

1. 面部色诊的原理

望面部色泽之所以能够诊察疾病,其原理是因为面部血络丰富,不仅“心主血脉,其华在面”，而且其他脏腑之精气通过经络也上荣于面，“十二经脉，三百六十五络，其血气皆上于面而走空窍”（《灵枢·邪气脏腑病形》语）。面部皮肤薄嫩，体内气血盛衰最易通过面部色泽变化显露出来，面部也便于医生观察，故中医将其作为望色的主要部位。

2. 面部色诊的意义

（1）判断气血盛衰：望色包括颜色与光泽两个方面。颜色为血色之外露，可以反映血液的盈亏和运行状况。若血液充足，则面色红润；血液亏虚，则面色淡白；血行瘀阻，则面色青紫。光泽是脏气之光华，可以反映精气的盛衰。气盛则有泽，气衰则无华。因此，医者望色时必须将颜色与光泽结合起来，才能做出正确的判断。

（2）辨别病邪性质：病邪不同，面部色泽也会有所不同。一般来说面部色赤多属热邪，色白多为寒邪，色青紫多为瘀血，色黄为湿邪为患。

（3）确定病变部位：面色之浮沉可以分辨病位之表里，如色浮主病位在表，色沉主病位在里；面部五色之变化可以区分脏腑病位所在，如面青而晦暗多为肝病，面赤多为心病，面白无华多为肺病，面黄而晦暗多为脾病，面黑而无华多为肾病。此外观察面部不同部位色泽的变化，可以诊察相应脏腑的病变。具体方法有两种：

一为《灵枢·五色篇》划分法：先将面部不同的部位分别给予命名，前额—庭（颜），眉间—阙，鼻—明堂，颊侧—藩，耳门—蔽（图1-1）；然后规定脏腑在面部的分属，庭候首面，阙上候咽喉，阙中（印堂）候肺，阙下（下极、山根）候心，下极之下（年寿）候肝，肝部左右候胆，肝下（鼻端，准头、面王）候脾，方上（鼻翼）候胃，中央（颧下）候大肠，挟大肠候肾，面王以上（鼻端两旁上方）候小肠，面王以下（人中部位）候膀胱、胞宫（图1-2）。

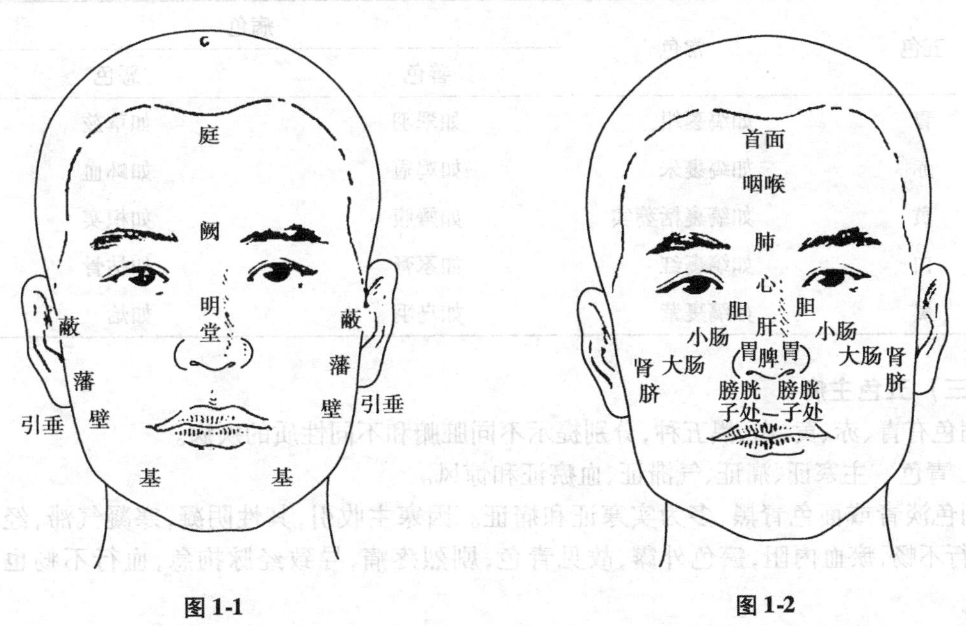

图1-1　　　　图1-2

二是《素问·刺热篇》划分法：左颊候肝，右颊候肺，额候心，鼻候脾，颏候肾。

（4）预测疾病转归：面部光泽的有无、含蓄与否，可以反映疾病的轻重缓急及预后转归。凡面色明亮润泽，含蓄不露者为顺，是气血充足，胃气上荣的表现，提示病情轻，预后好；若面色晦暗枯槁，或鲜明暴露者为逆，表明气血亏虚，胃气衰败，不能上荣于面，提示病情重，预后差。

(二)常色与病色

1. 常色 常色指健康人的面部色泽,其特征为明润、含蓄,说明气血充盈,脏腑功能强盛。以黄种人为例,其常色特征为红黄隐隐,明润含蓄。

常色有主色和客色之分。主色是指与生俱来,一生基本不变的面部色泽。人类由于种族不同而有黄色、黑色、白色等不同人种;同样是黄种人,由于遗传不同,而有偏白、偏青、偏黑、偏红、偏黄五形人的不同。由于种族或遗传因素导致的面色变化均系主色,属常色范畴。客色是指非疾病因素所致的短暂的面色变化。如随着季节推移、时辰变化,地理环境、饮食情绪等因素的影响,人体的面色也会出现短暂的变化,这些变化均称为客色,也属常色范畴,正如《医宗金鉴·四诊心法要诀》所云:"四时之色,随四时加临,推迁不常,故为客色也"。

2. 病色 病色指人体在疾病状态时面部的色泽。除常色之外,一切反常的色泽均属病色。

病色的显露程度和光泽的有无,受疾病的轻重、浅深、病性等多种因素的直接影响。一般而言,病色虽显但尚有光泽,为病色之善色,表明脏腑精气未衰,胃气尚能上荣于面,称为"气至",多属新病、轻病、阳证,易于治疗,预后较好;病色暴露而晦暗、枯槁者,是真脏色外露,为病色之恶色,表明脏腑精气衰败,胃气不能上荣于面,称为"气不至",多属久病、重病、阴证,治疗较难,预后较差。

常色及病色的比较参见表1-1。

表1-1 常色及病色比较

五色	常色	病色	
		善色	恶色
青	如缟裹绀	如翠羽	如草兹
赤	如缟裹朱	如鸡冠	如衃血
黄	如缟裹栝蒌实	如蟹腹	如枳实
白	如缟裹红	如豕膏	如枯骨
黑	如缟裹紫	如乌羽	如炲

(三)五色主病

病色有青、赤、黄、白、黑五种,分别提示不同脏腑和不同性质的疾病。

1. 青色 主寒证、痛证、气滞证、血瘀证和惊风。

面色淡青或面色青黑,多为实寒证和痛证。因寒主收引,其性阴凝,寒凝气滞,经脉收缩,血行不畅,瘀血内阻,瘀色外露,故见青色;剧烈疼痛,导致经脉拘急,血行不畅也可见青色。

情志不畅,肝气郁滞,或寒凝肝脉,可致血行不畅,瘀血内阻,瘀色外露而见面部色青。

面色青灰,口唇青紫,伴心胸憋闷疼痛者,见于真心痛患者,多因瘀血痹阻心脉,心脉不通而成。

小儿高热,若眉间、鼻柱、唇周出现青色者,多属惊风,因邪热亢盛,引动肝风,筋脉拘急,血行不畅而致。

妇女面青，少食多怒，伴有月经不调者，多属肝郁脾虚，木旺克土而成。

按五行理论，木形人面色稍青或春季面色偏青为正常。肝病面青暴露，晦暗枯槁，为肝真脏色见，属病危。

2. 赤色 主热证、戴阳证。

赤色多主热证，其中满面通红，伴见高热，口渴，汗出，脉大等症者属实热证，多因邪热亢盛，热盛血壅所致；若两颧潮红，伴见潮热，盗汗等症者，属虚热证，多因阴虚阳亢，虚火上炎所致。

久病重病患者，原本面色晦暗，突见两颧泛红如妆，是阴盛格阳，虚阳上越所致，称为戴阳证，属病危。

按五行理论，火形人面色稍赤或夏季面色稍赤为正常。心病面色赤而暴露，晦暗枯槁，为心真脏色见，属病重。

3. 黄色 主脾虚、湿证。

面色淡黄，面容消瘦，枯槁无光，称“萎黄”，多属脾胃虚弱，气血不足。因脾胃为后天之本，气血生化之源，脾胃虚弱，运化失司，水谷不运，无以化生气血，面部失于气血濡养，故见萎黄。

面色黄而虚浮，称“黄胖”，属脾虚湿盛。因脾虚不能运化水湿，水湿内停而致。

患者一身面目俱黄，小便色黄者称“黄疸”。其中颜色鲜明如橘皮者，为阳黄，属湿热，多因湿热熏蒸，胆汁外溢所致；颜色晦暗如烟熏者，称阴黄，属寒湿，多因寒湿内困，胆汁外溢所致。

小儿面色青黄，或乍黄乍白，形体消瘦，皮毛憔悴，腹大青筋显露，称“疳积”。因脾胃虚弱，气血不足所致。

按五行理论，土形人面色稍黄或长夏面色偏黄为正常。脾病面色黄而暴露，晦暗枯槁，为脾真脏色见，属病重。

4. 白色 主虚证、寒证、失血证。

面色淡白或无华，伴眼睑、口唇、舌质、爪甲颜色淡白者，属气血亏虚或失血证。因气血亏虚，面部失于荣润而成。

面色白而虚浮者称㿠白，属阳虚水泛。因阳气亏虚，不能运血上行则面白，气化不利，水湿内停，泛溢肌肤而虚浮。

面色苍白，伴剧烈疼痛或战栗者，为实寒证。因阴寒内盛，面部失于温煦所致。

面色苍白，伴神识昏迷，四肢厥冷，冷汗淋漓者，为亡阳证。

按五行理论，金形人面色稍白或秋季面色偏白为正常。肺病面色白而暴露，枯槁无光，为肺真脏色见，属病重。

5. 黑色 主寒证、痛证、血瘀证、肾虚和水饮。

面色发黑，体壮畏寒者，常见于实寒证或剧烈疼痛的患者。多因寒凝经脉，血行不畅，瘀血内阻，瘀色外露所致。

面色黧黑，肌肤甲错者，见于血瘀证，多因瘀血久停，瘀色外露所致。

面色黑而暗淡，年老体虚而伴腰膝酸冷者，属肾阳虚，多因肾阳亏虚，血失温养，脉络拘急，血行不畅所致；面色黑而干焦，伴腰膝酸软，耳鸣遗精者，多属肾阴虚，因肾阴亏虚，面失濡养而成。

眼眶周围色黑者,多属肾虚水饮或寒湿带下。

按五行理论,水形人面色稍黑或在冬季面色稍黑属正常。肾病见黑而暴露,晦暗枯槁,为肾真脏色见,属病重。五色主病参见表1-2。

表1-2 五色主病简表

颜色	五行	五脏	主 病
青	木	肝	寒证、痛证、气滞证、血瘀证、惊风
赤	火	心	实热证(满面通红)、虚热证(两颧潮红)、戴阳证(颧红如妆)
黄	土	脾	脾虚(萎黄)和湿证(黄胖或黄疸)
白	金	肺	气血虚(淡白)、阳虚证(㿠白)、实寒证、失血证(苍白)
黑	水	肾	肾阴虚证(黑而干焦)、肾阳虚证(黑而暗淡) 水饮、血瘀证(黧黑)、痛证。

(四)望色十法

"望色十法"是清代医家汪宏在《灵枢·五色》篇的基础上,结合自己的临床经验总结出的动态观察面色的一种方法,具有一定的临床价值。即浮沉分表里,清浊别阴阳,微甚分虚实,散抟测久近,泽夭断生死。浮指颜色浮露,主病在表;沉指面色沉隐,主病在里。若面色先浮后沉,说明病邪由表入里,病情加重,而面色先沉后浮,说明病邪由里出表,病情减轻。清指颜色清明,主病为阳;浊指颜色浊暗,主病为阴。若面色由清变浊,说明疾病由阳转阴,而面色由浊转清,说明疾病由阴转阳。微指颜色浅淡,主病为虚;甚指颜色深浓,主病为实。若面色由微转甚,说明因虚致实;若面色由甚转微,说明由实转虚。散指颜色疏散,主新病或久病病邪将解;抟指颜色壅滞,主久病或新病病邪渐聚。泽指面色荣润有泽,预后较好;夭指面色晦暗枯槁,预后不佳。若面色由泽转夭,说明神气渐无,病情加重;若面色由夭转泽,说明神气渐复,疾病向愈。

(五)望色的注意事项

1. 色与脉、症合参 一般来说,临床上患者出现的面色与脉、症是相应的,如患者满面通红时,常伴见高热、大汗、口渴、舌红、苔黄厚干燥、脉洪数等症,属色、脉、症相应,病情较为单纯;但在病情复杂时,可能出现面色与脉、症不相应的情况,此时应结合其他诊法进行综合判断,以免造成误诊。如患者出现颧红如妆时,全身却表现为畏寒肢冷,精神萎靡,小便清长,大便稀溏等阳虚有寒的症状,属真寒假热之戴阳证,而非真正的热证,应注意鉴别。

2. 注意非疾病因素影响 人自身是一个有机整体,人与自然界息息相关。因此遗传、种族、季节、时辰、环境、饮酒、情绪等因素对面色均有影响,望面色时应注意这些因素导致的面色变化。

三、望形

望形指医生通过观察患者形体的强弱、胖瘦、体质形态和其他异常表现,以诊察病情的一种方法。

（一）望形的原理及意义

中医学认为筋、脉、肉、皮、骨“五体”，是构成人体的五种基本组织，五体与五脏相合。若五脏精气充盛，五体得以濡养，在外则表现为形体强健；若五脏精气衰弱，五体失于濡养，则表现为形体羸弱。所以，观察患者形体的强弱胖瘦，可以测知脏腑虚实、气血盈亏，进而判断病情轻重和预后吉凶。正如《素问·三部九候论》所云：“必先度其形之肥瘦，以调其气之虚实。”此外，由于遗传禀赋的差异，人与人的体质类型有所不同，对疾病的易感性和预后也有所差异。因此，观察患者的体质类型有助于对疾病的判断。

（二）望形的基本内容

1. 形体强弱　形体强弱主要从皮肤的润枯、肌肉的丰瘦、骨骼的粗细、胸廓的宽窄等方面反映出来，临床应将这些外在表现与机体的功能状态、神的旺衰情况结合起来，才能对疾病的轻重缓急作出正确的判断。

体强：指形体强壮，具体表现为皮肤润泽，肌肉充实，骨骼强壮，胸廓宽厚，精力充沛，食欲旺盛，提示内脏坚实，气血旺盛，抗病力强，不易患病；患病则易于治疗，预后较好。

体弱：指形体衰弱，具体表现为皮肤枯槁，肌肉瘦削，骨骼细小，胸廓狭窄，精神萎靡，食欲不振，提示内脏脆弱，气血亏虚，抗病力弱，易于患病；患病则难于治疗，预后较差。

2. 形体胖瘦　形体适中，胖瘦适宜，是健康的标志；过于肥胖或过于消瘦都可能是病理状态。观察患者形体胖瘦，应与精神状态、食欲食量情况结合起来，综合分析、判断。

关于胖瘦的标准，目前临床多采用国际通用的身体质量指数 BMI 来判断（表 1-3）：即身体质量指数（BMI）= 体重（kg）/［身高（m）］^{2}

表 1-3　形体胖瘦的评价表

胖瘦评价 / 性别	正常	肥胖	消瘦
男性	20～25	>25	<20
女性	19～24	>24	<19

体胖：凡身体质量指数超过正常者为体胖。有常态与病态之分。体胖能食，肌肉坚实，神旺有力者，多属形气有余，是精气充足，身体健康的表现。体胖食少，肌肉松弛，神疲乏力者，为形盛气虚，多因脾虚不能运化水湿，聚湿生痰，痰湿充斥形体所致。故有“胖人多气虚”“肥人湿多”“肥人多痰”之说，由于痰湿内阻，影响气血的周流，故肥胖之人易于罹患中风、胸痹等病证。

体瘦：凡身体质量指数小于正常为体瘦。亦有常态与病态之分。形体虽瘦，但筋骨、肌肉坚实，精力充沛，饮食正常，仍属健康。体瘦食多，属中焦有火；体瘦食少，属中气虚弱；体瘦颧红，伴潮热盗汗、口咽干燥者，多属阴虚火旺。故有“瘦人多阴虚”“瘦人多火”之说，且瘦人易罹患肺痨等病。若久病重病，形销骨立者，为脏腑精气衰竭，气液干枯的表现，属病危，此即《素问·玉机真藏论》所谓“大骨枯槁，大肉陷下”。

（三）体质类型

体质是指个体在先天禀赋与后天环境等因素影响下，于生长发育过程中逐渐形成的形体结构、功能、心理方面的个体差异性。体质类型在一定程度上反映了机体阴阳气血的盛衰和对疾病的易感性、转化性。因此观察患者的体质类型，有助于对疾病的诊断和预后的推测。

目前体质的分类有多种方法，其中阴阳三分类法简单易行，介绍如下：

阴脏人：体型矮胖，头圆颈粗，肩宽胸厚，腹部膨隆，喜热恶凉，大便多溏，性格沉静，舌质偏淡，面色偏白。其体质特点是阴盛阳虚，对寒、湿诸邪具有易感性，感邪后易从阴化寒，且易产生湿滞、水肿、痰饮、血瘀等病理变化。

阳脏人：体型瘦长，头长颈细，肩窄胸平，腹部凹陷，恶热喜凉，大便多燥，性情急躁，舌质偏红，面色偏红。其体质特点是阳盛阴虚，对热、燥诸邪具有易感性，感邪后易于从阳化热，且易化燥伤阴，导致阴虚阳亢、血耗神乱等病理变化。

平脏人：又称阴阳和平人。体形适中，平素也无寒热喜恶之偏，二便正常，性格开朗。其体质特点是阴阳平衡，气血调匀。

四、望态

望态指医生通过观察患者动静姿态和肢体异常动作来诊察病情的方法。

（一）望姿态的原理及意义

患者的动静姿态、体位动作与机体的阴阳盛衰和病性的寒热虚实关系密切。中医学认为“阳主动，阴主静”，即烦躁不安者多属热证、实证、阳证；安静懒动者多为寒证、虚证、阴证。因此，通过观察患者的动静姿态来判断病性的寒热、虚实、阴阳。正如《望诊遵经》所云：“善诊者，观动静之常，以审动静之变，合乎望闻问切，辨其寒热虚实。”

肢体活动与脏腑尤其是肝肾二脏功能密切相关。肾主骨，肾精充盛，骨髓充盈，骨骼强健，则人体活动轻灵有力，正如《素问·灵兰秘典论》云：“肾者，作强之官，伎巧出焉”。肝主筋，肝血充足，筋脉得养，则关节屈伸自如，肢体运动灵活。若肝肾不足，筋脉骨骼失养，临床可见手足震颤、屈伸不利等症。因此，观察患者肢体的某些异常动作，有助于判断脏腑功能的盛衰及筋骨、经脉的病变。

（二）望姿态的内容

1. 动静姿态

（1）坐姿：坐而喜俯，伴咳喘无力，少气懒言者，多为肺虚气少；坐而喜仰，伴咳喘痰多，胸胀气粗，多属肺实气逆；但坐不得卧，卧则气逆，多为咳喘肺胀，或饮停胸腹；但卧不能坐，坐则神疲晕眩，见于眩晕病或夺气失血。

（2）卧姿：卧时向外，身轻能自转侧，多属热证、实证、阳证；卧时向内，身重难以转侧，多属寒证、虚证、阴证；卧时蜷曲成团者，多属阳虚怕冷；卧时仰面伸足者，多属阳盛发热。

（3）立姿：站立不稳，其态似醉，常并见眩晕者，多属肝风内动；不耐久站，站立时常欲倚靠它物支撑，多属气血虚衰。

（4）行态：指患者行走时的姿态。如行走之际，突然停步，以手护心，不敢行动者，多为真心痛；以手护腰，弯腰曲背，行动艰难者，多为腰腿病；行走时身体震颤不定，则是肝风内动之征。

（5）痛姿：指患者疼痛时的姿势。如蹙额捧头者多为头痛；以手护腹者多为腹痛；两手护乳者常见于乳痈患者。

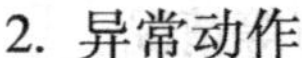

2. 异常动作

（1）手足颤动：手指或足趾轻微抖动，不能自主者称颤动。在外感热病中多为动风先兆，在内伤杂病中则为血虚阴亏，筋脉失养，虚风内动之征。

（2）手足蠕动：手足缓慢掣动，类似虫行者称蠕动。可见于外感温热病后期，也可见于内伤杂病中，为虚风内动之象。

（3）四肢抽搐：四肢筋脉拘急与弛缓间作，舒缩交替，动而不止者为抽搐。多因热极生风，或肝风夹痰所致，见于小儿惊风或痫病。

（4）角弓反张：颈项、后背僵硬，运动不灵，甚至腰背反折，身体后仰，如张弓之状，称角弓反张。常因热极生风所致，多见于破伤风及小儿惊风患者。

（5）循衣摸床、撮空理线：指久病重病、神志昏迷的患者，上肢出现的一些异常动作，如抚摸衣被、捻摸床沿，或双手伸向空中，手指时分时合，如穿针引线。多因邪热亢盛，耗伤心阴，或久病大虚，元气将脱所致，为失神的恶候，属病危。

（6）行动不灵：伴手足软弱无力，活动受限而无痛者，为痿病，多由阳明湿热，或脾胃气虚，或肝肾不足所致；伴关节疼痛，活动困难者，为痹病，多由风寒湿邪侵犯关节，关节痹阻不通所致。

（7）卒然昏倒：伴四肢抽搐，口吐白沫，口中发出猪羊叫声，醒后如常人者，为痫病，多因肝风夹痰，蒙闭清窍所致；伴四肢厥冷，呼吸自续者，多为厥病，因情志不舒，或痰浊内蕴，或气血亏虚，气机升降失常，神明失司所致；盛夏卒倒，伴面赤汗出者，多为中暑，是暑热邪气闭阻清窍所致；伴半身不遂，口眼㖞斜，语言不利者，为中风病，多因肝风夹痰，流窜经络，蒙闭清窍所致。

第二节　局部望诊

局部望诊是在全身望诊的基础上，根据诊病的需要，对病人的某些局部表现进行深入、细致的观察。人体是一个有机整体，整体的病变可反映于局部，局部的病变也可影响整体。因此，局部望诊可进一步了解病情，补充全身望诊的不足，有利于病情的准确诊断。

观察局部时，必须熟悉身体各部位的形态特征、生理功能及其与脏腑、经络的内在联系，同时还要把病理表现与正常表现相比较，并参照其他诊法，从整体进行综合分析，明确其临床意义。

局部望诊的内容主要包括望头面、五官、躯体、四肢、二阴、皮肤、小儿食指络脉、舌象等。由于望舌的内容较多，故将单列一节。

一、望头面

（一）望头部

头为精明之府，元神所居之处，中藏脑髓，脑为髓海，髓为精化，精藏于肾；发为肾之华，血之余；头又为诸阳之会，手足三阳经及督脉皆上行于头，足厥阴经及任脉亦上达于头，其中阳明经与任脉行于头前，太阳经与督脉行于头后，少阳经行于头两侧，足厥阴经系目系达巅顶；脏腑精气皆上荣于头。故望头部的情况，主要可以诊察肾、脑的病变和脏腑精气的盛衰。

望头部应注意观察头颅的大小、外形、囟门、动态以及头发的色泽与分布等情况。

1. 头形　头形主要指头颅的大小与外形。头形异常多见于正值颅骨发育期的婴幼儿，也常为某些疾病的典型体征。

头形大小的衡量，以头围（头部通过眉间和枕骨粗隆的横向周长）来确定。头围在发育阶段的变化为：新生儿约34cm，6个月时约42cm，1岁约45cm，2岁约47cm，3岁约48.5cm。4～10岁共增加约1.5cm，18岁可达53cm或以上，以后几乎不再变化。明显大于此范围者为头形过大，反之为头形过小。但头形稍大或稍小而智力发育正常者，一般无病理意义。

常见头形异常改变有：

（1）巨颅：小儿头颅异常增大，颜面部相对较小，整个面容呈倒三角形，伴智力低下者，为先天不足，肾精亏损，水液停聚于颅脑所致。可见于脑积水患儿。

（2）小颅：小儿颅缝早闭，以致头颅顶部尖突高起，伴智力低下者，多因先天肾精不足，颅骨发育不良所致。

（3）方颅：小儿前额左右突出，头顶平坦，外观头颅近似方形者，是肾精不足，或脾胃亏虚，颅骨发育不良所致，可见于佝偻病、先天性梅毒等患儿。

2. 囟门　囟门是指婴幼儿颅骨发育期，骨缝尚未弥合形成的骨间隙。观察囟门变化，是了解小儿发育与营养状况的主要方法之一。囟门有前囟与后囟之分。后囟呈三角形，约在出生后2～4个月时闭合。前囟呈菱形，约在1～1.5岁时闭合。囟门异常改变常见有囟门高突、囟门凹陷、囟门迟闭三种情况。

（1）囟门高突：称为囟填，属实证。多因温病火邪上攻，或脑髓病变，或颅内水液停聚所致。但在小儿哭闹时囟门暂时性突起者不属病态。

（2）囟门凹陷：称为囟陷，多属虚证。可见于吐泻伤津，气血不足，或先天精气亏虚，脑髓失充所致。但六个月以内的婴儿囟门微陷属正常。

（3）囟门迟闭：称为解颅。多因先天肾气不足，或后天脾胃虚弱，骨骼失养，发育不良所致。常与五软（头软、项软、手足软、肌肉软、口软）、五迟（立迟、行迟、发迟、齿迟、语迟）等症状伴见。多见于小儿佝偻病。

3. 动态　正常人头的动态应当是随意、灵活、自如。如头摇不定，不能自主者，多为肝风内动，也可见于老年人肝肾阴亏，或气血虚衰，脑神失养者。

4. 望发　发的色泽、生长、疏密与肾精和血液盈亏密切相关。故观察头发的改变，可以了解肾的精气盛衰和血液的盈亏状况。

正常黄种人头发乌黑、润泽而茂密，是肾精充足，气血旺盛的表现。头发异常改变常见有以下内容：

头发枯黄，稀疏易落，多为精血不足，常见于慢性虚损，或大病之后，精血未复之人。突然片状脱发，脱落处显露圆形或椭圆形光亮头皮而无自觉症状，称为斑秃，多为血虚受风，或长期精神紧张，或焦虑惊恐等不良刺激，损伤精血所致。头顶发脱，为顶秃，常为劳心过度，损伤精血，或先天遗传所致。青壮年头发易脱落，伴见眩晕，健忘，腰膝酸软等表现者，多为肾虚；脱发伴见头皮瘙痒，多脂多屑者，多为血热化燥所致。青少年白发，伴有腰酸、耳鸣等

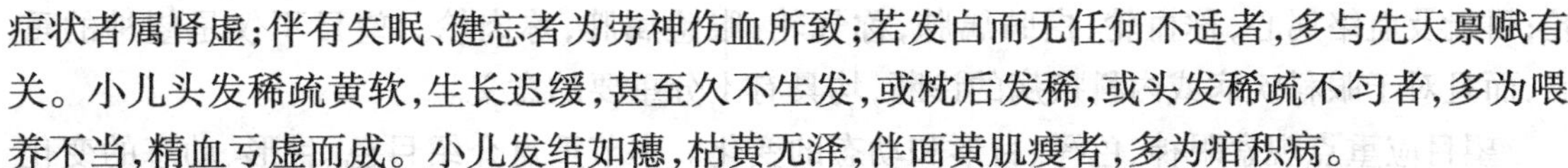

症状者属肾虚;伴有失眠、健忘者为劳神伤血所致;若发白而无任何不适者,多与先天禀赋有关。小儿头发稀疏黄软,生长迟缓,甚至久不生发,或枕后发稀,或头发稀疏不匀者,多为喂养不当,精血亏虚而成。小儿发结如穗,枯黄无泽,伴面黄肌瘦者,多为疳积病。

(二)望面部

面部是脏腑精气上荣的部位,又为心之华,故面部的色泽形态和神情表现,可反映心的功能状况及脏腑气血盛衰变化。本节主要介绍面部常见的形态变化及其意义。

1. 面肿　若面部浮肿,按之凹陷,但面部皮肤不热不红者,多见于水肿病。其中眼睑、面部浮肿为主,发病迅速者,为阳水,多因外感风邪,肺失宣降,或水湿内犯,脾失健运所致;若下肢浮肿为主,发病缓慢者,为阴水,多因脾肾阳虚,水湿泛溢所致。

若颜面浮肿,皮肤变厚,干燥多屑,伴见表情淡漠,形寒怕冷等,多属阳气虚衰,气郁痰停所致。

若面部红肿,灼热疼痛,压之退色者,称抱头火丹;重者头肿大如斗,称大头瘟。多为热毒内盛,血热搏结,或天行时疫,火毒上攻所致。

2. 腮肿　一侧或两侧腮部以耳垂为中心肿起,边缘不清,局部灼热疼痛,按之有柔韧感及压痛,称为痄腮,为外感温毒之邪所致,多见于儿童,属传染病。若颧下颌上耳前发红肿起,伴有寒热,疼痛者,称为发颐,为阳明热毒上攻所致。

3. 面削颧耸　指面部肌肉消瘦,两颧高耸,眼窝、面颊凹陷者,又称为面脱。为气血枯竭,危重之象。

4. 口眼㖞斜　指患侧口角下垂或㖞斜,患侧眼睛不能闭合及患侧额纹变浅或消失的表现。对口眼㖞斜的判断,主要是通过观察额纹、鼻唇沟是否变浅,眼裂是否增宽,口角是否低垂或㖞斜来确定。检查时可让患者做皱眉、闭眼、露齿、鼓腮或吹气动作,比较两侧的对称性。单纯口眼㖞斜,而无半身不遂者,为中风病之风邪中络;若兼半身不遂者,则为中风病之风邪中经;若有神志改变者则为中风病之中脏腑。

5. 面肌瞤动　面部肌肉抽动,或轻或重,醒则发作,睡则停止,为肝风内动,或血虚失养所致。

6. 特殊面容　较常见者有惊恐貌、苦笑貌、狮面、面具脸等。

惊恐貌即面部表情呈现惊恐的表现,多见于小儿惊风、狂犬病和瘿瘤等。苦笑貌即面肌痉挛所呈现的似哭非哭,似笑非笑的特殊面容,可见于新生儿脐风、破伤风等。狮面即面部肌肉出现斑块、结节、浸润性隆起,而使面部凹凸不平,犹如狮子面貌,常伴见鼻骨塌陷,眉毛、头发脱落,属麻风病危候。面具脸即面部肌肉僵硬,表情呆板,像戴面具样,可见于颤证。

二、望五官

眼、耳、鼻、口、舌五官,与五脏密切相关。故望五官的异常变化,可以了解脏腑的病变。本节主要介绍目、耳、鼻、口唇、齿龈和咽喉等望诊内容。

(一)望目

目为肝之窍、心之使,五脏六腑之精气皆上注于目。因此,望目可诊察神的旺衰和精气的盛衰。《灵枢·大惑论》将目部不同部位分属于不同的脏腑,在此基础上,后世医家归纳出"五轮学说",进一步明确了目睛各部与脏腑的联系。即瞳仁属肾,称水轮;黑睛属肝,称风轮；目眦及血络属心，称血轮；白睛属肺，称气轮；眼睑属脾，称肉轮。望目不仅是望神的重点，而且对于眼科疾病或内科疾病的诊断，均具有十分重要的意义。

望目应重点观察眼神、色泽、目形和动态的变化。本节重点介绍目色、目形、动态的变化与意义。

1. 目色变化　正常黄种人眼睑内与两眦颜色红润，白睛呈瓷白色，黑睛呈褐色或棕色，角膜无色透明。目色异常改变主要有：

目赤肿痛：总属实热证，但诸经热盛，皆可引起目赤。白睛色赤为肺火，或外感风热；两眦赤痛为心火；睑缘赤烂为脾有湿热；全目赤肿为肝经风热上攻。

白睛发黄：伴身黄、小便发黄者，为黄疸，常因湿热熏蒸或寒湿郁滞而成。

目眦淡白：属血虚、失血，是血少不能上荣于目所致。

目胞色黑晦暗：多属肾虚，是命门火衰，寒水内盛之象，或为肾精亏耗所致。

2. 目形变化

目胞浮肿：多为水肿病的表现之一。若目胞微肿，如新卧起之状，为水肿病初起之征；目胞宽软，肿势徐缓，多为脾肾亏虚。但健康人低枕睡眠后胞睑微肿，活动后消失者则无病理意义。

目窠凹陷：多为伤津耗液或气血不足，可见于吐泻伤津或气血虚衰的患者；若久病重病眼球深陷，肉消著骨，则为脏腑精气竭绝，正气衰竭，属病危。

眼球突出：眼球突出兼颈前微肿，急躁易怒者，称为瘿病，因肝郁化火，痰气壅结所致。单眼突出，多属恶候。若眼球突出兼喘满上气者，属肺胀，为痰浊阻肺，肺气不宣，呼吸不利所致。

针眼、眼丹：睑缘肿起结节如麦粒状，红肿较轻者，称为针眼。胞睑漫肿，红肿较重者，称为眼丹。皆为风热邪毒，或脾胃蕴热上攻于目所致。

胬肉攀睛：目眦赤脉胬肉，横布白睛，渐侵黑睛。多由心肺两经风热壅盛，或脾胃湿热蕴蒸，血滞于络，或肾阴暗耗，心火上炎所致。

目生翳膜：翳生于黑睛，膜生于白睛，常伴目痒目痛，羞明畏光，皆属外障眼病。多由六淫外侵，或食滞、痰火、湿热内蕴，或七情郁结，或由外伤所致。若外观正常，或瞳仁变色变形，出现视力障碍者，皆为内障眼病。多由肝郁化火，或气血双亏，或肝肾不足，阴虚火旺，或外邪引动积热而发。总之外障多实，内障多虚。

3. 动态变化　正常瞳孔直径为3～4mm，双侧等大等圆，对光反射灵敏，眼球运动随意、灵活。观察目的动态改变，应注意瞳孔、眼球与目胞三方面的情况。其动态异常改变主要有：

瞳孔缩小：多属中毒所致，如有机磷类农药、吗啡、氯丙嗪、川乌、草乌、毒蕈等药物中毒，也可见于中风病，病属危重。

瞳孔散大：常见于脑部外伤、中风病等，提示病情危重。若两侧瞳孔完全散大，对光反射消失则是临床死亡的指征之一。另外瞳孔散大，也可见于绿风内障或某些药物（阿托品、可卡因等）的影响。

瞪目直视：两眼固定前视，神志昏迷，为脏腑精气将绝，属病危。

目睛上视与斜视：两目上视，不能转动，为目睛上视，也称戴眼；若目睛偏向一侧即为斜视。两者均属肝风内动所致。因肝经上系于目系，肝风内动可牵引目系，属病重。目睛斜视也可由眼部外伤，损伤目系或先天因素所致。

闭目障碍：双目闭合障碍，多为瘿瘤。若单侧闭合障碍，多为面瘫，系风中络脉所致。若小儿入睡露睛，多属脾气虚弱，气血不足，胞睑失养所致，常见于吐泻伤津和慢脾风的患儿。

胞睑下垂：又称睑废。双睑下垂者，多为先天不足，脾肾亏虚；单睑下垂者，可见于中风病危候、脑部外伤。

（二）望耳

肾开窍于耳，手足少阳经脉布于耳，手足太阳经脉、阳明经脉循行于耳之前后，故耳为“宗脉之所聚”。此外，耳廓上有脏器和身形各部的反应点。所以耳与全身均有联系，而尤与肾、胆关系密切，望耳可以诊察肾、胆和全身的病变。

望耳主要是观察耳廓的色泽、形态及耳道的变化。

1. 耳廓色泽变化　正常人耳廓颜色红润，外形对称，是气血充足的表现。若耳轮淡白，多属气血亏虚。耳轮红肿，多为少阳相火上攻，或肝胆湿热火毒上蒸。耳轮干枯色黑，多属肾精亏耗，精不上荣，为病重，可见于温病后期耗伤肾阴及消渴之下消等。小儿耳背、发际处若有玫瑰红色的斑丘疹，伴耳根发凉，多为麻疹病出疹之兆。

2. 耳廓形态变化　正常人耳廓厚大，是肾气充足的表现。若耳廓瘦薄，是先天亏虚，肾气不足。耳轮干枯萎缩，多为肾精耗竭。耳轮甲错，多为久病血瘀。

3. 耳道变化　耳道内肿痛，伴有耳廓牵拉疼痛，为耳道疖肿。若耳道有黄色脓液流出，为脓耳。两者皆为肝胆湿热，循经上熏所致。若病程长，日久不愈者，多属肾阴亏虚，虚火上炎。

（三）望鼻

鼻为肺之窍，是呼吸之气出入的门户，鼻梁属肝，鼻头应脾，鼻翼属胃，足阳明胃经分布于鼻旁。故望鼻可以诊察脏腑的病变，尤其是肺和脾胃的病变。

望鼻应注意鼻的色、形、态及鼻道的变化。

1. 色形变化　正常黄种人鼻色红黄隐隐，明润光泽，通气良好，提示脾胃之气充足，肺气宣通。鼻头色青，为腹中寒痛，乃寒凝血滞所致。鼻头色黄，为里有湿热。鼻头红肿生疖，多属胃热或血热。鼻头或鼻翼部生红色粉刺，称为酒齄鼻，多因肺胃蕴热，热入血分所致。鼻柱溃陷，多见于梅毒病、麻风恶候。

2. 动态变化　鼻翼煽动，是肺气失宣，呼吸困难的表现，多见于热邪蕴肺、哮病、喘病等。若久病重病鼻翼煽动，气喘而额汗如油者，为亡阳，属危候。

3. 鼻道变化　鼻孔内赘生肉瘤，表面光滑，色淡白或淡红，触之柔软而不痛，为鼻痔（鼻息肉），常可阻闭孔窍，气息难通，多因湿热、痰浊等壅结鼻窍所致。鼻流清涕者，多属外感风寒。鼻流浊涕者，多属外感风热。鼻流腥臭脓涕，日久不愈者，称为鼻渊，多为胆腑郁热，或肺经风热，或脾胃湿热。阵发性清涕量多如注，伴喷嚏频作者，多属鼻鼽，多为肺虚卫表不固，风寒乘虚侵犯。鼻腔出血，称为鼻衄，多因肺、胃、肝蕴热，燥热灼伤鼻络，或脾气亏虚，血失统摄所致。

（四）望口与唇

口为饮食通道，脏腑要冲；脾开窍于口，其华在唇，手足阳明经脉环绕口唇，故望口与唇的变化，可以诊察脾与胃的病变。

望口与唇主要是观察色泽与形态的变化。

1. 色泽变化　正常人唇色红润，是胃气充足，气血调匀的表现。唇色淡白，多为血虚或失血。唇色深红，多为热盛。嘴唇红肿而干者，多属热极伤津。唇色呈樱桃红色者，多见于煤气中毒。唇色紫暗或暗黑，多为瘀血。唇色青黑，多属寒盛、痛极。

2. 形态变化　口唇干燥，为津液已伤。唇内和口腔黏膜出现灰白色小溃疡，周围红晕，局部灼痛者，为口疮，多为心脾积热上蒸所致。小儿口腔、舌上满布白斑如雪片，称为鹅口疮，多因湿热秽浊之气上蒸于口所致。若小儿口腔颊黏膜（即第二磨牙处黏膜）出现针头大小的灰白色斑点，周围绕以红晕，称为麻疹黏膜斑，为麻疹将出之兆，对麻疹病早期诊断具有特殊意义。口角流涎，多属脾虚湿盛，或胃中湿热，亦可见于因中风口歪，不能收摄所致者。人中满而唇翻者，是脾阳已绝。人中短缩，唇卷缩不能覆齿者，是脾阴已绝。

3. 动态变化　正常人口唇可随意开合，动作协调。若上下口唇紧缩，不能吮乳，为口撮，也称撮口，可见于新生儿脐风。口㖞，又称口僻，即口角向一侧㖞斜，多为中风病之风痰阻络所致。口角掣动，多为动风之象。口唇哆嗦，战栗鼓颔，称口振，多为阳衰阴盛或邪正剧争所致，可见于伤寒欲作战汗或疟疾发作时。

（五）望齿与龈

肾主骨，齿为骨之余；龈为手足阳明经分布之处。故望齿与龈的变化，可诊察肾、胃的病变以及津液的盈亏状况。

观察齿与龈时应注意其色泽、形态和牙齿的脱落情况等。

1. 齿的变化　正常人牙齿洁白、润泽、坚固，是肾气旺盛，津液充足的表现。

若牙齿干燥，甚者齿如枯骨，为胃阴已伤，或肾阴枯竭，精不上荣所致，可见于温热病的晚期，属病重。牙齿松动，甚者脱落残缺，齿根外露，多为肾虚。牙关紧急，多属肝风内动。睡中咬牙啮齿，多因胃热，或虫积，或胃有积滞所致。

2. 龈的变化　正常人齿龈淡红而润泽，是胃气充足，气血调畅的表现。

若齿龈淡白，多属血虚或失血，龈络失充所致。齿龈红肿疼痛，多为胃火亢盛，循经上熏所致。龈肉萎缩，齿根外露，多属肾虚。齿龈出血，称为齿衄，兼齿龈红肿疼痛者，为胃火灼伤龈络；兼齿龈不红不痛微肿者，属脾虚血失统摄，或肾阴亏虚，虚火上炎所致。

（六）望咽喉

咽与喉有别。咽分三部：鼻咽、口咽和喉咽；喉：位于喉咽之下，其下连接气管。咽喉为肺、胃之门户，是呼吸、饮食的通道。足少阴肾经循喉咙，挟舌本，与咽喉关系密切。咽喉又为诸经脉所络，故许多脏腑的病变可从咽喉的异常变化中反映出来，尤其对肺、胃、肾的病变，诊断价值更大。

观察时应注意咽喉的色泽、形态和有无假膜、脓点、溃烂等。

1. 色泽形态　正常人咽喉淡红润泽，不痛不肿，呼吸通畅，发音正常，食物下咽顺利无阻。若咽部红肿疼痛，或干燥，有异物感，或咽痒不适，吞咽不利者，称为喉痹；咽部一侧或两侧喉核红肿疼痛，甚者溃烂有黄白色脓点，或脓液形成苔片状假膜（又称伪膜），且易剥离者，称为乳蛾。两者均有虚热、实热之别。若红肿疼痛明显者，属实热证，多由肺胃热毒壅盛所致；若咽部嫩红、肿痛不显者，属虚热证，多由肾阴亏虚，虚火上炎所致。若伪膜色灰白，坚韧不易剥去，重剥出血，很快复生者，称为白喉，多为感染疫毒时邪所致。

2. 化脓溃烂　咽部肿痛，肿势高突，周围红晕紧束，发热不退，按之坚硬不软者，为脓未成；按之柔软凹陷者，为脓已成。咽部溃烂，分散表浅者，为肺胃之热尚轻或虚火上炎；溃烂成片或凹陷者，为肺胃热毒壅盛；咽部溃腐日久，周围淡红或苍白者，多属虚证。

三、望颈项

颈项是头和躯干连接部分，其前部称颈，后部为项。颈项起着支撑头部，连接头身的重要作用。气管、食管、脊髓和血脉行于内，为清气、饮食、气血、津液循行之要道；手足阳明经、太阳经、少阳经以及任督两脉均行于此，是经气运行之通路。故望颈项可以诊察全身脏腑气血的病变。

望颈项应注意观察外形以及动态等变化。

1. 外形变化　正常人的颈项直立，两侧对称，气管居中，男性喉结突出，女性不显。颈项外形常见异常表现有：

（1）瘿瘤：颈前喉结处有肿块突起，或大或小，或单侧或双侧，随吞咽上下移动者，称为瘿瘤，多因肝气郁滞，气结痰凝所致，或与地方水土有关。

（2）瘰疬：颈侧颌下等部位肿块如豆，推之可移，累累如串珠者，称为瘰疬，多由肺肾阴虚，虚火炼液为痰，或外感风火时毒，气血壅滞，结滞于颈部所致。

（3）气管偏移：指气管不居中，向一侧偏移。多为胸膈有水饮或气体，或因单侧肿物等挤压、牵拉气管所致，可见于悬饮、气胸、肺部肿瘤等病。

2. 动态变化　正常人颈项活动自如，左右可旋转75°，前屈或后伸35°，左右侧屈45°。颈脉搏动在安静时不易见到。颈项动态常见异常表现有：

（1）项强：若头项强痛不舒，兼恶寒发热等症状者，多是太阳伤寒，经气不利所致；若项部强直，不能前俯，兼壮热头痛，甚者神昏，则属温病火热内盛，燔灼肝经所致。若睡醒后项部拘急疼痛不舒，则为落枕，是睡姿不当所致。

（2）项软：即颈项软弱，抬头无力，称为项软。常见于小儿，多属先天肾精不足，或后天脾胃虚弱而成，为"五软"之一。若久病重病颈项软弱，头部倾垂，眼窝深陷，则为脏腑精气衰竭之象，属病危。

（3）颈脉异常：若安静状态时颈侧人迎脉搏动明显，可见于肝肾阴虚，肝阳上亢或血虚重症等。颈脉怒张，平卧更甚，伴心悸、喘息、浮肿者，多为心肾阳衰，心血瘀阻，或肺肾虚损，痰气壅肺所致，可见于喘病、水肿等。

四、望胸胁

胸部是指颈项以下，胸膈以上部位。胸腔由胸骨、肋骨和脊柱等构成，内藏心肺，为宗气所聚之处，也是上行下达经脉必经之处；胸廓前有乳房，属胃经，乳头属肝经；胁，又称胁肋，指胸侧自腋下至肋骨尽处，是肝胆经脉循行所过之处。望胸胁可以诊察心、肺、肝胆病变，宗气盛衰以及乳房疾患。

望诊时应注意观察胸廓外形变化、虚里搏动情况和呼吸运动有无异常等。

1. 外形　正常人胸廓呈椭圆形，左右对称，左右径大于前后径(比例约1.5:1)，小儿和老人左右径略大于前后径或几乎相等。两侧柱骨(锁骨)上、下窝对称。胸廓外形的常见变化有：

(1) 桶状胸：即胸廓前后径增大，与左右径几乎相等，肋间增宽且饱满，胸廓呈圆桶状，故称桶状胸，可见于肺胀病，多因久病咳喘，耗伤肺肾，以致肺气不宣，壅滞于肺所形成。

(2) 扁平胸：胸廓前后径不及左右径的一半，呈扁平状，故称扁平胸，常见于肺肾阴虚，或气阴两虚之人。

(3) 鸡胸、漏斗胸、肋如串珠：胸骨下部明显前突，肋骨侧壁凹陷，胸廓前后径变长，左右径缩小，形似鸡胸者，称为鸡胸。胸骨鸠尾(剑突)出现显著内陷，形似漏斗者，称为漏斗胸。肋如串珠：即胸骨两侧的肋骨与肋软骨连接处明显增厚隆起，状如串珠。三者均可见于佝偻病患儿，常因先天禀赋不足，肾气不充，或后天失养，精气不足，骨骼发育异常所致。

(4) 两侧胸廓不对称：一侧胸廓塌陷，多见于肺痿、悬饮后遗症和肺部手术后等。一侧胸廓膨隆，肋间变宽，多见于悬饮病、气胸等。

(5) 乳房：对女性乳房的大小、对称性、有无皮肤回缩、形状、颜色及乳头的变化等的观察尤为重要。如哺乳期乳汁自行流出，多为脾气虚弱。乳房红肿疼痛，乳汁不畅，甚者破溃流脓者，多因肝气不舒，胃热壅滞，或外感邪毒所致，可见于乳痈。乳房局部肿块呈不规则隆凸，表面皮肤皱缩，或乳头凹陷，溃后形似菜花，为乳岩，常因气郁痰凝，血瘀毒聚所致。

2. 呼吸　正常人呼吸均匀，节律整齐，每分钟约16~20次，胸廓起伏左右对称。妇女以胸式呼吸为主，男子和儿童以腹式呼吸为主。常见的呼吸异常有：

(1) 呼吸形式改变：胸式呼吸增强，腹式呼吸减弱，为腹部有病，可见于臌胀、积聚等，亦可见于妊娠妇女。胸式呼吸减弱，腹式呼吸增强，为胸部有病，可见于肺痨、悬饮、胸部外伤等。

(2) 呼吸时间改变：吸气时间延长，可伴见吸气时胸骨上窝、锁骨上窝及肋间凹陷，多因吸气困难所致，多见于痰饮停肺、急喉风、白喉重症等患者。呼气时间延长，可伴张口抬肩、端坐呼吸，多为呼气困难所致，可见于哮病、肺胀等患者。

(3) 呼吸强度改变：呼吸急促，胸廓起伏显著，多属实热证，为邪热、痰浊犯肺，肺失清肃所致。呼吸微弱，胸廓起伏不显，多为肺气亏虚，气虚体弱所致。

(4) 呼吸节律改变：呼吸节律不整，表现为呼吸由浅渐深，再由深渐浅，以至暂停，往返重复，或呼吸与暂停相交替。皆为肺气虚衰之象，属病重。

(5) 两侧呼吸比较：胸部一侧呼吸运动较另一侧明显减弱，为呼吸运动减弱侧有病，可见于悬饮、肺痿等。

3. 虚里　虚里为心尖搏动所在之处，内藏宗气，为诸脉之所宗。正常人望诊虚里搏动不显。因此临证诊察虚里，常将望诊与按诊相结合。

若虚里搏动明显，其动应衣，为宗气外泄，属病重之象。

五、望腹部

腹部指躯干正面剑突以下至耻骨以上的部位，属中、下焦，内藏肝、脾、肾、胆、胃、大肠、

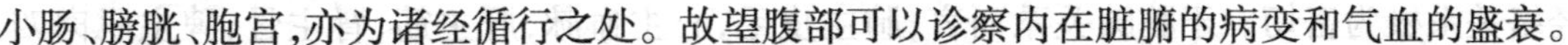

小肠、膀胱、胞宫,亦为诸经循行之处。故望腹部可以诊察内在脏腑的病变和气血的盛衰。

望诊时应注意观察腹部的外形变化,如是否对称,有无隆起、凹陷、有无青筋暴露,以及脐部有无异常等情况。正常人腹部平坦(腹壁平于胸骨至耻骨中点连线)对称,直立时腹部可稍隆起,约与胸平齐,仰卧时则稍凹陷。临床望诊须与按诊相参。其异常表现主要有:

1. 腹部膨隆　即仰卧时前腹壁明显高于胸骨至耻骨中点连线者。若腹部胀满,按之柔软,随按随起,如按气囊,为气胀,多因气机郁滞所致。腹部膨隆,仰卧时腹形如蛙腹,伴青筋暴露,皮色苍黄,四肢消瘦者,属臌胀病,多为肝气郁滞,脾肾亏虚,以致气滞血瘀,水湿内停所致。若腹部胀满,周身俱肿者,属水肿病,为肺脾肾三脏功能失调,水液内停,外渗肌肤所致。若腹部局部膨隆,多见于积聚等,为气滞血瘀所致。

2. 腹部凹陷　即仰卧时前腹壁明显低于胸骨至耻骨中点连线者。若见于新病,多为剧烈吐泻。若见于久病,伴形体消瘦者,多属脾胃虚弱,气血不足;若腹部深凹,肉消著骨者,则为舟状腹,多属脏腑精气耗竭,属病危之象。

3. 腹壁青筋怒张　腹壁青筋怒张,腹大坚满,皮色苍黄者,见于臌胀重症,多因气滞、血瘀、水停日久,脉络瘀阻所致。

4. 腹壁突起　腹壁有半球状物突起,多发于脐孔、腹正中线、腹股沟等处,每于直立或用力后发生者,多属疝气。

六、望腰背

背以脊骨为主干,为胸中之府;腰为身体运动枢纽,为肾之府。督脉贯脊行于正中,足太阳膀胱经分行挟于腰背两侧,其上有五脏六腑俞穴;带脉横行环绕腰腹,总束阴阳诸经,皆与腰背关系密切。故望腰背部,可以诊察有关脏腑、经络的病变。

望腰背时应注意观察脊骨及腰背部有无形态异常及活动受限。

正常人腰背部两侧对称,俯仰转侧自如,直立时脊骨居中,颈、腰段稍向前弯曲,胸、骶段稍向后弯曲,但无左右侧弯。

1. 外形

(1) 脊柱弯曲:若胸椎部分过度后弯,致使前胸塌陷,称为驼背或龟背;脊柱偏离正中线向左或右弯曲者,为脊柱侧弯。两者均可由肾中精气亏虚,脊骨发育不良而成,亦可见于脊柱外伤,或脊椎疾患,或小儿发育期坐姿不良,或年老肾亏之人。若久病病人后背弯曲,两肩下垂,称为背曲肩随,为脏腑精气虚衰之象。

(2) 脊疳:患者极度消瘦,以致脊骨突出似锯,为脏腑精气亏损之象,见于慢性重病患者。

2. 动态

(1) 腰部拘急:腰部疼痛,转侧不利,活动受限者,多因寒湿内侵,腰部筋脉拘急,或跌仆闪挫,局部气滞血瘀所致。中老年人也可见于脊骨病变。

(2) 腰腿不利:腰部疼痛,牵及下肢疼痛,活动受限,排便、咳嗽时加剧,休息时缓解者,多因瘀血内停,或寒湿内蕴,或肝肾亏虚,腰失濡养所致。

七、望四肢

四肢包括上肢的肩、肘、腕、掌、指和下肢的股、膝、胫、踝、跗、趾等部位组织。四肢与脏腑经络关系极为密切。于脏腑关系而言，肺主皮毛，心主血脉，肝主筋，肾主骨，脾主肌肉四肢；于经脉关系而言，手足三阴经、三阳经均循行于四肢。故四肢的变化可以反映脏腑和循行于四肢经脉的病变。

望诊时应注意观察四肢的形状变化和动态异常。

（一）形状变化

1. 四肢萎缩　即某一肢体或四肢肌肉消瘦、萎缩，软弱无力者。多属肺热伤津，或湿热浸淫，或脾胃虚弱，或肝肾亏虚，肢体失养所致，可见于痿病。

2. 四肢浮肿　即四肢浮肿，也有仅足跗肿胀，按之有凹痕者。多属肺、脾、肾功能失常，水湿内停，泛溢肌肤所致，可见于水肿病。

3. 膝部肿大　膝部红肿热痛，屈伸不利，多属热痹，常由风湿郁久化热所致。若膝部肿大而股胫消瘦，形如鹤膝者，为鹤膝风，多因寒湿久留，气血亏虚所致。

4. 下肢畸形　直立时两踝并拢两膝分离，称为膝内翻，又称“O”型腿或罗圈腿；两膝并拢而两踝分离，称为膝外翻，又称“X”型腿。踝关节呈固定型内收位，称足内翻；呈固定外展位，称足外翻。皆属先天不足，肾气不充，发育不良。

5. 青筋暴露　小腿脉络曲张，青筋暴露，形似蚯蚓，甚者胀痛不舒，站立或久行加剧，多因寒湿内侵，或长期站立，血运不畅，络脉血瘀所致。

6. 指（趾）变形　关节呈梭状畸形，活动受限者，称为梭状指，多由风湿久蕴，筋脉拘挛所致。指端膨大如杵者，称为杵状指，常兼气喘唇暗，多由久病咳喘，心肺虚损，血瘀痰阻所致。指（趾）皮肤色紫黑，溃烂，甚至坏死脱落，奇臭难闻，疼痛剧烈，多由寒湿、热毒瘀阻络脉，指（趾）失濡养，肌肉筋骨腐烂所致，可见于脱疽患者。

7. 手掌变化　正常人手掌淡红而润泽，大小鱼际肌肉丰满，富有弹性，是脏腑功能旺盛，气血充足，身体健康的表现。若手掌色淡，鱼际肉薄，可因脏腑虚弱，气血不足所致。大、小鱼际及手指掌面呈现胭红或暗红，压之褪色者为手掌赤痕（肝掌），属瘀血内阻所致，多见于臌胀。

8. 爪甲变化　正常人的爪甲颜色红润光泽，表面光滑，呈弧形凸起，为气血充足的表现。观察指甲的变化，应注意其色泽与形状的变化。指甲色淡白，多属气血亏虚，甲失血养所致。指甲色红，多为热证，常因里热炽盛，血络充盈所致。甲色青紫灰暗，多为瘀血阻滞，血行不畅而致。若指甲中央凹陷，边缘翘起，形状如勺者，为“勺状甲”，多由肝血不足，甲失血养所致。指甲变薄，表面粗糙，或有竖纹者，可由肝阴不足，指甲失养而致。

（二）动态异常

1. 肢体痿废　肢体肌肉萎缩，筋脉弛缓，痿废不用者，见于痿病。若左侧或右侧肢体痿废不用者，称为“半身不遂”，见于中风或中风后遗症，常因风、痰、瘀阻络所致；双下肢痿废不用者，见于截瘫病人，多由腰脊外伤或瘀血阻络等因素所致。

2. 手足拘挛　手足筋脉挛急不舒。在手部表现为腕部屈曲，手指强直，拇指内收紧贴手心与小指相对；在足部表现为踝关节后弯，足趾挺直而稍向足心。多因寒邪凝滞，或气血亏虚，筋脉失养所致。

其他如四肢抽搐、手足颤动等的动态异常可参阅全身望诊中望姿态的内容。

八、望二阴

前阴为生殖和排尿器官，后阴指肛门，为排便之门户。前阴为肾所司，宗脉所聚，太阴、阳明经所会，精窍通于肾，尿窍通于膀胱，阴户通于胞宫并与冲任二脉密切相关，肝胆经络于阴器，故前阴与肾、膀胱、肝、胆诸脏腑关系密切；后阴亦为肾所司，肛门通于肠，故后阴与脾、胃、肠、肾关系密切。

观察前阴时，男性应注意观察阴茎、阴囊和睾丸是否正常，有无硬结、肿胀、溃疡和其他异常的形色改变；对女性诊察要有明确的适应证，由妇科医生负责检查，并需在女护士陪同下进行。

观察后阴时应注意肛门部位有无红肿、痔疮、肛裂、瘘管及其他病变。

（一）前阴常见异常表现

1. 阴囊肿大　男性阴囊或女性阴户肿胀，称阴肿。阴肿无痒痛者，可见于水肿病患者。若阴囊肿大，触之有水囊样感者为水疝；阴囊肿大，但不透亮，也不坚硬，若平睡时，疝块可回缩，站立过久甚至咳嗽等，疝块突出者，是因小肠坠入阴囊所致，称为狐疝。多由肝郁、寒湿、气虚所致。若阴囊或阴户红肿热痛，则多为肝胆湿热下注所致。

2. 阴部湿痒　指外阴或男子阴囊瘙痒，甚者红肿湿烂，黄水浸淫，灼热疼痛，多为肝胆湿热，循经下注而发。

3. 阴挺　指妇女胞宫从阴道中脱出者。多由中气下陷所致，常见于体弱脾虚，或产后劳伤之人。

4. 阴缩　指阴茎、阴囊或阴户收缩，拘急疼痛者。多因寒凝肝脉，或热入厥阴所致。

5. 阴疮　指前阴部生疮，或有硬结溃破腐烂，时流脓血水。多因肝经湿热下注，或房事不洁，感受梅毒所致。

（二）后阴常见异常表现

1. 肛痈　肛门周围局部红肿疼痛，甚至溃脓者，称为肛痈，多由湿热下注或外感邪毒而发。

2. 肛裂　肛门皮肤与肛管的黏膜有狭长裂伤，排便时疼痛出血者，称为肛裂，多因热结肠燥或大肠津亏，肠失濡润，大便燥结坚硬，努力排便而撑裂。

3. 痔疮　肛门内外生有紫红色柔软肿块，突起如峙者，称为痔疮。其生于肛门齿状线以内者为内痔，早期痔核可不脱出肛门，仅见排便时肛门出血，重者便时脱出，便后回纳，出血量较多；生于肛门齿状线以外者为外痔，局部坠胀、疼痛或有异物感，但不出血；内外皆有者为混合痔。多由肠中湿热蕴结，或血热肠燥，肛门部血脉瘀滞所致。

4. 肛瘘　肛门部生痈肿或痔疮，溃破后久不敛口，可形成瘘管，称为肛瘘。其病因病机与肛痈、痔疮基本相同。

5. 脱肛　直肠或直肠黏膜组织自肛门脱出者，称为脱肛，轻者便时脱出，便后缩回；重者脱出后不能自回，须用手慢慢推还。多由脾虚中气下陷所致。

九、望皮肤

皮肤为一身之表，内应于肺，卫气循行其间，具有保护机体的作用，故有“人身之藩篱”之称。脏腑气血亦通过经络而外荣于皮肤。凡感受外邪或脏腑病变，皆可影响皮肤而发生改变。因此，观察皮肤有无异常变化，对于诊察脏腑的虚实、气血的盛衰、疾病的轻重预后，均有重要意义。

观察时应注意皮肤色泽、形态的变化和皮肤的病证，如痘、疹、斑、痈、疽、疔、疖等。

正常人皮肤润泽、光滑、富有弹性，是脏腑精气充盛，气血畅达的征象。皮肤常见异常变化有：

（一）色泽变化

1. 皮肤色赤　皮肤发赤，色如涂丹，边缘清楚，热如火灼者，称为丹毒。发于头面者，称为抱头火丹；发于小腿者，称为流火；发于全身，游走不定者，称为赤游丹。常由风湿热诸邪化火而致，其中发于上部者多由风热化火所致，发于下部者因湿热化火而成，亦有因外伤染毒而引起者。

2. 皮肤色黄　面目、皮肤、小便俱黄者，为黄疸。多因湿热熏蒸，或寒湿阻遏，胆汁外溢肌肤所致。

3. 皮肤色黑　皮肤色黑而晦暗，多由肾阳虚衰，阴寒内盛，血失温养，血行不畅所致；若色黑而干枯不荣，则属劳损伤肾，肾精亏耗，肌肤失养所致。

4. 皮肤白斑　皮肤局部明显变白，斑片大小不等，与正常皮肤界限清楚，且无任何异常感觉者，称为白癜，又称白驳风。多因肺热壅盛，风邪乘之，郁于肌肤，气血失和，血不荣肤所致。

（二）形态变化

1. 皮肤润燥　皮肤润泽，为津液未伤，营血充足。皮肤干燥无华，甚至皲裂、脱屑者，多为津液已伤，或营血亏虚，肌肤失养所致。

2. 肌肤甲错　皮肤干枯粗糙，状若鱼鳞。若兼面色黧黑者，属瘀血日久所致；若兼面色淡白无华，则为营血亏虚，肌肤失养。

3. 肌肤肿胀　周身肌肤肿胀，按之有压痕者，称为水肿病。多因肺、脾、肾三脏功能失调，水湿内停，外溢肌肤而成。

（三）皮肤病证

1. 斑疹　斑、疹均为全身性疾病表现于皮肤的症状，两者虽常常并称，但实质有别。

凡色深红或青紫，多点大成片，平铺于皮肤，抚之不碍手，压之不退色者，称为斑。斑又有阴阳之分：若色深红或紫红，兼有身热，面赤，脉数等实热表现者为阳斑，多由外感温热毒邪，内迫营血而发；色淡青或淡紫，隐隐稀少，兼有面白，脉虚等气虚表现者为阴斑，多由脾气虚衰，血失统摄所致。

凡色红，点小如粟米，高出皮肤，抚之碍手，压之退色者为疹。疹有麻疹、风疹、瘾疹等不同。

麻疹　属儿科常见传染病。多见于冬末春初，发疹前有明显的前驱症状，如咳嗽喷嚏，鼻流清涕，发热等类似感冒的表现。发病后2～3天可见患儿颊黏膜处出现麻疹斑，发热3～4天，疹子逐渐出现，疹色桃红，形似麻粒，先见于耳后发际，渐延及颜面、躯干、四肢，疹发透彻后按出现顺序逐渐消退。常因外感风热时邪，邪热郁肺，内迫营血，从皮肤血络而出所致。

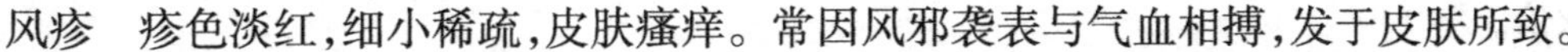

风疹　疹色淡红,细小稀疏,皮肤瘙痒。常因风邪袭表与气血相搏,发于皮肤所致。

瘾疹　皮肤上出现淡红或淡白色丘疹,瘙痒,搔之融合成片,高出皮肤,出没迅速。为风邪侵袭或过敏所致。

2. 水疱　即皮肤上出现成簇或散在性小水疱,可有白痦、水痘、缠腰火丹、热气疮、湿疹等。

白痦　皮肤出现白色小疱疹,晶莹如粟,高出皮肤,擦破流水,多发于颈胸部,四肢较少,面部少见,常兼有身热不扬等表现。因外感湿热之邪,郁于肌表,汗出不彻而发,可见于湿温病。

水痘　小儿皮肤出现粉红色斑丘疹,很快变成椭圆形小水疱,晶莹明亮,浆液稀薄,皮薄易破,分批出现,大小不等,兼有轻度恶寒发热表现。因外感湿热之邪所致。属儿科常见传染病。

缠腰火丹　皮肤出现水疱,大如绿豆或至黄豆,围以红晕,局部灼热,刺痛明显,多发于腰腹与胸胁部,呈条带状分布。多由肝经湿热熏蒸而发。

热气疮　口角唇边、鼻旁出现成簇粟米大小水泡,灼热痒痛。多因外感风热,或肺胃蕴热,发于皮肤而成。

湿疹　早期皮肤出现红斑并迅速形成丘疹、水疱,水泡破后有渗液,继之出现红色湿润之糜烂面,日久不愈。多因湿热蕴结,复感风邪,郁于肌肤而发。

3. 疮疡　疮疡是指发于皮肉筋骨间的一类常见的外科疾患。因其症状特点不同,可分为痈、疽、疔、疖四种。

观察时应注意其色、形特点,并应结合其他兼症如有无疼痛、麻木、瘙痒、局部灼热等,以辨病性之阴阳寒热虚实。

痈　患部红肿高大,根盘紧束,灼热疼痛,多属阳证,多为湿热火毒蕴结,气血瘀滞而发。其特点是未脓易消,已脓易溃,脓液稠黏,疮口易敛。

疽　无头疽患部漫肿无头,皮色不变或晦暗,局部麻木,不热少痛,多属阴证,多为气血亏虚,阴寒凝滞而发。其特点是未脓难消,已脓难溃,脓汁稀薄,疮口难敛。有头疽患部初起有粟米样脓头,红肿疼痛剧烈,易向深部及周围发生扩散,好发于皮肤厚韧之处,多因外感湿热,内有脏腑蕴毒,气血凝滞所致,消渴病患者常易伴发,不易透脓,且易于内陷。

疔　患部形小如粟,根硬而深,麻木痒痛,多发于颜面及手足,因火热毒邪蕴结,或外伤染毒而发。其邪毒深重者,易于扩散,内攻内陷。

疖　患部形小而圆,红肿热痛不甚,出脓即愈。因外感热毒,或湿热蕴结而发。

十、望小儿食指络脉

小儿食指络脉是指小儿两手食指掌侧前缘部的浅表络脉。适用于3岁以内的小儿。

小儿食指络脉诊法始见于唐代王超《水镜图诀》,由《灵枢·经脉》诊鱼际络脉法发展而来。小儿食指络脉为手太阴肺经的分支(手太阴之脉,自胸走手,上鱼际,出大指端,其支者,从腕后直出次指内廉,出其端),与寸口脉同属于手太阴肺经,从其形态、色泽的变化,也可反映寸口脉的变化,故望小儿食指络脉诊病的原理与诊成人寸口脉的原理基本相同。此外,3岁以内的小儿寸口脉位短小,切脉时只能"一指定三关",加之诊脉时常易哭闹,使脉象失真,故脉诊不易准确。但小儿皮肤薄嫩,食指络脉易于暴露,便于观察,故常以望小儿食指络脉辅助脉诊。

作为儿科常用的辅助诊察方法,望小儿食指络脉可协助诊察脏腑气血的盛衰、病位的表里、病性的寒热虚实,也可判断病情的轻重和预后。

望小儿食指络脉,主要观察其形态、色泽的变化。

(一) 三关定位

食指络脉分风关、气关、命关三关:食指第一节(掌指横纹至第二节横纹之间)为风关,食指第二节(第二节横纹至第三节横纹之间)为气关,食指第三节(第三节横纹至指端)为命关(图1-3)

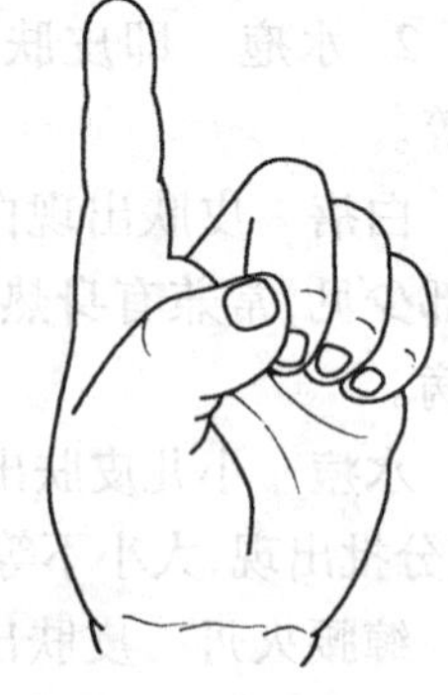

图1-3 小儿食指络脉三关定位图

(二) 诊察方法

诊察小儿食指络脉时,要求家长抱小儿面向光亮之处,医生先用左手拇指和食指轻握小儿食指末端,找到食指络脉后,再以右手拇指或食指指尖侧缘从小儿食指指尖向指根部,即从命关推向风关,推擦数次,力道要适中,使食指络脉显露,便于观察。

(三) 正常食指络脉

1. 正常形色　小儿正常食指络脉浅红隐隐,或略带紫色,隐含于风关之内,呈单支且粗细适中。

2. 影响因素　小儿食指络脉受各种因素的影响。如络脉长短与年龄有关,一岁以内最长,随年龄增长而缩短。络脉粗细与天气冷热有关,天热则增粗变长,天冷则缩短变细。络脉显露与小儿胖瘦有关,肥胖儿较深而不明显,体瘦儿则较浅而明显。络脉显露也与小儿皮肤厚薄有关,皮肤薄嫩者,较显而易见;皮肤较厚者,则模糊不明显。因此,望小儿食指络脉时要注意以上影响因素,方能根据实际情况作出正确诊断。

(四) 病理食指络脉

对小儿病理食指络脉的诊察,应注意长短、浮沉、色泽、形状四个方面的变化,其辨别要领为:三关测轻重,浮沉分表里,色泽辨病性,淡滞定虚实。

1. 三关测轻重　通过诊察络脉在食指三关出现的部位,可测邪气的浅深、病情的轻重。络脉越长,邪气越深,病情越重。

络脉显于风关,是邪气入络,邪浅病轻,可见于外感初起。络脉达于气关,是邪气入经,邪气渐深,病情逐渐加重。络脉达于命关,是邪入脏腑,邪气入里,病情严重。络脉透过三关直达指端,称为透关射甲,多病情凶险,预后不佳。

2. 浮沉分表里　络脉的浮沉变化,可以反映病位的深浅。

络脉浮显易见,为病邪在表,病位较浅,多见于外感表证。因外邪袭表,正气奋起抗邪,鼓舞气血趋向于表而见络脉浮显。络脉沉隐不显,为病邪在里,病位较深,多见于外感病传变入里,或内伤里证。因邪气入里,或邪气内伏,阻滞气血难以外达,故络脉沉隐。

3. 色泽辨病性　络脉色泽的变化,主要有红、紫、青、白、黑等,可以反映病邪的性质。

络脉色鲜红,多为外感表证。因正邪相争,气血趋于表,络脉浮显而见色红。络脉色紫红,多为里热证。因热邪内盛,络脉扩张,气血壅滞而见紫红。络脉色青,主疼痛、惊风。因痛则不通,气血运行不畅,或肝风内动,络脉受阻,气血不通而见色青。络脉色淡白,多为脾虚,气血亏

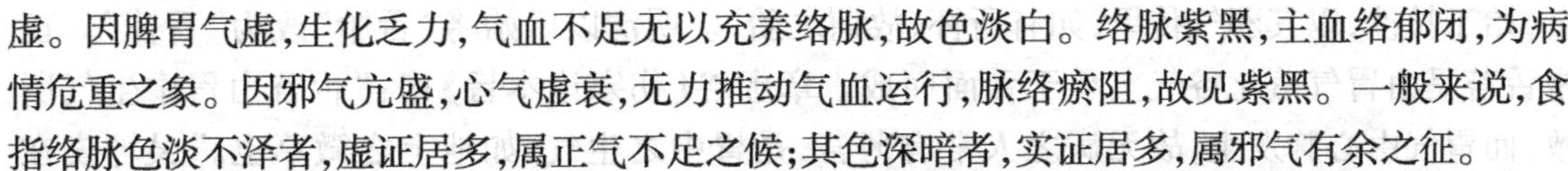

虚。因脾胃气虚，生化乏力，气血不足无以充养络脉，故色淡白。络脉紫黑，主血络郁闭，为病情危重之象。因邪气亢盛，心气虚衰，无力推动气血运行，脉络瘀阻，故见紫黑。一般来说，食指络脉色淡不泽者，虚证居多，属正气不足之候；其色深暗者，实证居多，属邪气有余之征。

4. 淡滞定虚实　络脉浅淡纤细，分支不显者，多属虚证、寒证，因气血不足，脉络不充所致。络脉深滞粗大，分支显见者，多属实证、热证，因邪正相争，气血壅滞所致。

第三节　舌　诊

舌诊是通过观察舌象，了解机体生理功能和病理变化的诊察方法。舌诊是中医传统诊断方法中最具特色的诊法之一，经过长期的理论和实践发展，已经形成了一套较为系统而完整的诊断方法。

一、舌的组织结构与舌象的形成

（一）舌的组织结构

舌是由横纹肌组成的肌性器官，呈扁平而长形，附着于口腔底部、下颌骨、舌骨。

舌的游离部分称为舌体，舌体的上面称舌背，下面称舌底。舌背后部有人字形沟界称为人字沟，舌背的正中有一条纵行沟纹，称为舌正中沟。习惯上将舌体的前端称为舌尖；舌体的中部称为舌中；舌体的后部、人字形界沟之前称为舌根；舌两边称为舌边。舌底正中为舌系带，两侧有浅紫色的舌静脉称为舌下络脉，简称舌脉。舌下肉阜两侧有唾液腺腺体的开口，左为金津，右为玉液，是津液上潮的孔穴。

舌面覆盖一层半透明的黏膜，黏膜皱折成许多细小突起，称为舌乳头（彩图1）。根据乳头形态不同，分为丝状乳头、蕈状乳头、轮廓乳头和叶状乳头四种，其中丝状乳头、蕈状乳头与舌象形成密切相关，轮廓乳头、叶状乳头主要与味觉有关。

丝状乳头为乳白色的圆锥状软刺，高约0.5～2.5mm，细长如丝，呈角化树状，数目较多，是形成舌苔的基础，也是构成舌苔的主体。脱落细胞、食物残渣、细菌、黏液等填充其间隙，形成白色苔状物，即为舌苔。由于丝状乳头表面有一层乳白色角化膜，加之少量填充物，所以肉眼所见正常的舌苔呈薄白苔。病理性厚苔则是由丝状乳头未脱落的角化层与充填的食物碎屑、唾液、细菌、白细胞等增多而形成。

蕈状乳头上部圆钝如球，根部细小形成蕈状。蕈状乳头数目较少，主要分布于舌尖和舌边，其余散布于丝状乳头之间，乳头表面的上皮细胞透明，透过上皮隐约可见乳头内的毛细血管，肉眼所见为红色点状。蕈状乳头的形态、色泽改变，是影响舌体变化的主要因素之一。

（二）舌质与舌苔的形成

舌象包括舌质和舌苔两方面。舌质指舌的肌肉、脉络组织，舌苔指附着在舌面上的一层苔状物。

舌为心之苗，脾胃之外候。舌又通过经络与脏腑相联系。《舌鉴总论》特别强调舌象的形成与心肺功能的关系，曰："舌乃心苗，心属火，其色赤，心居肺内，肺属金，其色白，故当舌淡红，舌胎微白。"

舌苔，古称"舌胎"，始见于张仲景《伤寒杂病论》。张石顽在《伤寒绪论》中云："舌胎之名,始于长沙,以其邪气传里,如有所怀,故谓之胎”。明清以后始将“舌胎”改为“舌苔”。正常舌苔是由胃气蒸化谷气上承于舌面而成。章虚谷《伤寒论本旨》曰:“舌苔由胃中生气所致,而胃气由心脾发生,故无病之人常有薄苔,是胃中之生气,如地上之微草也。”吴坤安在《伤寒指掌》中亦指出:“舌之有苔,犹地之有苔。地之苔,湿气上泛而生;舌之苔,胃蒸脾湿上潮而生,故曰苔。”异常舌苔则由邪气所生,章虚谷曰:“邪入胃则生苔”,邪实则苔厚,是外邪入里或饮食积滞夹脾胃浊气上升而成。

二、舌诊原理

(一) 舌与脏腑经络的关系

舌与脏腑经络有着密切的联系,舌常与体内的各种生理、病理发生同步变化,所以,舌象可视为窥测内脏变化的“镜子”。

舌为心之苗,心开窍于舌,手少阴心经之别系舌本。通过望舌色,可以了解人体气血运行情况,从而反映“心主血脉”的功能。此外,舌体运动是否灵活自如,语言是否清晰,在一定程度上又能反映“心藏神”的功能。《灵枢·脉度》曰:“心气通于舌,心和则舌能知五味矣”,说明舌的味觉与心神的功能亦有关。

舌为脾胃之外候,足太阴脾经连舌本、散舌下。脾胃为后天之本、气血生化之源,舌体有赖气血充养,舌苔是由胃气蒸化谷气上承于舌面而成,与脾胃运化功能相应,《辨舌指南》曰:“苔乃胃气之所熏蒸,五脏皆禀气于胃”。

肾藏精,足少阴肾经挟舌本;肝藏血、主筋,其经脉络于舌本;肺系上达咽喉,与舌根相连。其他脏腑组织,皆可通过经络直接或间接与舌联系。

因此,观察舌象的各种变化,可以测知体内脏腑的病变。

根据历代医籍记载,脏腑病变反映于舌面,具有一定的分布规律。其中比较一致的观点是:舌尖多反映上焦(心肺)病变;舌中部多反映中焦(脾胃)病变;舌根部多反映下焦(肾)的病变;舌两侧多反映肝胆的病变(图1-4)。此外,《伤寒指掌·察舌辨证法》还有“舌尖属上脘,舌中属中脘,舌根属下脘”的说法,可资参考。

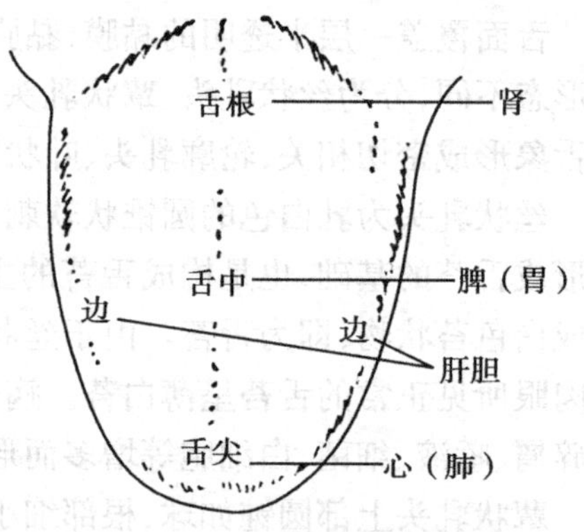

图1-4　舌诊脏腑部位分属图

(二) 舌与气血津液的关系

舌为血脉丰富的肌性组织,有赖气血的濡养和津液的滋润。舌体的形质、颜色与气血的盈亏和运行状态有关;舌苔和舌体的润燥与津液的多少及输布有关;唾液腺分泌的唾液为津液所化生,唾为肾液,涎为脾液,其生成、输布离不开肾、脾、胃等脏腑。因此,通过观察舌象的润燥,可以判断体内津液的盈亏、输布及邪气的轻重。

三、舌诊的方法与注意事项

掌握正确的舌诊方法,了解有关注意事项,在诊病过程中具有重要意义。

（一）望舌的方法

患者可采取坐位或仰卧位，尽量张口使舌体充分暴露，将舌自然伸出口外，舌体放松，舌面平展，舌尖略向下。观察舌下络脉时，舌尖翘起，轻抵上腭前部，充分暴露舌下络脉。须注意，伸舌、翘舌时过分用力，或舌体紧张、蜷曲，或伸舌时间过长，均会影响舌的气血运行，而引起舌色改变，或干湿度的变化。

观察舌象，一般按照先看舌质，再看舌苔（若舌苔满布，舌质不显露时，应先看舌苔），最后看舌底的顺序。观察舌面部位的顺序，大多从舌尖、舌中、舌侧，到舌根部。望舌时间不宜过长，如果一次望舌判断不清，可令患者休息3～5分钟后，重复观察一次。

舌诊过程中除了通过望诊来了解舌象的特征之外，必要时还可配合刮舌、揩舌等其他诊察方法。如清代梁玉瑜在《舌鉴辨正》里提出用刮舌验苔的方法进行舌诊，认为刮去浮苔，观察苔底是辨舌的一个重要方面。正常舌苔薄白而润，紧贴舌面，刮之不去。病理情况下，苔刮之不脱，或刮而留污质，多为里有实邪；刮之易去，舌体明净光滑，则多属虚证。刮舌方法可用消毒压舌板的边缘，以适中的力度，在舌面上由后向前刮三至五次；如需揩舌，则用消毒纱布裹于手指上，蘸少许生理盐水在舌面上揩抹数次。这两种方法可用于鉴别舌苔有根无根，以及是否属于染苔。

此外，还可以通过询问，了解舌上味觉的情况，以及舌部的冷热、麻木、疼痛等异常感觉。

（二）望舌的注意事项

舌诊作为诊断疾病的一项重要依据，临床应用时必须注意排除各种影响因素对舌象辨识的干扰。

1. 光线的影响　望舌以白天充足、柔和的自然光线为佳，观察时既要保证光线充足，又要避免强光直接照射到舌面。光照的强弱与色调，常常会影响正确的判断。如光线过暗，可使舌色暗滞；用普通的灯泡或手电筒照明，容易把黄苔误作白苔；日光灯下，舌色多偏紫；白炽灯下，舌苔色偏黄。窗帘、墙壁等周围有色物体的反射光，也会使舌色发生相应的改变。

2. 饮食或药品的影响　饮食和某些药物可使舌象发生改变。如进食后往往舌苔由厚变薄；饮水多可使舌苔由燥变润；进食辛辣或热烫食物后，舌色偏红；多吃糖果、甜腻食品，舌苔变厚，口味酸腻；服用大量镇静剂后，舌苔厚腻；长期服用某些抗生素，可产生黑腻苔。

食饮某些食物或药物，可以使舌苔着色，称为染苔。如饮用牛乳、豆浆等可使舌苔变白、变厚；蛋黄、橘子、核黄素等可将舌苔染成黄色；各种黑褐色食品、药品，或吃橄榄、酸梅，长期吸烟等可使舌苔染成灰色、黑色。染苔可在短时间内自然退去，或经刮舌、揩舌等方法除去。

3. 口腔状况对舌象的影响　牙齿残缺或不齐，可造成舌苔局部偏厚或使舌边留下齿印；张口呼吸可使舌苔变干等，这些因素引起的舌象异常，都不能作为病理征象，应加以鉴别，避免误诊。

四、正常舌象及其生理变异

应用舌象诊病，须首先熟识正常舌象，在掌握正常舌象特征、生理变化的基础上，才能做到知常达变。

正常舌象特征：舌色淡红鲜明，舌质滋润，舌体大小适中，柔软灵活自如，老嫩胖瘦适中，无异常形态；舌苔颗粒均匀，色白而润，薄铺于舌面，干湿适中，不黏不腻，其下有根，揩之不去。简称为“淡红舌,薄白苔”。

正常舌象受内外环境的影响,可产生生理性变异。在掌握正常舌象基本特征的前提下,了解生理性变异的特征和原因,及其在健康人群中的分布情况,有助于准确地判断舌象。

1. 年龄　年龄是舌象生理变异的重要因素之一。如儿童舌质多淡嫩,舌苔少;老年人精气渐衰,脏腑功能减退,气血运行迟缓,舌黏膜的角化程度增加,舌色较暗。

2. 性别　舌象与性别无明显关系。但是女性在月经期可以出现蕈状乳头充血而舌质偏红或舌尖边部有明显的红刺。

3. 体质、禀赋的影响　禀赋不足,体质较弱者,可见先天性裂纹舌、齿痕舌、地图舌等,虽无明显临床症状,但可以表现出对某些病邪的易感性。

五、舌诊的主要内容

望舌主要观察舌质和舌苔两方面的变化。望舌质主要包括舌体的神、色、形(形质)、态(动态)及舌下络脉,以候脏腑虚实、气血盛衰;望舌苔主要诊察苔质和苔色情况,以分辨病邪深浅、邪正消长。《医门棒喝》曰:“观舌质可验其正之阴阳虚实,审苔垢即知邪之寒热浅深”。望舌质与望舌苔必须相互联系,综合分析,才能全面了解病情。

(一) 望舌质

望舌质主要包括观察舌体的神、色、形、态以及舌下络脉等方面内容。

1. 舌神

【舌象特征】舌神是全身神气表现的一部分,是对舌象特征进行的综合性概括。其主要表现在舌体的荣枯和灵动方面。“荣”指舌体红活荣润,有生气,有光彩(彩图2);“枯”是舌体干枯、晦暗,毫无生气,失去光泽(彩图3)。“灵动”是指舌体运动的随意、灵活情况。

舌色红活鲜明,舌质滋润,舌体活动自如者称舌有神;舌色晦暗枯涩,活动不灵便,称舌无神。其中尤以舌之“荣枯”作为辨别要点。

【临床意义】舌神是衡量机体正气盛衰的标志之一,也是估计疾病轻重和预后的依据。荣舌为舌有神气,疾病状态见荣舌常提示病情轻浅,预后良好;枯舌为舌无神气,提示病情较重,预后凶险。《辨舌指南》云:“若舌质无光无体,不拘有苔无苔,视之里面枯晦,神气全无者,诸病皆凶”。

2. 舌色　舌色,即舌体的颜色。一般分为淡红、淡白、红绛、青紫四大类。

(1) 淡红舌(彩图4)

【舌象特征】舌体颜色淡红润泽,白中透红。

【临床意义】舌色与肤色的形成原理相似,红为血之色,明润如帛为胃气之华。淡红舌主要反映气血充足,脾胃之气旺盛,见于正常人。疾病情况下见舌色淡红,为病情轻浅,尚未伤及气血及内脏。

(2) 淡白舌(彩图5)

【舌象特征】舌色比正常舌色浅淡,白色偏多,红色偏少,称为淡白舌。舌色淡白,全无血色者,称为枯白舌(彩图6)。

【临床意义】主虚证、寒证。可见于气虚、血虚或气血两虚、阳虚等。

《舌鉴辨正》认为淡白舌是“虚寒舌之本色”。虚是指气血不足,舌部血脉不充盈;寒是指阳气不足,不能温运血液上荣于舌。阳虚则内寒,经脉收引,使舌部血行减少,故见舌淡白。

舌色淡白,舌体不胖大,或小于正常,舌上亦无过多的水分(彩图7),多为气血两虚。舌色淡白,舌体胖嫩,湿润多津,舌边齿印(彩图8),多因阳气不足,津液输布失常,水湿内停。枯白舌多见于气血极度耗损,或阳虚阴盛等危重病证。

(3) 红绛舌

【舌象特征】舌色较正常舌色红,呈鲜红色者,称为红舌(彩图9);较红舌更深或略带暗红色者,谓之绛舌(彩图10)。绛舌一般为红舌进一步发展所致。

【临床意义】主热证。舌色红或绛有表热、里热、实热、虚热之分。舌色愈红,热势愈甚。

舌色稍红或仅见舌边尖稍红(彩图11),多提示外感表热证初起。舌尖红赤破碎(彩图12),多为心火上炎。舌两边红赤(彩图13),多为肝经热盛。

舌色红绛而有苔者,多由外感热病热盛期,或内伤杂病,脏腑阳热偏盛所致,属实热证;舌色红绛而少苔或无苔者(彩图14),多由热病后期阴液受损,或久病阴虚火旺,属虚热证。

红绛舌的形成主要有三方面因素:一是邪热亢盛,气血沸涌,舌部血络充盈而舌红绛;二是热入营血,耗伤营阴,血液浓缩,血热充斥于舌而舌红绛;三是阴虚水亏,虚火上炎于舌络而舌红绛。

(4) 青紫舌(彩图15)

【舌象特征】全舌呈青色或紫色,或在舌色中泛现青紫色,均称为青紫舌。青紫舌可有多种表现,舌淡而泛现青紫色,则为淡青紫舌(彩图16);红绛舌泛现青紫色,则为紫红或绛紫舌(彩图17);舌上局部出现青紫色斑点、斑块,大小不一,不高于舌面,称为"瘀斑舌"或"瘀点舌"(彩图18)。

【临床意义】主气血运行不畅,瘀血内停。

舌色淡紫或紫暗而湿润,多见于气虚或阳虚阴盛,气血运行不畅之证。舌色青为寒凝血瘀之重症,提示阴寒内盛,阳气受遏,血行凝涩。

舌紫红或绛红,干枯少津,提示营血热盛,营阴被灼,血液浓缩,循行不畅。

舌色紫暗或有斑点,多为瘀血内阻。

青紫舌还可见于某些先天性心脏病或药物、食物中毒等。

青紫舌一般见于下列情况:一是由阴寒内盛,阳气不宣,气血不畅,血脉瘀滞而致,多表现为淡青紫舌或斑点舌;二是由于热毒炽盛,深入营血,营阴受灼,气血不畅而现绛紫舌;三是由肺失宣肃,或肝失疏泄,气机不畅,或气虚无力推动血行,而致血流缓慢,舌色泛现青紫或出现瘀斑。此外尚有外伤损伤血络,血液溢出而现斑点,舌色可无明显异常。

3. 舌的形质 舌的形质包括舌质的老嫩、胖瘦、齿痕、点刺、裂纹、舌衄等方面特征。

(1) 老嫩舌

【舌象特征】舌体坚敛苍老,纹理粗糙或皱缩者为老舌(彩图19);舌体娇嫩,纹理细腻者为嫩舌(彩图20)。

【临床意义】老和嫩是疾病虚实的标志之一。舌质坚敛苍老,多见于实证,多因邪气内盛,气血壅滞所致;舌质细腻娇嫩,多见于虚证,多因正气亏虚,舌失濡养所致。

舌色淡白而嫩者，多属气血两虚。舌色淡白而胖嫩者，多属脾肾阳虚。舌色红而嫩者，多属阴液不足。

(2) 胖瘦舌

【舌象特征】舌体比正常舌大而厚，伸舌满口，称为胖大舌(彩图21)。此外，尚有舌体肿大，舌色鲜红或青紫，甚则肿胀疼痛，不能收缩回口中，称为肿胀舌。舌体比正常舌瘦小而薄，称为瘦薄舌(彩图22)。

【临床意义】胖大舌多因津液输布失常，是体内水湿停滞的表现。瘦薄舌多属气血两虚，或阴虚火旺。

舌色淡白，舌体胖大者，多为气虚、阳虚；舌胖大而色红者，多为脾胃湿热，或痰热内蕴。

舌肿胀色红绛，多见于心脾热盛，或热毒内蕴。此外，先天性舌血管瘤患者，可见舌的局部肿胀色紫，属于血络瘀阻的局部病变。

瘦薄舌是舌失濡养的表现。舌体瘦薄，舌色淡白者，多见于气血两虚；舌体瘦薄，舌色红绛，舌干少苔或无苔，多见于阴虚火旺。

(3) 齿痕舌(彩图23)

【舌象特征】舌体两侧有牙齿印迹，称为齿痕舌。胖大舌常伴有舌边齿痕，但亦有舌体不胖大而出现齿痕者，均为齿痕舌。

【临床意义】主脾虚、湿证。

齿痕舌伴舌体胖大，舌色淡白者，多为阳气虚弱，水湿内停；舌体不胖而有齿痕，舌质嫩者，多属脾虚，或气血两虚。

(4) 点刺舌

【舌象特征】点刺是指蕈状乳头肿胀或高突的病理特征。

点，指蕈状乳头体积增大，数目增多，乳头内充血水肿，大者称星，小者称点。色红者称红星舌或红点舌(彩图24)；色白者称白星舌。

刺，指蕈状乳头增大、高突，并形成尖锋，形如芒刺，抚之棘手，称为芒刺舌(彩图25)。

【临床意义】舌生点刺提示脏腑阳热亢盛，或血分热盛。

根据点刺所在部位，一般可以推测热在何脏。如舌尖生点刺，多为心火亢盛；舌中生点刺，多为胃肠热盛等。

观察点刺的颜色，还可以估计气血运行情况以及疾病的程度。如点刺鲜红为血热内盛，点刺绛紫为热盛而气血壅滞。

(5) 裂纹舌(彩图26、27)

【舌象特征】舌面上出现各种形状的裂纹、裂沟，深浅不一，多少不等，统称为裂纹舌。裂纹或裂沟中无舌苔覆盖者，多属病理性变化；如沟裂中有舌苔覆盖，则多见于先天性裂纹舌。

【临床意义】裂纹舌是由精血亏虚，或阴津耗损，舌体失养，舌面乳头萎缩或组织皲裂所致，是全身营养不良的一种表现。

舌色浅淡而有裂纹者，是血虚之候；舌色红绛而有裂纹者，则由热盛伤津，阴津耗损所致。

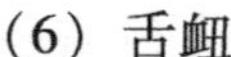

(6) 舌衄

【舌象特征】舌上有出血,称为舌衄。

【临床意义】多见于实热、虚热或气虚。

属实热者,一般多伴有舌体红肿,舌上出血较多,多为心脾积热,或肝火内盛;属虚热者,多与红绛、光剥、裂纹舌同见,舌上出血不多,舌体亦不肿大,多属虚火上炎;属气不摄血者,大多见舌上渗血,色淡红并有其他气虚症状,多属脾虚血失统摄。

(7) 舌疮

【舌象特征】舌上生溃疡,如粟米大小,散布于舌之上下,疮面凸起或凹陷。

【临床意义】初发者多与心脾热盛有关;反复发作者,多见于阴虚火旺。

此外,舌的形质还有重舌、舌痈、舌疔、舌疖、舌菌等异常,多属于舌的局部组织病变。

4. 舌的动态

舌体活动灵便,伸缩自如,为正常舌态,提示气血充盛,经脉通调,脏腑健旺。常见的病理舌态有舌体痿软、强硬、震颤、歪斜、吐弄和短缩等异常变化。

(1) 痿软舌

【舌象特征】舌体软弱,屈伸无力,不能随意伸缩回旋。

【临床意义】主阴虚,或气血两虚。

舌痿软而红绛少苔,多见于外感热病后期,邪热伤阴,或内伤久病,阴虚火旺。舌痿软而舌色枯白无华,多见于久病气血虚衰,全身情况较差的患者。

(2) 强硬舌

【舌象特征】舌体失其柔和,卷伸不利,或板硬强直,不能转动,亦称“舌强”。

【临床意义】多见于热入心包,或高热伤津,或风痰阻络。

舌强硬而色红绛,兼身热夜甚,神昏者,为热入心包;舌强硬而色红绛少津者,多见于热盛伤津;舌体强硬而舌苔厚腻者,多见于风痰阻络。

《千金要方》指出:“舌强不能言,病在脏腑。”说明舌强硬一般不是局部病变,而是关系到内脏的病变。

(3) 歪斜舌(彩图28)

【舌象特征】伸舌时舌体偏向一侧,称为歪斜舌。

【临床意义】多由肝风夹痰,或痰瘀阻滞经络而致。临床多见于中风或中风先兆。

(4) 颤动舌

【舌象特征】舌体不自主地颤动,动摇不宁者,称为舌颤动,亦称“舌战”。其轻者仅伸舌时颤动;重者不伸舌时亦抖颤难宁。

【临床意义】舌颤动是动风的表现之一。

凡气血虚衰,阴液亏损,舌失濡养,无力平稳伸展舌体,或热极动风,或阴虚动风等,均可以产生舌颤动。舌淡白而颤动者,多见于气血两虚;舌绛紫而颤动者,多见于热盛动风;舌红少苔而颤动者,多见于阴虚动风。

(5) 吐弄舌

【舌象特征】舌伸于口外,不即回缩者,称为吐舌;伸舌即回缩如蛇舐,或反复舐口唇四周，掉动不宁者，均称弄舌。

【临床意义】吐舌和弄舌一般都属心脾有热。病情危急时见吐舌，多为心气已绝。弄舌多为热甚动风的先兆。弄舌也可见于先天愚型患儿。

(6) 短缩舌

【舌象特征】舌体卷缩、紧缩，不能伸长，严重者舌不抵齿。舌短缩常与舌痿软并见。

【临床意义】多为病情危重的征象。舌短缩，色淡或青紫而湿润，多属气血虚衰，或寒凝筋脉。舌短缩，色红绛而干，多属热盛伤津。舌短而胖大苔厚腻，多属风痰阻络。

此外，先天性舌系带过短，亦可影响舌体伸出，称为绊舌。

5. 舌下络脉(彩图 29)

【舌象特征】舌下络脉是位于舌系带两侧纵行的舌下静脉，管径小于 2.7mm，长度不超过舌下肉阜至舌尖的三分之二，颜色为淡紫色。

【临床意义】望舌下络脉主要观察其长度、形态、颜色、粗细、舌下小血络等变化。

观察舌下络脉时，让患者张口，将舌体向上腭方向翘起，舌尖轻抵上腭，舌体保持自然松弛，舌下络脉充分显露。首先观察舌系带两侧的大络脉粗细、颜色，有无怒张、弯曲等改变。然后再查看周围细小络脉的颜色、形态以及有无紫暗的珠状结节和紫色血络。

舌下络脉的变化，有时会较舌色变化更为明显，因此，舌下络脉是分析气血盈亏及运行情况的重要依据。舌下络脉细而短，色淡红，周围小络脉不明显，舌色和舌下黏膜色偏淡者，多属气血不足。舌下络脉粗胀，或舌下络脉呈青紫、紫红、绛紫、紫黑色，或舌下细小络脉呈暗红色或紫色网状，或舌下络脉曲张如紫色珠子状大小不等的瘀血、结节等改变，均为瘀血的征象。

(二) 望舌苔

望舌苔包括苔质和苔色两方面。

1. 苔质　苔质即舌苔的质地、形态。主要观察舌苔的薄厚、润燥、腻腐、剥落等方面的改变。

(1) 薄厚苔

【舌象特征】透过舌苔能隐隐见到舌体的苔称为薄苔，又称见底苔(彩图 30)；透过舌苔不能见到舌体之苔称为厚苔，又称不见底苔(彩图 31)。所以，“见底”“不见底”是衡量舌苔薄厚的标准。

【临床意义】舌苔的薄厚变化，主要反映邪正的盛衰。薄苔提示胃有生发之气，或病邪轻浅；厚苔是由胃气夹湿浊邪气熏蒸所致，主邪盛入里，或内有痰湿、食积。

辨舌苔薄厚可测邪气的深浅。疾病初起在表，病情轻浅，未伤胃气，舌苔亦无明显变化，可见到薄苔。舌苔厚或舌中、舌根部尤著者，多提示胃肠内有宿食，或痰浊停滞，主病位在里，病情较重。

舌苔由薄变厚，提示邪气渐盛，为病进；舌苔由厚渐化，舌上复生薄白新苔，提示正气胜邪，为病退的征象。舌苔的薄厚转化，一般是渐变的过程，如薄苔突然增厚，提示邪气极盛，迅速入里；厚苔骤然消退，舌上无新生薄苔，为正不胜邪，或胃气暴绝。

(2) 润燥苔

【舌象特征】舌苔干湿适中，不滑不燥，称为润苔(彩图32)；舌面水分过多，伸舌欲滴，扪之湿滑，称为滑苔(彩图33)；舌苔干燥，扪之无津，甚则舌苔干裂，称为燥苔(彩图34)；苔质颗粒粗糙，扪之糙手，称为糙苔(彩图35)。

【临床意义】舌苔润燥主要反映体内津液盈亏和输布情况。

润苔是正常舌苔的表现之一，疾病过程中见润苔，提示体内津液未伤，如风寒表证、湿证初起、食滞、瘀血等均可见润苔。

滑苔为水湿之邪内聚的表现，主寒、主湿。如脾阳不振，寒湿内生，或痰饮内停等证，都可出现滑苔。

燥苔提示体内津液已伤。如高热、大汗、吐泻后，或过服温燥药物等，导致津液不足，舌苔失于滋润而干燥。亦有因痰饮、水湿内阻，津不上承，苔失濡润而见燥苔者，为津失输布的征象。

糙苔可由燥苔进一步发展而成。舌苔干结粗糙，津液全无，多见于热盛伤津之重症；苔质粗糙而不干者，多为秽浊之邪盘踞中焦。

舌苔由润变燥，主热重津伤，或津失输布；反之舌苔由燥转润，主热退津复，或饮邪始化。

(3) 腻腐苔

【舌象特征】苔质颗粒细腻致密，融合成片，中间厚周边薄，紧贴于舌面，揩之不去，刮之不易脱落者，称为腻苔(彩图36)。舌苔腻而垢浊者，称为垢腻苔(彩图37)；腻苔上罩有一层白色或透明的稠厚黏液者，称为黏腻苔(彩图38)；腻苔湿润滑利者，称为滑腻苔(彩图39)；腻苔干燥少津，称为燥腻苔(彩图40)。以上均具有苔质细腻板滞，苔根牢着，不易脱落的特点。

苔质颗粒较粗大而根底松浮，如豆腐渣堆铺于舌面，边中皆厚，揩之可去者，称为腐苔(彩图41)。如苔上黏厚一层有如疮脓，则称脓腐苔。

舌上生糜点如饭粒，或满舌白糜形似凝乳，甚则蔓延至舌下或口腔其他部位，揩之可去，旋即复生，揩去之处舌面多光剥无苔，称之为霉苔，亦称为霉腐苔。

【临床意义】察舌苔的腐腻可知阳气与湿浊的消长。

腻苔主湿浊、痰饮、食积，多由湿浊内蕴、阳气被遏所致。舌苔薄腻或腻而不板滞者，多为食积，或脾虚湿困，阻滞气机。舌苔腻而滑者，为痰浊、寒湿内阻，阳气被遏。舌苔厚腻如积粉者，多为时邪夹湿，自里而发。舌苔厚而黏腻者，是脾胃湿浊之邪上泛所致。

腐苔多因食积、痰湿浊邪上泛，阳热有余而形成，一般为邪热有余，蒸腾胃中秽浊之邪上泛，聚积于舌，而久病则为胃气匮乏，不能续生新苔，已有之苔不能与胃气相通，渐渐脱离舌体，浮于舌面而成。

(4) 剥苔

【舌象特征】舌苔全部或部分剥落，剥落处光滑无苔者，称为剥苔。

根据舌苔剥落的部位和范围大小不同，临床又分为以下几种：舌前部苔剥落者，称前剥苔(彩图42)；舌中部苔剥落者，称中剥苔(彩图43)；舌根部苔剥落者，称根剥苔(彩图44)；舌苔多处剥落，舌面仅斑驳片存少量舌苔者，称花剥苔(彩图45)；舌苔剥落殆尽，舌面光滑如镜者,称为镜面舌(彩图46),是剥苔最严重的一种。舌苔大片剥落,边缘突起,界限清楚,剥落部位时时转移者,称为地图舌(彩图47)。舌苔剥落处,舌面不光滑,仍有新生苔质颗粒或乳头可见者,称类剥苔(彩图48)。

【临床意义】一般主胃气匮乏,胃阴枯涸,或气血两虚,亦是全身虚弱的一种征象。

舌红苔剥多为阴虚;舌淡苔剥或类剥苔多为血虚,或气血两虚;舌红见类剥苔或花剥苔多属气阴两虚。

镜面舌多见于重病阶段。镜面舌色红者,为胃阴干涸,胃无生发之气;舌色㿠白如镜,毫无血色者,主营血大亏,阳气将脱,病危难治。

舌苔部分剥落,未剥落处仍有腻苔或滑苔者,多为正气已虚,湿浊之邪未化,病情较为复杂。

剥苔的范围大小,往往与气阴不足或气血亏损的程度有关。剥苔部位有时与舌面脏腑分部相应。如舌苔前剥,多为心肺阴虚;舌苔中剥,多为胃阴不足;舌苔根剥,多为肾阴亏虚。

观察舌苔有无、消长及剥落变化,不仅能测知胃气、胃阴的存亡,亦可反映邪正盛衰,判断疾病的预后。如舌苔从全到剥,是正气渐衰的表现;舌苔剥落后,复生薄白之苔,乃邪去正胜,胃气渐复的佳兆。

辨舌苔的剥落还应与先天性剥苔加以区别。先天性剥苔是生来就有的剥苔,其部位常在舌面中央人字沟之前,呈菱形,多因先天发育不良所致。

(5) 辨有根、无根

【舌象特征】舌苔坚实,紧贴舌面,刮之难去,为有根苔;舌苔不着实,苔厚松浮于舌面,刮之即去,舌面光滑,舌苔不易复生者,为无根苔。

【临床意义】主胃气的有无。有根苔是胃有生发之气的征象,无根苔则提示胃气衰败,胃无生发之气。

有根的厚苔,虽为邪气较盛,但亦反映正气未衰。无根苔不论厚薄,由于舌上没有续生的新苔,说明胃气不能上承于舌面,正气衰竭。

有根之苔因苔质不同,其辨证意义也不同。《医门棒喝》曰:“有根之苔,又当分其厚、薄、松、实。厚者,邪重;薄者,邪轻;松者,胃气疏通;实者,胃气闭结也。”可见根据苔之厚薄,可以辨病邪轻重;根据苔质疏松或板滞,可以辨胃中阳气的功能。

2. 苔色　苔色的变化主要有白苔、黄苔、灰黑苔三类,临床上可单独出现,也可相兼出现。

(1) 白苔

【舌象特征】白苔有薄厚之分。舌上分布薄薄的一层白色舌苔,透过舌苔可以看到舌体者,是薄白苔(彩图49);苔色呈白色,舌体被舌苔遮盖而不透出者,是白厚苔(彩图50)。白苔是最常见的苔色,其他各色舌苔均可由白苔转化而成。

【临床意义】主寒证。薄白苔亦为正常舌苔的表现之一。

舌苔薄白而润,可为正常舌象,或为表证初起,或是里证病轻,或是阳虚内寒。薄白而干,常见于风热表证。薄白而滑,多为外感寒湿,或脾阳不振,水湿内停。

白厚腻苔(彩图51)者,多为湿浊内困,阳气不得伸展,或为阳气虚衰,痰饮内停所致,亦可见于食积、痰饮内停，尚未化热之时。白厚腻滑（彩图 52）者，多见于脾阳不振，寒湿、痰饮停聚。白厚腻干（彩图 53）者，多为湿浊、痰饮停聚于中，津气不得宣化之象。

白苔并不局限于寒证，正如《舌鉴辨正》谓："白舌（苔）为寒，表者有之，而虚者、热者、实者也有之。"如积粉苔（彩图 54），苔白如积粉，扪之不燥者，常见于外感温热病，秽浊湿邪与热毒相结；苔白而燥裂，扪之粗糙，提示燥热伤津。

(2) 黄苔

【舌象特征】舌苔颜色发黄者，为黄苔。黄苔有淡黄、深黄和焦黄苔之别。淡黄苔又称微黄苔（彩图 55），是在薄白苔上出现的浅黄色，多由薄白苔转化而来；深黄苔又称正黄苔，苔色黄而略深厚（彩图 56）；焦黄苔又称老黄苔，是正黄色中夹有灰褐色苔（彩图 57）。黄苔多与红绛舌同见。黄苔还有厚薄、润燥、腻腐等苔质变化。

【临床意义】黄苔主热证。

苔色愈黄，提示邪热愈甚。淡黄苔为热轻，深黄苔为热重，焦黄苔为热极。

薄黄苔示邪热未甚，多见于风热表证，或风寒入里化热。黄白相兼苔，是外感表证处于入里化热、表里相兼阶段的表现，故《伤寒指掌》曰："但看舌苔带一分白，病亦带一分表，必纯黄无白，邪方离表入里。"

苔黄而质腻者，称黄腻苔（彩图 58），主湿热蕴结，痰饮化热等。黄而黏腻苔，为痰湿或湿浊与邪热胶结之象。

苔淡黄而润滑多津者，称黄滑苔（彩图 59），多为阳虚寒湿之体，痰饮聚久化热；或是气血亏虚者，感受湿热之邪。

苔黄而干燥，甚至苔干而硬，颗粒粗松，望之如砂石，扪之糙手者，称黄糙苔；苔黄而干涩，中有裂纹如花瓣形，称黄瓣苔；甚者苔焦黄、焦黑，或黄黑相兼，均主邪热伤津，燥结腑实之证。

(3) 灰黑苔（彩图 60）

【舌象特征】灰苔与黑苔同类，灰苔即浅黑苔。灰黑苔多由白苔或黄苔转化而成，其中苔质润燥是鉴别灰黑苔寒热属性的重要指征。

【临床意义】多见于邪热炽盛，或阴寒内盛，或痰湿久郁等。

一般来说，苔色深浅与疾病程度相应。黑苔多在疾病持续一定时日，发展到相当程度后才出现。故灰黑苔主里热或里寒的重症。

若白腻苔日久不化，并出现灰黑苔，称白腻灰黑苔（彩图 61），常伴舌面湿润，舌质淡白胖嫩者，多为阳虚寒湿，痰饮内停。黄腻灰黑苔（彩图 62），多为湿热久蕴。

苔焦黑干燥，舌质干裂起刺（彩图 63）者，不论病起外感或内伤，均为热极津枯之证。

苔黄赤兼黑者名为霉酱苔，常由胃肠先有宿食湿浊，积久化热，熏蒸秽浊上泛舌面而成，也可见于血瘀气滞，或湿热夹痰的病证。

六、舌象分析要点

学习舌诊，不仅要掌握观察舌象的方法，熟悉舌质和舌苔的变化特征，而且要学会对复杂多变的舌象进行全面分析，透过现象看本质，充分认识舌象变化所提示的辨证意义。分析舌象要注意以下要点：

（一）辨神气、胃气之盛衰

舌的神气盛衰，主要表现于舌体的荣枯和灵动方面。舌色红活鲜明，舌质滋润有光泽，舌体运动自如，为有神气；舌色晦暗枯涩，活动不灵，为无神气。

胃气的盛衰，在舌象上主要表现于舌苔的生长情况。舌苔薄白均匀，或舌苔虽厚，刮之舌面仍有苔迹，或厚苔渐脱，舌上又生新苔，为有胃气；舌苔似有似无，或舌苔浮而无根，刮之即去，舌面光净无苔，为胃气已衰。

舌象表现有神气、胃气者，提示正气未衰，病情较轻，或虽病重但预后良好；舌象表现无神气、胃气者，多提示正气已衰，病情较重，预后较差。

（二）舌质与舌苔的综合分析

舌质和舌苔的变化所反映的生理病理意义各有所侧重。一般认为，舌质的变化主要反映脏腑的盛衰和气血的盈亏，舌苔的变化主要与感受病邪和病证性质有关。所以，观舌质可以了解脏腑虚实、气血盛衰；察舌苔重在辨病邪性质、邪正消长。

在临床诊病时，不仅要分别掌握舌质、舌苔的基本变化及其主病，还应注意舌质和舌苔之间的相互关系，将舌质和舌苔结合起来，进行综合分析。

1. 舌苔或舌质单方面异常　一般无论病之久暂，意味着病情尚属单纯。如淡红舌而伴有干、厚、腻、滑、剥等苔质变化，或苔色出现黄、灰、黑等异常时，主要提示病邪性质、病程长短、病位深浅及病邪盛衰和消长等方面情况，但正气尚未明显损伤。舌苔薄白而出现舌质老嫩，舌体胖瘦，或舌色红绛、淡白、青紫等变化时，主要反映脏腑功能的强弱，或气血津液的盈亏以及运行的畅滞，或为病邪损及营血的程度等。

2. 舌苔和舌质变化一致　提示病机相同，病变比较单纯。例如舌质红，舌苔黄而干燥，主实热证；舌体淡嫩，舌苔白润，主虚寒证；舌体红绛而有裂纹，舌苔焦黄干燥，多主热极伤津；青紫舌与白腻苔并见，提示气血瘀阻，痰湿内阻等病理特征。

3. 舌苔和舌质变化不一致　提示病机不同，病变比较复杂。如淡白舌黄腻苔者，舌淡白主虚寒，而苔黄腻为湿热之象，系虚实夹杂、寒热错杂的证候。又如红绛舌白滑腻苔，在外感病提示营分有热，气分有湿；在内伤杂病则提示阴虚火旺，兼痰湿内阻。

（三）注意同类舌象的鉴别

同样的舌质和舌苔因兼症不同，可以有多种辨证意义。如短缩舌，兼舌苔厚腻者，常见于风痰阻络的中风病；兼舌质红绛干燥者，则多由热盛伤津所致。可见同类舌象因兼症不同，虚实寒热大相径庭，临证须细加鉴别。

（四）舌象的动态分析

在疾病发展过程中，舌象亦随之有相应变化，所以也要注意舌象的动态分析。如在外感病中，舌苔由薄变厚，表明邪由表入里；舌苔由白转黄，为病邪化热的征象；舌色转红，舌苔干燥为邪热充斥，气营两燔；舌苔剥落，舌质光红为热入营血，阴液已伤等。又如在内伤杂病中，中风患者舌色淡红，舌苔薄白，表示病情较轻，预后良好；如舌色由淡红转红，转暗红、红绛、紫暗，舌苔黄腻或焦黑，或舌下络脉怒张，表明风痰化热，瘀血阻滞。反之，舌色由暗红、紫暗转为淡红，舌苔渐化，多提示病情趋向好转。掌握舌象与疾病发展变化的关系，可以充分认识疾病不同阶段所发生的病理改变，为早期诊断、早期治疗提供重要依据。

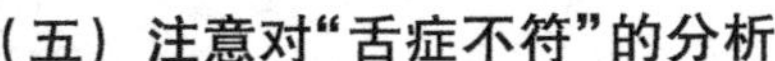

（五）注意对“舌症不符”的分析

在临床辨证中，有时会遇到一部分患者舌象与其他症状不一致的情况，需要综合分析其病机。常见者有以下几种：

1. 疾病出现寒热虚实真假时，舌与症不符。如真热假寒证，由于热邪太盛，格阴于外，故出现四肢厥冷的症状，但舌色红绛，舌苔黄燥、焦黑，并有尿赤，脉数有力，烦渴等症。这时舌红绛与四肢厥冷看似相反，实质上舌象反映了热证的一般特征，而四肢厥冷是由于“热深厥亦深”所致。舌象虽与四肢厥冷不符，但两者均反映了疾病的本质。

2. 旧病与新病夹杂而致舌症不符。如久病血虚的患者，在新感外邪而发热时，舌色不一定红；久病气阴两虚，舌光无苔的患者，虽有积滞，亦无厚苔可见。均是由于旧病影响，使舌象与新病不符。

3. 药物治疗的影响，造成舌象与病症不符。如外感温热病热入营血阶段，舌色当红绛，但由于采取了有关治疗措施（如降温、补液等），病虽入于营分，而出现高热、神昏等症，但舌色未发生相应变化。又如长期使用某些药物（如肾上腺皮质激素）可致舌红而胖大；或过用抗菌药物，常出现舌苔厚腻，兼见恶心、纳呆等症；或久服某些解痉镇痛药，可引起舌红而干等。

七、舌诊的临床意义

舌诊作为中医辨证不可缺少的客观依据，对临床辨证、立法、处方、用药，判断疾病转归，分析病情预后，都有十分重要的意义。正如《临症验舌法》所说：“凡内外杂症，亦无一不呈其形、著其色于舌，……据舌以分虚实，而虚实不爽焉；据舌以分阴阳，而阴阳不谬焉；据舌以分脏腑、配主方，而脏腑不差、主方不误焉。危急疑难之顷，往往症无可参，脉无可按，而惟以舌为凭；妇女幼稚之病，往往闻之无息，问之无声，而惟有舌可验。”中医舌诊的临床意义主要有如下几个方面：

（一）判断邪正盛衰

正气盛衰能明显地反映于舌。如气血充盛则舌体红润；气血不足则舌色淡白。津液充足则舌质、舌苔滋润；津液不足则舌干苔燥。胃气旺盛则舌苔有根；胃气衰败则舌苔无根，或光剥无苔。气血运行正常则舌色红活鲜明；气滞血瘀则舌色青紫或舌下络脉怒张。脏腑功能失常亦常反映于舌，如脾失健运，湿邪困阻每见舌苔厚腻；肝风内动多有舌体震颤或歪斜；心脾积热则舌生疮疡，或见吐舌、弄舌等。

（二）区别病邪性质

不同的病邪致病，舌象特征亦各异。如外感风寒，苔多薄白；寒湿为病，苔多白腻；痰饮、湿浊、食滞，或外感秽浊之气，均可见舌苔厚腻；燥热为病，则舌红苔燥；瘀血内阻，则舌紫暗或有斑点等。

（三）分辨病位浅深

病邪侵犯人体不同部位，舌质、舌苔亦会出现相应的规律性变化。以外感温热病而言，其病位可划分为卫、气、营、血四个层次。邪在卫分，可见舌尖红，苔薄黄；邪入气分，则见舌红苔黄；邪入营分，可见舌绛少苔；邪入血分，可见舌绛紫，舌枯少苔或无苔。

（四）判断病势与预后

从舌象的转化可以推断病势进退。从舌苔上看，舌苔由白转黄，由黄转焦黑色，苔质由润转燥，均提示热邪加甚，津液被耗，病情加重；苔由黄转白，由燥变润，为邪热渐退，津液复生，病情减轻。若满舌厚腻苔突然剥落，舌光滑无苔，是邪盛正衰，胃气、胃阴暴绝的征象；舌苔突然增厚，是病邪急剧入里的表现，两者均为恶候。又如从舌体观察，舌色由淡红转为红、绛，甚至绛紫，或舌上起芒刺，是邪热深入营血，有伤阴、血瘀之势；舌色由淡红转为淡白、淡青紫，或舌胖嫩湿润，则为阳气受伤，阴寒渐盛。舌荣有神，舌面薄苔，舌态正常者为邪气未盛，正气未伤之象，预后较好。舌质枯晦，舌苔无根，舌态异常者为正气亏损，胃气衰败，病情多凶险。

八、危重舌象诊法

当病情发展到危重阶段时，可出现如猪腰舌、干荔舌等危重舌象，多提示脏腑阴阳气血精津枯竭，病情凶险，预后不良，多属难治，故常被古人称为"死证""绝证"。危重舌象往往多以舌质异常为主要表现。周学海《形色外诊简摩·舌质舌苔辨》中说："舌质有变，全属血分与五脏之事。……故舌苔无论何色，皆属易治；舌质既变，即当察其色之死活。活者，细察柢里，隐隐犹见红活，此不过血气之有阻滞，非脏气之败坏也。死者，柢里全变，干晦枯萎，毫无生气，是脏气不至矣，所谓真脏之色也。"危重舌象虽属难治，但也并非绝对，仍要四诊合参，全面分析。

常见危重舌象主要表现如下：

（1）舌色暗红，光绛如镜面，或如去膜猪腰者，多属热病伤阴，胃气将绝。

（2）舌质粗糙有刺，干枯燥裂，有如鲨鱼皮，是津液枯竭的危象。

（3）舌体敛缩如荔枝干肉，干而无津，是热极津枯的重症。

（4）舌本干晦如猪肝色，或舌色红如柿色，为气血败坏的危候。

（5）舌体短缩伴有阴囊缩入，是肝气将绝的危候。

（6）舌色紫绛带黑，为肾气将绝的危候。

（7）舌起白花如雪花片状，是脾气将绝的危候。

第四节　望 排 出 物

望排出物是指观察患者的分泌物、排泄物及所排出的病理产物，了解相关脏腑的病变及邪气性质，以诊察疾病的方法。

排出物是分泌物、排泄物及排出的病理产物的总称。分泌物是人体各官窍所分泌的液体，具有濡润官窍等作用，如涎、唾、涕、泪等；排泄物是人体排出的代谢产物，如大便、小便等；此外，痰、呕吐物等人体所排出的病理产物，也属于排出物。所有排出物都是各有关脏腑生理或病理活动的产物，与脏腑功能密切相关。当脏腑发生病变时，排出物的形、色、质、量就会发生相应的异常改变，因此，观察排出物，可反映脏腑盛衰及所感邪气的性质。

望排出物诊断病情的总规律是：凡色白、清稀者，多属虚证、寒证；凡色黄、黏稠者，多属实证、热证。

一、望痰涎唾

望痰涎唾是通过观察其形、色、质、量的变化以诊察疾病的方法。

(一) 望痰

痰为体内水液代谢失常所形成的一种病理产物,是肺和气道排出的黏液。观察痰的形、色、质、量,可辨脏腑的病变和病邪的性质。

痰黄黏稠,坚而成块者,多属热痰,因热邪内盛,煎熬津液,炼液成痰。

痰白清稀者,多属寒痰,因寒邪伤阳,津凝不化,或脾失健运,湿聚为痰。

痰色白,清稀而多泡沫者,多属风痰,多因外感风寒,肺失宣肃,津停成痰。

痰白滑量多,易咯出者,多属湿痰,因脾虚不运,水湿内停,聚而为痰。

痰少而黏,难于咯出者,多属燥痰,因燥邪犯肺,耗伤肺津,或肺阴亏虚,虚火内生,烁津为痰。

吐痰形如败絮,色如煤炱,或黏稠如胶,则为老痰,因火邪熏于上焦,津液凝而为痰,积年累月而成老痰。

痰中带血,色鲜红者,为咳(咯)血,多因肺阴亏虚,阴虚火旺,或肝火犯肺,火热灼伤肺络,或痰热、邪毒壅肺,肺络受伤所致。

咯吐脓血痰,气味腥臭者,为肺痈,因热毒壅肺,化腐成脓所致。

(二) 望涎

涎是从口腔分泌的清稀黏液,具有濡润口腔、促进消化和协助进食的作用。涎为脾之液,望涎主要是诊察脾与胃的病变。

口流清涎,量多淋漓者,多属脾胃虚寒,因脾胃虚弱,气不摄津所致。

口中吐涎黏稠者,多属脾胃湿热,因湿热困阻,脾失运化,湿浊上犯所致。

小儿口角流涎,涎渍颐下,称为滞颐,因脾虚不能摄津,或胃热虫积所致。

或口角流涎不止,可见于中风或中风后遗症。

睡中流涎而不自知者,多为宿食积滞,或胃中有热,或痰热内蕴所致。

(三) 望唾

唾是从口腔吐出的稠滞带泡沫的黏液。唾为肾之液,也与胃相关,故察唾液可诊肾、脾胃相关的病变。

口中多唾,多为食积,或湿滞,唾液随胃气上逆所致。

频频吐唾不自主者,多为胃寒,或肾阳虚,水液失于温化,上泛于口所致。

二、望呕吐物

望呕吐物是通过观察呕吐物的形、质、性状,以诊察疾病的方法。

呕吐物是指由口中吐出的胃内容物,外感内伤皆可引起。呕吐是胃气上逆所致。通过观察呕吐物的形、色、质、量,可了解胃气上逆的病因及病性的寒热虚实。

呕吐物清稀无酸臭味,多为胃寒呕吐(寒呕),因胃阳不足,腐熟无力,或寒邪犯胃,损伤胃阳,胃失和降所致。

呕吐物秽浊有酸臭味,多为胃热呕吐(热呕),因邪热犯胃,或胃有积热,胃失和降所致。

呕吐物气味酸腐,夹杂未消化的食物,多为食积所致的伤食呕吐,因暴饮暴食,食积胃脘,胃气上逆所致。

呕吐黄绿色苦水,多属肝胆湿热或郁热,横逆犯胃,热迫胆汁上溢,胃失和降所致。

呕吐清水痰涎,伴口干不欲饮,胃中有振水声,多属痰饮,因脾失健运,水饮内停于胃,胃失和降所致。

呕吐鲜血,夹杂食物残渣者,多属胃有积热,或肝火犯胃,或阴虚火旺,热伤胃络,络破血溢所致。呕吐物夹杂紫暗血块者,多属胃腑血瘀,胃气上逆所致。

三、望二便

望二便是通过观察大小便的性状、颜色、便量以诊察疾病的方法。二便是人体脾胃运化后代谢的产物,望二便可察知脾胃及机体代谢功能的情况,也是判断疾病寒热虚实的重要依据。

(一)望大便

正常的大便色黄质软成形,干湿适中,呈圆柱状或条状。

大便清稀如水样,多属寒湿泄泻,为外感寒湿,或饮食生冷,脾失健运,清浊不分所致。

大便黄褐如糜而臭,多属湿热泄泻,为外感暑湿,或湿热内蕴,伤及胃肠,大肠传导失常所致。

大便溏薄,完谷不化,或如鸭溏,多属脾虚泄泻或肾虚泄泻,因脾阳亏虚,运化失职,或肾阳亏虚,火不暖土所致。

大便夹杂黏冻、脓血,多为痢疾,因湿热蕴结大肠,肠络受损,大肠传导失职所致。

大便色灰白呈陶土色,溏结不调,多见于黄疸,为肝失疏泄,胆汁外溢所致。

大便燥结,排出困难,甚至干如羊屎,为便秘,多属肠燥津亏,因热盛伤津,或素体阴血亏虚,或大肠液亏,肠失濡润,传导不利所致。

大便出血,称为便血,指排便带血,或先便后血,或先血后便,或血与大便相杂而下,或便纯血。便血色鲜红或深红,为近血,病位多在大肠与肛门,因风热灼伤肠络所致。便血色褐黑甚至色黑如柏油样者,为远血,病位多在脾胃,因胃肠热盛,迫血妄行,或脾不统血所致。

(二)望小便

正常的小便色淡黄,清净而不混浊,随季节变化而有所不同,夏天汗多尿少,色较黄;冬天汗少尿多,色较清。

小便清长量多,多属虚寒证,因阳虚则气不化津,水津下趋膀胱,故小便清长量多。

小便短黄,多属实热证,因热盛伤津,或汗、吐、下、利等伤津所致。

尿中带血,见于尿血、血淋,多因热伤血络,或阴虚火旺,或湿热蕴结膀胱,或脾肾不固,或结石损伤血络所致。

尿中有砂石,见于石淋,多因湿热蕴结下焦,煎熬尿中杂质,久而结为砂石。

小便混浊如米泔水,或滑腻如脂膏,见于尿浊、膏淋,多因脾肾亏虚,清浊不分,或湿热下注,气化不利,不能制约脂液下流所致。

小　结

望诊包括全身望诊、局部望诊和望排出物。

全身望诊包括神、色、形、态四个方面。望神主要从眼神、神情、气色、体态四个方面进行，尤以望眼神为重点，可以了解精气的盛衰、判断病情的轻重和预后，神的表现形式主要有得神、少神、失神、假神和神乱五种。望色可判断气血盛衰、分辨病邪性质、确定病变部位、预测疾病转归，其中青色主寒证、痛证、气滞、血瘀证和惊风，赤色主热证、戴阳证，黄色主脾虚、湿证，白色主虚证、寒证、失血证，黑色主寒证、痛证、血瘀证、肾虚和水饮。望形主要观察患者形体的强弱、胖瘦、体质形态和其他异常表现。体胖能食，属形盛有余；体胖食少，为形盛气虚；体瘦食多，属中焦有火；体瘦食少，属中气虚弱。望态主要观察患者的动静姿态和肢体的异常动作。应熟悉、掌握相关内容及临床意义。

熟悉、掌握局部望诊如望头面、五官、躯体、四肢、二阴、皮肤等的内容及临床意义。舌象的变化能客观反映正气盛衰、病邪深浅、病邪性质、病势进退，应掌握舌诊的相关内容及意义。熟悉望排出物诊断疾病的总规律及痰涎唾、呕吐物、大便、小便等的临床意义。一般来说，凡色白、质清稀者，多属虚证、寒证；凡色黄、质黏稠者，多属实证、热证。小儿食指络脉诊断病证的要领为：三关测轻重，浮沉分表里，色泽辨病性，淡滞定虚实。

复习思考题

1. 如何鉴别假神与疾病恢复状态？
2. 辨面色之善恶有何临床意义？
3. 虚证常见哪些面色？主痛证的面色又有哪些？
4. 如何根据患者的坐、卧、立、行姿态，判断病性的阴阳寒热虚实？
5. 小儿囟门的异常表现有哪些？各有何意义？
6. 如何根据鼻的色泽异常分析病证的变化？
7. 望咽喉可以诊察哪些脏腑的病变？
8. 怎样辨别斑与疹？
9. 如何根据痰液的变化判断病邪的性质？
10. 试述病理小儿食指络脉的辨别要领。
11. 举例说明舌诊的临床意义。
12. 试述舌苔厚薄变化的临床意义。
13. 试述舌象分析的要点。
14. 如何从望诊的角度分析呕吐物变化情况？

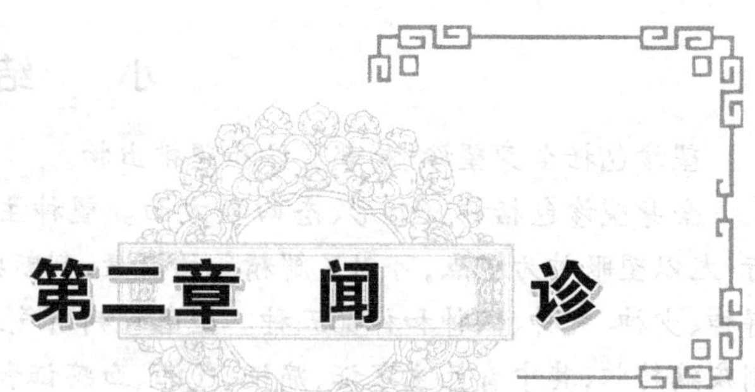

第二章　闻　诊

闻诊是医生通过听声音和嗅气味以诊察疾病的方法。

闻诊包括听声音、嗅气味两个方面。听声音指听患者的声音、呼吸、语言、咳嗽、呕吐、呃逆、嗳气、鼻鼾、喷嚏、呵欠、太息、肠鸣等各种声响。嗅气味指嗅患者所发出的各种异常气味及排出物和病室的气味。听声音、嗅气味之所以能够判断疾病，主要是人体各种声音和气味的变化，是脏腑生理活动和病理变化产生的。

病变时的声音、气味并不总是显而易见的，常需细心观察，才能识别。诊察时应注意两个方面：将患者声音、气味与其周围人群的声音、气味相比较；同时与其自身往常的声音、气味进行比较。由于遗传、种族、季节、时辰、地理环境、饮酒、情绪等因素的影响，声音、气味也有相应变化，均非疾病所致，应注意鉴别。

第一节　听　声　音

声音是人体生命活动的外在征象之一，可反映脏腑功能活动和气血津液的盛衰。声音的发出，不仅是喉、舌、齿、唇、鼻等局部器官协调活动，共同发挥作用的结果，而且与肺肾脾肝心诸脏密切相关。肺主气，司呼吸，气动则有声，故肺为发声的动力；肾主纳气，为气之根，必由肾间动气上出于舌而后能发出声音；脾主运化，为气血生化之源；肝主疏泄，可调畅气机；心主神志，语言发声受心神之主宰等，均与发声有关。因而，无论外感抑或内伤，当引起脏腑功能失常或发音器官产生病变时，均会造成声音之异常。因此可借声音变化来判断局部或内在脏腑的病变。

一、正常声音

健康人在安静状态下，常无声音发出，或仅有轻微的呼吸之声。由于性别、年龄、身体等形质禀赋之不同，声音亦有差别。男性多声低而浊，女性多声高而清，儿童则声音尖利清脆，老人则声音浑厚低沉。此外，声音还受其他因素如情绪、职业等的影响，如生气时发声忿厉而急，悲哀则发声悲惨而断续，长期在嘈杂的环境下工作，说话声音常高亢有力。这些变化均属于正常范围。

二、病变声音

病变声音指疾病反映于声音上的变化,表现为患者语声异常或其他异常的声音。听声音主要诊察患者的语言、呼吸、咳嗽、呕吐、呃逆、嗳气等声音的高低、强弱、清浊、缓急等变化。

一般来说,起病急,病程短,声音高亢有力,语声连续者,多属阳证、实证、热证;起病缓,病程长,声音低微无力,语声断续者,多属阴证、虚证、寒证。

(一)语声

语声的改变主要指语声高低、语调改变、音哑或失音等,可反映正气的盛衰、病邪的性质和病情的轻重。

1. 语声语调改变 语声高亢有力,声音连续,前轻后重者,多属实证、热证。语声低微,气短懒言,声音断续,前重后轻者,多属虚证、寒证。语声极弱,气短不续,欲言而无力复言者,是宗气大虚之征。声音重浊,多为外邪袭表,或湿邪内困,肺气不宣,鼻窍不利所致。

2. 音哑或失音 音哑为声音嘶哑,失音为完全不能发音。新病音哑或失音,多因外感风寒、风热,或痰湿内蕴,致肺气不宣,清肃失司所致,属于实证,古人喻为“金实不鸣”。久病音哑或失音,多因肺肾阴亏,精不上承所致,属于虚证,即所谓“金破不鸣”。若久病重病而声音突然嘶哑,为肺气将绝。

在情绪发生变化之时,也可突然发生失音,而喉部检查无异常者,多见于脏躁。若出现持续性声音嘶哑,并逐渐加重者,应及时检查咽喉有无肿瘤。

妊娠晚期,孕妇出现音哑或失音者,称为“子瘖”。属生理现象,系胞胎渐长,压迫肾之脉络,使肾精不能上荣于咽喉所致,产后可自愈。

此外,应注意失音与失语是两个不同的症状。失音是声音不能发出,失语是不能言语。失语多见于中风病。

3. 呻吟 指患者身体不适时所发出的低哼声或像叹气的声音。可见于疼痛,或肾虚。

4. 惊呼 指患者突然发出惊叫声。小儿高热惊风,常见阵发性惊叫。痫病发作时,口中发声似猪羊鸣叫,多因肝风夹痰上逆所致。

(二)语言

语言的辨别,主要是判断患者语言的表达与应答能力有无异常和吐字是否清晰。“言为心声”,语言反映人的神明活动,多与心神有关。病态语言包括谵语、郑声、错语、独语、狂言等,均属语言错乱,为心主神明功能失常的表现,多由热扰心神、心气大伤、痰迷心窍或痰火扰心等所致。

1. 谵语 指神识不清,语无伦次,声高有力,烦躁多言。属热扰心神之实证,可见于温病邪入心包,或伤寒阳明腑实证。

2. 郑声 指神识不清,语多重复,时断时续,声音细微。属心气大伤,精神散乱之虚证。

3. 错语 指语言表达经常出错,但错后自知。多因气血不足,心神失养,或肾精不足,髓海空虚所致。

4. 独语 指自言自语,喃喃不休,见人则止。多因气血不足,心神失养,或气郁生痰,痰蒙心窍所致,可见于癫病、郁病。

5. 狂言 指精神错乱,语无伦次,笑骂狂言,不避亲疏,登高而歌,弃衣而走。多因情志不遂,气郁化火,痰火扰神所致,可见于狂病或伤寒蓄血证。

6. 言謇　指神志清楚,但吐字含混不清或困难,可兼有半身不遂,口眼㖞斜等。多因风痰阻络所致,常见于中风先兆或中风。

(三) 呼吸

病态呼吸的观察,主要辨析呼吸之强弱、缓急、粗细、清浊。肺为气之主,肾为气之根,故呼吸与肺肾两脏关系最为密切,亦与其他脏腑有关。呼吸气粗、气急,多属实证、热证;呼吸气微、缓慢,多属虚证、寒证。病理性呼吸声音还有气喘、哮鸣、少气、短气等征象。

1. 喘　指呼吸困难,呼吸短促急迫,甚则张口抬肩,鼻翼扇动,难以平卧。喘有虚实之分。实喘者发病急骤,气粗声高息涌,惟以呼出为快,形体较壮实,脉实有力。多因外邪袭肺,或痰热郁肺,气道不利所致。虚喘者发病徐缓,病程较长,喘声低微,息短不续,动则加剧,但以引长一息为快,形体虚弱,脉虚无力。多因肺气虚,或久病及肾,气失摄纳所致。

2. 哮　指呼吸急促,喉中痰鸣如哨或如水鸡声,甚则端坐呼吸,不能平卧。多反复发作,不易痊愈。多因宿痰内伏,复感外邪所引发。患者往往因季节转换或过食酸咸生冷等突然复发,发作前常有如鼻痒、咽痒、胸闷、咳嗽等先兆症状。

哮与喘均为呼吸困难的表现,但哮不同于喘。喘以呼吸气促困难为特征,而哮以喉有痰鸣或如水鸡声为特征。哮必兼喘,但喘不兼哮。

3. 少气　指呼吸微弱,语声低微无力。多因体质虚弱,或久病肺肾气虚所致。

4. 短气　指呼吸短促,不相接续,似喘而不抬肩,气急而无痰声。短气有虚实之分,虚以肺气不足为多;实为痰饮、气滞、血瘀等蕴阻于肺所致。短气属虚者必兼少气。

(四) 咳嗽

指肺失肃降,肺气上逆所产生的一种症状。有声无痰谓之咳,有痰无声谓之嗽,有痰有声谓之咳嗽。咳嗽多见于肺脏疾患,但亦与其他脏腑病变有关。《素问·咳论》指出:"五脏六腑皆令人咳,非独肺也"。外感内伤皆可引起咳嗽。听咳嗽声音,结合痰之量、色、质、味等兼症,可辨病证之寒热虚实。

咳嗽声音重浊,伴鼻塞流清涕,恶寒无汗,属实证,多为风寒犯肺。

咳声低微,少气者,属虚证,多为肺气虚。

咳声重浊不扬,痰多、色白而黏,易于咯出,多属痰湿蕴肺。

干咳声短、清脆,无痰或痰少而黏,咽干,多为燥邪犯肺或肺阴虚。

咳声不扬,痰稠色黄,不易咳出,多属邪热犯肺。

某些咳嗽声音异常,具有特殊的诊断意义。如咳嗽阵发,连声不断,咳止时带吸气吼声如鹭鸶叫声,是顿咳,又名"百日咳"。因外感时邪,与伏痰搏结,阻遏气道,肺失清肃所致,是儿童易患的传染病。咳声如犬吠,吸气困难,喉部肿胀,见有白色伪膜,此为白喉,是疫毒时邪,壅阻喉部,气道不畅所致,病情凶险。

(五) 呕吐

指胃失和降,胃内容物(饮食、痰涎)上逆,经口而出的症状。呕指有声有物,吐指有物无声,有声无物称干呕。一般统称为呕吐。引起呕吐的原因很多,有生理性和病理性之区别。如妇女受孕后,出现妊娠反应,多于晨间或闻到刺激性气味时发生恶心呕吐,不属病理变化。临床上可根据呕吐声音的强弱和吐势的缓急,以辨别疾病的寒热虚实。

吐势徐缓,声低无力,呕吐物清稀者,多属虚寒证。常因脾胃阳虚,胃失和降,胃气上逆所致。

吐势较猛,声高有力,呕吐物呈黏痰黄水,或酸或苦者,多属实热证。常因邪热犯胃,胃气上逆所致。

呕吐呈喷射状,提示邪热入营,扰乱神明,或见于脑部外伤者,病情危重。

泛恶欲吐与头胀痛并见,多见于肝阳上亢较重者。

呕吐痰涎,兼见头晕目眩,脘闷,心悸者,多属痰饮内阻。

呕吐酸腐,嗳气厌食,脘腹胀满者,为饮食停滞。

恶心呕吐,兼发热、胁肋胀痛、目黄,多见于肝胆湿热。

突然呕吐,伴发热恶寒,胸脘满闷者,多属外邪犯胃。

朝食暮吐或暮食朝吐,古称"胃反",多属脾胃阳虚。口干欲饮,饮后即吐,是水逆证,多因饮停于胃,胃失和降所致。上吐下泻,卒然发作者,为霍乱,因感受暑湿、寒湿秽浊之气及饮食不慎所致。

因食物中毒引起呕吐者,多兼有腹泻,常有集体发病的特点,需进一步了解饮食卫生状况。

(六) 呃逆

指胃气上逆,通过咽喉所发出的不由自主的冲击声,声短而频。俗称"打呃"。唐以前称"哕"。在疾病过程中发生呃逆,可根据呃声长短、高低和间歇时间不同,以辨别病证的寒热虚实,判断疾病的预后。

呃声高亢洪亮、有力,多见于实热证;呃声沉缓、有力,多见于实寒证。呃声低微无力,多见于脾胃阳虚;呃声急促少力,多见于胃阴不足。若久病呃逆不止,声低气怯无力,形瘦骨立,是胃气衰败的危候。此外,情志抑郁亦可发生频繁呃逆,甚则持续数日或数周,但入睡后呃逆可自行停止。

若偶因进食过快,或偶感风寒,或大笑等原因引起呃逆,无其他病史及兼症,一般为时短暂,大多能自行终止。

(七) 嗳气

指胃气上逆,胃中气体上冲,出于咽喉而发出的声音,声长而缓。古称"噫",俗称"打饱嗝"。正常人饮食之后,偶有嗳气,并非病态。临床根据嗳气声音高低和气味的不同,可判断病性之寒热虚实。

嗳气酸腐,脘腹胀痛,多是食滞胃脘。

嗳气频频发作,嗳声响亮,可随情绪变化而减轻或加剧,多属肝气犯胃。

嗳气声低,无酸腐气味,多属胃虚气逆。

(八) 鼻鼾

指熟睡或昏迷时鼻喉发出的异常呼吸声,俗称"打呼噜"。正常人特别是劳累后在熟睡时亦可闻鼾声,不属病态。

鼻鼾多见于形体肥胖及鼻咽部疾患之人,可伴有短暂的间歇性呼吸停止,常为痰气交阻,息道不畅所致。

若在昏迷状态下鼾声不绝,可见于热入心包,或中风入脏之危候。

（九）喷嚏

喷嚏是由肺气上冲于鼻而发出的声音。临证应注意喷嚏的次数及有无兼症。若偶发喷嚏者，不属病态。若新病喷嚏，兼鼻塞流涕，恶寒身疼，多属表证。久病不愈，忽有喷嚏者，是阳气来复，为疾病向好之兆。反复发作的鼻痒、喷嚏、流清涕、鼻塞，多见于鼻鼽，常由肺气亏虚，卫表不固，风寒乘虚侵入，或吸入花粉、烟尘而引起。

（十）呵欠

指张口深吸气，微有响声的一种表现。因困倦而打呵欠者，不属病态。若不拘时间，呵欠频频，多见阴盛阳虚之证。呵欠频频不息，与情绪有关者，多见于肝郁气滞。老年人频繁呵欠者，多见于肾虚，应警惕发生中风。

（十一）叹息

指患者自觉胸中憋闷而长嘘气或发出响声，嘘后胸中舒畅的一种表现。古称"太息"。多为肝郁气滞，气机不畅所致，常在情绪郁闷时叹息；亦可见于心阳不足，宗气亏虚者。

（十二）肠鸣

肠鸣，亦称腹鸣。指腹中胃肠蠕动所产生的辘辘作响的声音。正常人一般难以直接闻及。声响较大者，患者或身旁之人即可听到。临床应注意肠鸣发生的频率、强度和音调等变化，以判断疾病的寒热虚实。

脘腹部水声辘辘，得温则减，受寒或饥饿时加重，是由中气不足，水饮停聚于胃肠所致。

肠鸣声响亮频急，脘腹痞满，大便泄泻者，多为寒湿或湿热客于胃肠。

肠鸣阵作，伴有腹痛欲泻，泻后痛减，胸胁满闷不舒者，为肝脾不调。

肠鸣稀少，持续3~5分钟才听到1次者，多提示肠道传导功能障碍。若肠鸣完全消失，腹胀满痛者，多属肠道气滞不通的重症。

第二节 嗅 气 味

嗅气味指嗅辨与疾病有关的气味，包括病体的气味、排出物气味以及病室的气味。正常人气血流畅，脏腑气血得水谷精微充养而能进行正常的新陈代谢，故不产生异常气味。若脏腑为病邪所困，气血运行不畅，脏腑功能失常，秽浊排除不利，可产生异常的气味。临床可通过诊察患者散发出的各种气味来判断病性的寒热虚实。一般来说，气味酸腐臭秽者，多属实热；无气味或微有腥臭者，多属虚寒。

一、病体、排出物气味

病体出现异常气味，与全身或局部病变有关，与分泌物、排泄物的异常变化也有关。

（一）口气

指从口中散发出的异常气味。正常人无异常口气散发。

口气明显或散发臭气，称为口臭。多为口腔不洁，或有龋齿，或消化不良，或胃热。

口气酸臭，兼胃脘胀闷者，多因宿食内停所致。

口气腥臭，咳吐脓血者，为肺痈。

呼气中带有血腥气，可因咯血或呕血。

服毒者呼气时，伴有毒物的气味（如有机磷农药中毒者，呼出蒜臭味），在急救时有重要

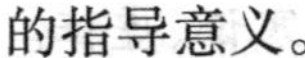

的指导意义。

（二）鼻、涕之气

鼻出臭气，流黄稠浊涕不止，多为鼻渊。

鼻流清涕无味，多属表寒证。

（三）汗气

指随汗出而散发出的气味。

周身有腥膻气味，多因持续汗出，久蕴于皮肤所致，常见于湿温、风湿、热病所致。

两侧腋下散发臊臭气味，出汗时加重，为狐臭病。多因湿热邪气郁于腋下所致。

（四）痰之气

正常情况下，人体排出少量的痰液，但通常无异常气味。

咳吐脓血痰，味腥臭，多为肺痈，为热毒炽盛所致。

咳痰清稀、无气味，多属寒证；咳痰黄稠、气味腥，多属热证。

（五）呕吐物之气

呕吐物清稀无臭味，多属胃寒；呕吐物酸腐臭秽难闻，多属胃热；呕吐物酸腐，夹杂未消化食物残渣，多为食积。呕吐物夹脓血腥臭者，多属胃痈。

（六）排泄物之气

大便臭秽难闻者，多为湿热证。大便溏泻，微有腥臭者，多为寒湿证。大便泄泻，臭如败卵，为伤食。

小便黄、腥臭者，多为膀胱湿热。小便量多色清、无臭者，多为虚寒证。尿甜并有烂苹果味，为消渴病。

带下色黄而秽臭，多为湿热下注。带下量多清稀而微腥，多为寒湿。带下奇臭，并见异常颜色，应警惕妇科癌症。

产后恶露臭秽者，多为湿热或湿毒下注。

二、病室气味

病室气味是由病体或患者排出物散发所形成。若气味充斥病室，说明病情危重，或病室通风不良。

病室臭气触人，多为瘟疫类疾病。

病室有尸臭气味，是脏腑败坏之征兆。

病室有血腥气味，患者多患失血症。

病室有尿臊气味，多见于水肿病晚期。

病室有烂苹果样气味，多见于消渴病晚期。

病室有蒜臭气味，多见于有机磷中毒。

小　结

闻诊包括听声音和嗅气味。

健康人因性别、年龄、身体等之不同，声音亦有差别。病态之声音，一般而言，语声高亢，重浊而粗，洪亮有力，烦躁多言，声音连续者，多属阳证、实证、热证；语声低微，细小低弱，懒言静默者，多属阴证、虚证、寒证。在辨呼吸中，包括了喘、哮、短气、少气等，主要与肺肾病变有关。呼吸气粗而促，疾出疾入，多见于热证、实证；呼吸气微，徐出徐入，多见于寒证、虚证。咳嗽不止于肺，亦不离乎肺。呕吐、呃逆、嗳气均属胃气上逆。凡气味酸腐臭秽者，多属实热；无气味或微有腥臭者，多属虚寒。应熟悉和掌握相关内容及临床意义。

复习思考题

1. 怎样根据语声判断疾病的寒热虚实？
2. 如何鉴别谵语和郑声？各有何临床意义？
3. 不同咳嗽的声音特点及临床意义如何？
4. 何谓呃逆？如何辨别呃逆的寒热虚实？
5. 常见的口气有哪些？有何临床意义？

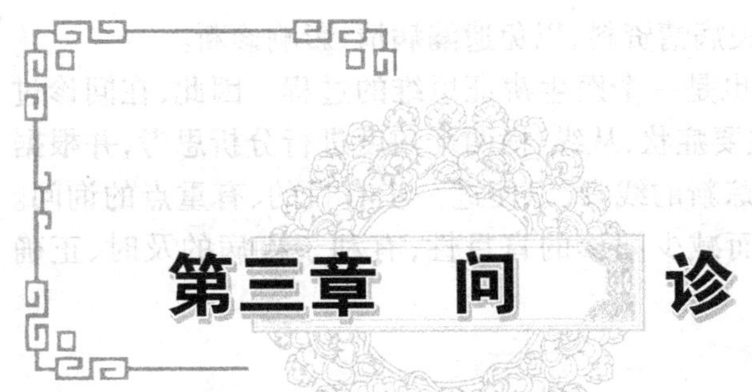

第三章　问　诊

问诊是医生通过对患者或陪诊者进行有目的地询问，以了解疾病的发生、发展、诊治经过、现在症状和其他有关情况，从而诊察疾病的一种方法。

问诊是中医诊察疾病的重要方法之一，受到历代医家的重视，并在长期的医疗实践中不断补充完善。明代张景岳将问诊视为"诊病之要领，临证之首务"。

第一节　问诊的意义及方法

一、问诊的意义

在疾病的诊治过程中，问诊具有重要意义，主要体现在以下四个方面：

1. 获取疾病诊断线索　患者的自觉症状、疾病的发生、发展、变化过程、诊治经过，患者的既往病史、生活习惯、饮食嗜好等信息，只有通过问诊才能获得。这些资料，是医生分析病情、判断病位、掌握病性、辨证治疗的重要依据。

2. 收集患者病情资料　临床上常因条件所限，一些属于其他三诊的内容，如一些疾病在发作时，患者的神、色、形、态及声音表现、各种排出物的色、质、量、味等情况，临床也多通过询问而获得，因此问诊对其他三诊检查具有一定的指导意义，常为其他诊法的先导。

3. 利于疾病早期诊治　在某些疾病的早期，患者往往仅有较少的自觉症状，此时只有通过问诊，才能抓住诊断的重要线索，为疾病的早期诊断和治疗提供依据。

4. 有助于健康教育和心理治疗　通过问诊，可以直接了解患者的发病原因、诱因以及相关影响因素等，有利于对因精神心理因素所致疾病作出正确诊断，及时进行针对性的心理疏导与健康教育。

二、问诊的方法

医生在和患者的短暂交流中，要及时、准确、全面地获得相关病情资料，问诊的方法和技巧非常重要。

1. 抓住重点，全面询问　医生在问诊时，不仅要重点突出，又要详尽全面。主诉和现病史是问诊的核心内容，是中医诊病和辨证的主要依据。医生要认真倾听患者叙述的痛苦和不适，善于从中抓住主症、确定主诉，并围绕主诉进行有目的的深入、细致的询问。既要重视主症，还要了解一般兼症，广泛收集有关病情资料，以免遗漏病情，影响诊断。

2. 边问边辨，问辨结合　问诊的过程，也是一个医生辨证思维的过程。因此，在问诊过程中，医生必须注重和善于对患者所述的主要症状，从纵、横两个角度进行分析思考，并根据中医辨证理论，结合望、闻、切三诊信息，追踪新的线索，以便进一步有目的、有重点的询问。要做到边问边辨，边辨边问，问辨结合，从而减少问诊的盲目性，有利于疾病的及时、正确诊断。

三、问诊的注意事项

临床中要运用好问诊，除必须熟练掌握问诊的内容、重点和要点，具备坚实的理论基础和较丰富的临床经验之外，同时还应注意以下事项：

1. 诊室安静，避免干扰　问诊应该在安静适宜的环境下进行，以免受到各种因素的干扰，尤其对于某些病情不便当众表述的患者，更应单独询问。

2. 态度和蔼，严谨认真　医生问诊时，态度既要严谨认真，又要和蔼可亲，关心患者的疾苦，以取得患者的信任与合作。

3. 语言亲切，通俗易懂　问诊时切忌使用患者听不懂的医学术语，如纳呆、潮热、里急后重等。问诊过程中，应避免出现悲观、惊讶的语言或表情，以免增加患者的思想负担而使病情加重。

4. 适当提示，避免暗示　当患者叙述病情不清楚或不全时，医生可以进行必要的提示或启发，但不可凭个人主观意愿去暗示、套问患者，以避免所获病情资料片面或失真。

5. 危重患者，抢救为先　对危重患者应抓住主症，扼要询问，并重点检查，以便争取时机，迅速抢救，待病情缓解后再详细询问。切不可机械地苛求完整记录而延误抢救时机，造成不良后果。

第二节　问诊的内容

问诊的内容主要包括一般情况、主诉、现病史、既往史、个人生活史、家族史等。询问时，应根据就诊对象，如初诊或复诊、门诊或住院等实际情况，有针对性地进行询问。

根据临床需要，一般可将问诊内容分为常规问诊、重点问诊和全面问诊三大类。常规问诊适用于每个患者，即对每个患者都要询问，内容包括问饮食、二便、睡眠、情志四项。通过询问四大常规内容，医者可以及时掌握患者整体功能的基本状况，对于判断疾病的轻重吉凶及预后转归具有重要意义。重点问诊适用于急诊、门诊患者，重点询问当前的主要病痛及其相关情况（发病时间、部位、性质等），有助于在短时间内抓住重点，明确诊断，及时处理。全面问诊适用于住院患者，要求在重点问诊及常规问诊的基础上，全面、系统地了解患者所有的病情及相关资料。

一、一般情况

一般情况包括患者姓名、性别、年龄、婚否、民族、发病节气、职业、籍贯、工作单位、现住址等。

询问一般情况，既便于医生对患者或家属进行联系和随访，还可使医生获得与疾病相关的信息，为疾病诊断和治疗提供一定依据。年龄、性别、职业、籍贯等不同，各有不同的多发病。麻疹、水痘等疾病多见于小儿；胸痹、中风等病多见于中老年人。妇女有月经、带下、妊娠、产育等疾病；男子有遗精、阳痿等疾病。青壮年气血充盛，抗病力强，患病多属实证；老年人气血已虚，抗病力弱，患病虚证居多。长期从事水中作业者，易患寒湿痹病；矽肺、汞铅中毒等疾病，常与职业有关。某些地区因水土关系而使人易患瘿瘤，疟疾在岭南等地发病率较高等。

二、主诉

主诉是患者就诊时最感痛苦的症状、体征及持续时间。

主诉是患者就诊的主要原因，也是疾病的主要矛盾所在，一般只有1~2个症状。主诉是调查、认识、分析、处理疾病的重要线索，准确的主诉常可作为某系统疾病的诊断向导，可初步估计疾病的范畴、类别和病势的轻重缓急。

问诊时医生要善于抓住主诉，并围绕主诉进行深入细致地询问。即围绕主诉问深问全，如引起主诉的原因、部位、性质、程度、时间、加重缓解的因素、伴随症状等。

一般来说，病情简单，病程短者，主诉容易确定；病情复杂，病程较长，多脏腑病变，症状繁多者，提取主诉相对困难。这时应以患者目前最感痛苦而急于解决的症状或体征作为主诉。如患者叙述有眩晕、汗出、心悸、胸痛、神疲、乏力等感觉，如其中主要症状是心悸、胸痛，医生便可根据此主症，初步考虑为心病；然后围绕该主症进一步深入询问胸痛的部位、性质、程度、时间、兼症和病史，再结合其他三诊全面诊察，便可作出正确诊断。

记录主诉时，要用医学术语描述，文字应简洁精练，一般不超过20个字。如“腹胀、便溏3周”，“咳喘反复发作20年，加重10天”等。通常不能把病名或患者的诊断检查结果作为主诉，但若患者就诊时无自觉症状，也未发现异常体征，只是西医学化验或仪器检查发现异常时例外。

三、现病史

现病史指围绕主诉从起病到此次就诊时，疾病的发生、发展、变化及诊治的经过。包括发病情况、病变过程、诊治经过、现在症状四个方面。

1. 发病情况　主要包括发病时间的新久、发病原因或诱因，最初的症状及其性质、部位、曾作过何种处理等。询问患者的发病情况，对辨别疾病的病因、病位、病性有重要作用。一般起病急、病程短者，多属实证；患病已久，或反复发作，经久不愈者，多属虚证或虚实夹杂证。如因情志不舒导致胁肋胀痛者，多属肝郁气滞；因暴饮暴食而致胃脘胀满疼痛者，多属食滞胃脘等。

2. 病变过程　一般可按发病时间的先后顺序，询问其病情演变的主要过程。如某一阶段出现过哪些主要表现，症状的性质、程度有何变化，何时好转或加重，何时出现新的病情，有无变化规律等。询问病变过程，可以了解邪正斗争情况及病情的发展趋势等。

3. 诊治经过　主要询问患者在疾病过程中，曾经作过的诊断及治疗情况。如询问初诊患者，曾作过哪些检查，结果怎样，经过哪些治疗，治疗效果及反应如何等。了解既往诊治情况，可作为当前疾病诊断与治疗的参考。

4. 现在症状　现在症状是问诊的主要内容，也是辨证与辨病的重要依据。现在症状虽属现病史范畴,但因其包括的内容较多,故将另列一节专门讨论。

四、既往史

既往史又称过去病史,主要包括患者平素健康状况及过去曾患疾病情况。

1. 既往健康状况　患者平素的健康状况,可能与其现患疾病有一定关系,故可作为分析判断病情的依据。如素体健壮,现患疾病多属实证;素体衰弱,现患疾病多属虚证;素体阴虚,易感温燥之邪,多为热证;素体阳虚,易受寒湿之邪,多为寒证。

2. 既往患病情况　主要询问患者过去患过何种疾病,是否接受过预防接种,有无药物或其他物品过敏史,做过何种手术治疗等。询问既往病史,对诊断现患疾病有一定意义。如哮病、痫病等经治疗后,症状虽已消失,但尚未根除,某些诱因常可导致旧病复发。

五、个人生活史

个人生活史主要包括生活经历、精神情志、生活起居、婚姻生育等。

1. 生活经历　询问患者的出生地、居住地及经历地,有助于排除某些地方病或传染病的诊断。

2. 精神情志　精神情志变化,对某些疾病的发生、发展、变化有一定影响。了解患者的性格特征、当前精神情志状况及其与疾病的关系等,有助于当前疾病的诊断和辅助治疗。

3. 饮食起居　饮食偏嗜、生活起居失调,是导致一些疾病发生的原因之一。如素嗜肥甘者,多病痰湿;贪食生冷者,易患寒证;偏食辛辣者,易患热证;饮食无节,嗜酒过度者,易患胃病、肝病;劳累过度,房室不节者,易耗伤精气,多患诸虚劳损。问饮食起居情况,对分析判断疾病性质有一定意义。

4. 婚姻生育　对成年患者,应询问是否结婚、结婚年龄、爱人的健康状况,以及有无传染病或遗传病。对女性患者,应记录其经、带、胎、产情况,如初潮年龄或绝经年龄,月经周期、行经天数,月经和带下的量、色、质等情况;对已婚妇女,还应询问妊娠次数、生产胎数,有无流产、早产、难产等。

六、家族史

家族史主要询问与患者有血缘关系的直系亲属(父母、子女、兄弟姐妹等)的健康和患病情况,必要时应询问直系亲属的死亡原因。询问家族史,有助于对某些遗传病及传染病的诊断。

第三节　问现在症状

问现在症状是指询问患者就诊时所感受到的痛苦和不适,以及与病情相关的全身情况。

现在症状是当前病理变化的反映,是诊病、辨证的主要依据。如疼痛、胀满、困重、麻木等,都是患者自身的痛苦感觉,往往缺乏客观征象,只有通过问诊方能得知。因此,中医历来对现在症状的问诊极为重视。

现在症状涉及的内容和范围广泛,明代医家张景岳在总结前人问诊经验的基础上,编写了《十问篇》,清代陈修园将其略作修改而成“十问歌”,即“一问寒热二问汗,三问头身四问便，五问饮食六问胸，七聋八渴俱当辨，九问旧病十问因，再兼服药参机变，妇人尤必问经期，迟速闭崩皆可见，再添片语告儿科，天花麻疹全占验。”十问歌内容言简意赅，目前仍有指导意义，但在实际运用中，宜根据患者的不同情况，灵活而有主次地进行询问，不能千篇一律地机械套问。

一、问寒热

指询问患者有无怕冷或发热的感觉。寒与热是疾病常见症状，是辨别病邪性质和机体阴阳盛衰的重要依据。

寒即患者自觉怕冷的感觉，临床有恶风、恶寒、畏寒、寒战之别。恶风指患者遇风觉冷，避之可缓的症状，较恶寒轻；恶寒指患者自觉怕冷，多加衣被或近火取暖而寒冷不缓解者；畏寒指患者身寒怕冷，加衣覆被，或近火取暖而寒冷缓解者。寒战指恶寒严重，伴有全身发抖的症状。

热即发热，包括患者体温升高，或体温正常，但患者自觉全身或局部发热，如五心烦热。

寒与热的产生，主要取决于病邪性质和机体阴阳盛衰两个方面。邪气致病时，因寒为阴邪，其性清冷，故寒邪致病多见恶寒等症；热为阳邪，其性炎热，故热邪致病多见发热等症。机体阴阳失调时，阳盛则热，阴盛则寒，阴虚则热，阳虚则寒。可见，寒热是阴阳盛衰的表现，即寒为阴象，热为阳征。通过询问患者怕冷与发热情况，可作为辨别病变性质和阴阳盛衰变化的依据。

了解寒热情况，首先应询问患者有无怕冷或发热感觉，进一步询问寒热出现的时间、寒热的轻重、持续的长短及其兼症等。

临床常见的寒热症状有恶寒发热、但寒不热、但热不寒、寒热往来四种类型。

（一）恶寒发热

指患者恶寒与发热同时出现，多见于外感病初期，是诊断表证的重要依据。因外邪侵袭肌表，卫阳被遏，肌腠失于温煦则恶寒；邪气外束，玄府闭塞，卫阳失宣则郁而发热。在外感病中，恶寒常是主症，也是发热的前奏，故古人云“有一分恶寒便有一分表证”。

由于感受外邪的性质不同，寒热症状的轻重可分为以下三种类型：

1. 恶寒重发热轻　即患者感觉恶寒明显，伴有轻微发热。为外感风寒所致，属风寒表证。由于寒为阴邪，寒邪袭表伤阳，故恶寒明显；又因寒性凝滞，使卫阳郁闭失宣，故同时出现轻微发热。

2. 发热重恶寒轻　即患者感觉发热较重，同时又感轻微怕冷。是外感风热所致，属风热表证。由于风热为阳邪，阳邪致病则阳盛，阳盛则热，所以发热较重；又因风热袭表，使腠理开泄，故同时有轻微恶寒。

3. 发热轻而恶风　即患者感觉有轻微发热并有恶风感。多因外感风邪所致，属伤风表证。由于风性开泄，腠理疏松，阳气郁遏不甚，所以发热恶风皆轻。

外感表证的寒热轻重，不仅与病邪性质有关，还与邪正盛衰密切相关。如邪正俱盛者，恶寒发热皆较重；邪盛正虚者，多为恶寒重而发热轻。

尽管恶寒发热是表证的特征性症状，但个别里热证亦可表现为寒热并见。如疮疡、瘟疫及邪毒内陷等，均可出现寒热并见的症状，表现为恶寒严重甚至寒战，又有发热症状，此为邪正剧烈抗争的反映。

（二）但寒不热

指患者只感寒冷而不觉发热的症状。多属阴盛或阳虚所致的里寒证。根据发病缓急和病程长短，可分为以下两种类型：

1. 新病畏寒　指患者新病即感觉怕冷。因寒邪侵袭所致，多见于里实寒证。如患者突然怕冷，四肢不温，或脘腹冷痛，或咳喘痰鸣者，多因感受寒邪较重，阳气郁遏，皮毛失其温煦所致。

2. 久病畏寒　指患者经常畏寒肢冷，得温可缓，属里虚寒证。多因阳气虚衰，形体失于温煦所致，常伴面白舌淡、脉沉迟无力等。

（三）但热不寒

指患者只觉发热而无怕冷的症状。多属阳盛或阴虚所致的里热证。根据发热的轻重、时间、特点等的不同，可分为壮热、潮热、微热三种类型：

1. 壮热　指患者高热（体温39℃以上）持续不退，不恶寒反恶热的症状。多因外邪入里，邪正相搏，阳热内盛，蒸达于外所致。常见于外感温热病气分阶段或伤寒阳明经证，属里实热证。多伴面赤汗多、烦渴饮冷、舌红苔黄等热盛症状。

2. 潮热　指发热如潮汐之有定时，即按时发热，或按时热甚的症状。有日晡潮热、湿温潮热、阴虚潮热之分：

（1）日晡潮热：常于日晡（即申时，下午3～5时）发热明显，或热势更甚。见于阳明腑实证，故又称阳明潮热，临床常兼口渴饮冷、腹满硬痛、大便秘结、舌苔黄燥等症。阳明气旺于日晡之时，因胃肠燥热内结，正邪剧烈相争所致。

（2）湿温潮热：午后发热明显，并见身热不扬（肌肤初扪之不觉很热，但扪之稍久即感灼手）等症，属湿温发热。因湿邪遏制，热难透达，湿郁热蒸而致。

（3）阴虚潮热：午后或夜间有低热，常伴见颧红、盗汗、舌红少苔等症，多属于阴虚火旺。因阴液亏虚，阴不制阳，阳气偏亢，午后卫阳渐入于里，夜间卫阳行于里，使体内偏亢的阳气更加亢盛而生内热，故午后和夜间有低热。若患者自觉有热自骨髓向外蒸发之感觉，称骨蒸潮热，属肾阴亏虚，虚火内扰所致。

3. 微热　指热势不高，体温一般不超过38℃，或仅自觉发热的症状。其发热时间一般较长，病因病机较为复杂。多见于温热病后期和某些内伤杂病。

如长期低热，兼颧红、五心烦热等症者，多属阴虚发热。长期微热，劳累则甚，兼疲乏、少气、自汗等症者，多属气虚发热。每因情志不舒时有微热，兼胸闷、急躁易怒等症者，多属气郁发热。小儿于夏季气候炎热时长期发热，兼有烦渴、多尿、无汗等症，至秋凉自愈者，多属气阴两虚发热。

（四）寒热往来

指恶寒与发热交替发作，又称往来寒热。是邪正相争，互为进退的病理表现，为半表半里证的特征，可见于伤寒少阳病和疟疾。

1. 寒热往来，发有定时　指寒战与高热交替发作，每日或二、三日发作一次，发有定时。兼有头痛剧烈、口渴、多汗等症，常见于疟疾。

2. 寒热往来，发无定时　指患者时冷时热，发作无时间规律。见于少阳病。

此外，气郁化火、热入血室等，有时也可出现寒热往来。

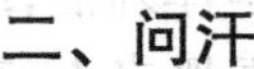

二、问汗

汗为阳气蒸化津液从玄府达于体表而成。即《素问·阴阳别论》曰："阳加于阴谓之汗"。正常汗出具有调和营卫，滋润皮肤等作用。正常人在体力活动、进食辛辣、气候炎热、衣被过厚、情绪激动等情况下，出汗属生理现象。若当汗出而无汗，不当汗出而汗出，或仅见身体的某一局部汗出，均属病理现象。

病理性的无汗或有汗，与正气不足及病邪侵扰等因素有密切关系。所以，通过询问患者汗出的异常情况，对判断病邪的性质和机体阴阳的盛衰有重要意义。

问汗时，应注意了解患者有汗无汗，出汗的时间、多少、部位及主要兼症等。

（一）有汗无汗

在疾病过程中，尤其对外感病患者，询问汗的有无，是判断感受外邪性质和卫阳盛衰的重要依据。

1. 表证有汗　多见于外感风邪所致的伤风表证；或为外感风热所致的风热表证。由于风性开泄，热性升散，风热袭表，腠理疏松，故见汗出。

2. 表证无汗　多属外感寒邪所致的风寒表证。因寒性收引，腠理致密，玄府闭塞，故而无汗。

3. 里证有汗　导致里证汗出的原因较多，如阳盛实热、阴虚内热、阳气亏虚、亡阳或亡阴等。临床应结合汗出的特点及其兼症进行辨证。如汗出量多，伴壮热面赤、口渴饮冷、舌红苔黄者，属里实热证，是因里热炽盛，蒸津外出所致。

4. 里证无汗　指当汗出时而不出汗，常因阳气不足，蒸化无力，或津血亏耗，生化乏源所致。多见于久病虚证患者。

（二）特殊汗出

指在出汗的时间、出汗的状况等方面，具有某些特征的病理性汗出。主要有下列四种：

1. 自汗　指不因外界环境影响，日间经常汗出不止，活动后尤甚的症状。多见于气虚证、阳虚证，常伴气短乏力、畏寒等症。由于阳气亏虚，不能固卫肌表，玄府不密，津液外泄，故见自汗；动则耗伤阳气，故汗出尤甚。

2. 盗汗　指不因外界环境因素影响，入睡时汗出，醒后汗止的症状。多见于阴虚内热证，常伴有颧红、潮热、五心烦热、舌红少苔等症。因入睡之时，卫阳入里，肌表不固，虚热蒸津外泄，故睡时汗出；醒后卫阳复归于表，肌表固密，虽阴虚内热，也不能蒸津外出，故醒后汗止。若气阴两虚者，临床常自汗、盗汗并见。

3. 绝汗　又称脱汗，指在病情危重的情况下，出现大汗不止的症状。常是亡阳或亡阴的表现。亡阳之汗，冷汗淋漓如水，伴见面色苍白、肢厥脉微，为阳气亡脱，津随气泄之象。亡阴之汗，热汗质黏如油，伴见躁扰烦渴、脉细数疾，为内热逼迫，阴津涸竭外泄之象。

4. 战汗　指患者先恶寒战栗而后汗出的症状。常见于伤寒邪正剧烈斗争阶段，是病变发展的转折点。如汗出热退，脉静身凉，是邪去正复之佳象；若汗出而身热不减，仍烦躁不安，脉来疾急，为邪胜正衰之危候。

（三）局部汗出

身体的某一局部汗出异常，也是体内病变的反映，其病证有虚实寒热之别。应注意了解具体汗出的部位及伴随症状，以审证求因。临床常见的局部汗出，有以下几种：

1. 头汗　指仅见头部或项部汗出较多,又称但头汗出。可因上焦热盛,迫津外泄,或中焦湿热蕴结,湿郁热蒸,或元气将脱,虚阳上越,津随阳泄等导致。素体阳气偏盛之人,在进食辛辣、热汤、饮酒时,因阳气旺盛,热蒸于头而见头汗,不属病态。

2. 半身汗出　指患者仅一半身体汗出,另一半无汗的症状。或左侧或右侧,或上半身或下半身。无汗的半身常是病变的部位,多因风痰或痰瘀、风湿等邪气阻滞经络,营卫不得周流,气血失畅所致。多见于中风病、痿病及截瘫等患者。

3. 手足心汗　指手足心汗出的症状。手足心微汗出者,多为生理现象。如汗出过多,可因阳明热盛,或中焦湿热郁蒸,或脾虚失运等所致。容易紧张、敏感的一些性格类型,其阴阳每易偏颇失调,而表现出手足心汗出。

4. 心胸汗　指心胸部易汗出或汗出过多的症状。多见于心脾两虚或心肾不交之证。

5. 阴汗　指外生殖器及其周围部位出汗较多的症状。多由下焦湿热郁蒸所致。

临床上除应辨别以上各种汗症外,还需注意了解汗的冷热、色泽等情况。如冷汗,多因阳气虚衰或惊吓所致;热汗,多由里热蒸迫所致;黄汗,多因风湿热邪交蒸所致。

三、问疼痛

疼痛是临床上最常见的自觉症状,患病机体的各个部位均可发生,有虚实之分。因感受外邪或外伤,或气滞血瘀,或痰浊凝滞,或食滞、虫积等,邪气阻滞脏腑经络,气血运行不畅所致者,属因实致痛,即"不通则痛";因气血不足,或阴阳亏损,脏腑经络失养所致者,属因虚致痛,即"不荣则痛"。

问疼痛时,应注意询问疼痛的部位、性质、程度、时间、喜恶及伴随症状等。

(一) 问疼痛的性质

由于导致疼痛的病因、病机不同,故疼痛的性质各异。询问疼痛的性质特点,对于分析导致疼痛的病因病机具有重要意义。

1. 胀痛　指疼痛伴有胀满的感觉。是气滞作痛的特点。如胸胁、脘腹等处胀痛,时发时止,多属气滞所致。若头目胀痛,则多为肝阳上亢或肝火上炎所致。

2. 刺痛　指疼痛如针刺之状。是瘀血致痛的特征之一。刺痛以胸胁、脘腹等处较为常见。

3. 走窜痛　指痛处游走不定,或走窜攻痛。其中胸胁、脘腹疼痛而走窜不定者,多因气滞所致;肢体关节疼痛而游走不定者,多见于风邪偏胜所致之行痹。

4. 固定痛　指痛处固定不移。胸胁、脘腹等处固定作痛,多属血瘀所致;肢体关节固定疼痛,多见于寒邪或湿邪偏胜所致之痛痹、着痹。

5. 冷痛　指疼痛伴有冷感而喜暖,属寒证。常见于腰脊、脘腹、头部、四肢关节等处。因寒邪阻络,收引凝滞所致者,属实寒证;因阳气不足,脏腑、肢体失于温煦而致者,属虚寒证。

6. 灼痛　指疼痛伴有灼热感,喜凉恶热。属热证。常见于胃脘、胸胁、咽喉、关节等处。因火热之邪窜扰所致者,为实热证;阴虚火旺所致者,为虚热证。

7. 绞痛　指疼痛剧烈如刀绞。属实证,多因有形实邪闭阻气机,或寒邪凝滞气机所致。如心脉痹阻所致的"真心痛",或结石阻塞尿路所致的腰腹痛,或寒邪内侵肠胃所致的脘腹痛等,多具有绞痛的特点。

8. 隐痛　指疼痛不甚剧烈，尚可忍耐，但绵绵不休。多属虚证。常见于头部、胸胁、脘腹等部位，多由阳气精血亏虚，脏腑经络失养所致。

9. 重痛　指疼痛伴有沉重的感觉。多因湿邪困阻气机所致。常见于头部、四肢、腰部以及全身。若头部重痛者，亦可因肝阳上亢，气血上涌所致。

10. 酸痛　指疼痛伴有酸软感。多因湿邪侵袭肌肉关节，气血运行不畅所致，或因肾虚骨髓失养而成。

11. 闷痛　指疼痛带有满闷、憋闷的感觉。常见于胸、脘部，多因痰浊或痰瘀内阻，气机不畅所致。

12. 掣痛　指痛由一处而连及他处，抽掣牵扯作痛，也称引痛、彻痛。多因经脉阻滞不通，或筋脉失养所致。如心脉痹阻所致的胸痛彻背。

13. 空痛　指疼痛伴有空虚的感觉。常见于头部或小腹部，多由气血精髓亏虚，组织器官失于濡养所致。

一般而言，新病疼痛，痛势剧烈，持续不解，或痛而拒按者，多属实证；久病疼痛，痛势较轻，时痛时止，或痛而喜按者，多属虚证。冷痛喜温，遇寒痛剧，得温痛减者，属寒证；灼痛喜凉，痛处发热，遇寒觉舒者，属热证。

（二）问疼痛的部位

机体的各个部位与一定的脏腑、经络相联系。故通过询问疼痛的部位，可以了解病变所在的脏腑、经络。

1. 头痛　指头的某一部位或整个头部疼痛的症状。“头为诸阳之会”，手、足三阳经均直接循行于头部，足厥阴肝经亦上行于头与督脉相交。故根据头痛的部位，结合经脉的循行，可以确定病属何经。如头痛连项者，属太阳经；两侧头痛者，属少阳经；前额痛连及眉棱骨者，属阳明经；巅顶痛者，属厥阴经。

引起头痛的原因甚多，无论外感、内伤，虚实、寒热诸证，均可导致头痛。凡发病急，病程短，头痛较剧，痛无休止者，多属实证，常因外感风、寒、暑、湿、火热之邪，或瘀血阻滞，或痰浊上扰，或肝火上炎等所致。凡发病缓，病程长，痛势绵绵，时作时止者，多属虚证，常因气血阴精亏少，脑海空虚，脉络失养所致。

此外，某些耳、目、鼻的疾病亦可引起头痛。临床应根据病史、兼症及头痛的性质，辨别导致头痛的原因。

2. 胸痛　指胸部正中或偏侧疼痛。多为心、肺等脏器的病变。临床应根据胸痛的部位，结合疼痛的性质及兼症，综合分析判断引起胸痛的原因。

如左胸心前区憋闷作痛，时痛时止者，多因痰、瘀等阻滞心脉所致，见于胸痹等病；胸痛剧烈，面色青灰，手足青冷者，多因心脉急骤闭塞所致，见于厥（真）心痛等病。

胸痛，咳喘气粗，壮热面赤者，多因热邪壅肺，肺络不利所致，见于肺热病；胸痛，壮热，咳吐脓血腥臭痰者，多因痰热阻肺，热壅血瘀所致，见于肺痈等病；胸痛，干咳，颧赤盗汗，午后潮热者，多因肺阴亏虚，虚火灼络所致，见于肺痨等病。

3. 胁痛　指胁的一侧或两侧疼痛。胁肋为肝胆所居之处，故多与肝胆病变有关。如肝郁气滞、肝胆湿热、肝胆火盛、瘀血阻络及饮停胸胁等，阻滞气机，经脉不利，常致胁痛。临床应根据胁痛的性质及兼症进行辨证。

4. 脘痛　指上腹部胃所在部位疼痛的症状。脘乃胃腑所居之处，胃气以和降为顺，若胃失和降，气机不畅，则可导致胃脘痛。因寒、热、气滞、瘀血、食积所致者，属实证；因胃阴虚或胃阳不足，胃失所养所致者，属虚证。实证多在进食后疼痛加重，虚证多在进食后疼痛减轻。若胃脘疼痛没有规律，且痛无休止而见明显消瘦者，应考虑胃癌的可能。临床应根据病史，结合疼痛的性质、特点和兼症进行辨证。

5. 腹痛 指胃脘以下至耻骨毛际以上部位疼痛的症状。腹部的范围较广，可分为大腹、脐腹、小腹、少腹四部分。脐以上为大腹，属脾；脐周围 2 寸（以同身寸计算）的腹部为脐腹，为足太阴脾经循行之处，内藏大小肠；脐腹以下至耻骨毛际以上为小腹，属膀胱、胞宫、大小肠；小腹两侧为少腹，是足厥阴肝经所过之处。腹痛多因脏腑气机不利，经脉气血阻滞，或脏腑经络失养所致。

临床问腹痛时，应与按诊密切配合。首先查明疼痛的确切部位，判断病变所在脏腑；然后结合疼痛的性质及兼症，了解引起疼痛的原因，以辨病证之虚实。因寒凝、热结、气滞、血瘀、食积、虫积等所致者，属实证；由气虚、血虚、阳虚等所致者，属虚证。

大腹隐痛，喜温喜按，食少便溏者，为脾阳亏虚；小腹胀满而痛，小便频急涩痛者，为膀胱湿热；小腹刺痛，随月经周期而发者，多瘀阻胞宫；少腹冷痛拘急，牵引阴部者，为寒凝肝脉；小儿脐腹疼痛，时作时止者，多为虫积。

由于腹痛涉及的脏腑较多，病因病机复杂，临证时要详问病因、病史，根据疼痛的性质、部位及兼症等情况，进行综合分析判断，还应注意内、外、妇、儿各科疾病所致腹痛的鉴别诊断。

6. 背痛 指项以下至腰以上部位疼痛的症状。脊背痛多与督脉、足太阳经、手三阳经病证有关。如脊背痛不可俯仰者，多因督脉损伤所致；背痛连及项部，常因风寒之邪客于太阳经而致；肩背疼痛者，多因风寒湿邪侵袭，经脉阻滞不通所致。

7. 腰痛 指腰脊正中或腰部两侧疼痛的症状。腰部中央为脊骨，腰部两侧为肾脏所在部位，故称“腰为肾之府”；带脉横行环绕腰府，总束阴阳诸经。腰痛常见于肾脏及其周围组织的病变。多因肾虚失养，寒湿侵袭，瘀血或结石阻滞，或带脉损伤等导致。临床上辨析腰痛，应根据病史、疼痛性质、伴随症状，结合按诊检查，以确定引起腰痛的原因。

腰部经常绵绵作痛，酸软无力者，多属肾虚；腰部冷痛沉重，阴雨天加重，多属寒湿侵袭；腰部刺痛，固定不移，多为瘀血阻滞；腰脊疼痛连及下肢，多属经络阻滞；腰部突然剧痛，向少腹部放射，尿血者，多因结石阻滞；腰痛连腹，绕如带状，多因带脉损伤所致。

8. 四肢痛 指四肢肌肉、筋脉、关节等部位疼痛。常见于痹病，多因风寒湿邪侵袭，或湿热蕴结，或痰瘀阻滞，使气血凝滞，经络痹阻不通所致。问诊时，应根据疼痛的部位、性质特点、兼症及病因病史等情况进行综合分析。

疼痛游走不定者为行痹，以感受风邪为主；疼痛剧烈，遇寒尤甚，得热痛缓者为痛痹，以感受寒邪为主；重着而痛，阴雨天加重者为着痹，以感受湿邪为主；四肢关节灼热肿胀而痛者为热痹，因感受湿热之邪所致；关节疼痛剧烈，伴肿大变形，屈伸受限者为尪痹，多因湿热久蕴，痰瘀阻络，筋脉拘挛所致。若独见足跟或胫膝酸痛者，多属肾虚所致，常见于年老体衰之人。

9. 周身疼痛 指头身、腰背、四肢等部位均感疼痛者。临床应注意询问发病原因、病程长短、体质强弱等。一般新病周身疼痛多属实证，常因感受风寒湿邪，经气不利所致；若久病或年高体弱之人周身作痛者多属虚证，乃气血亏虚，形体失养所致。

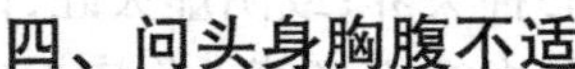

四、问头身胸腹不适

指询问头身胸腹部位除疼痛之外的其他不适或异常。如头晕、耳鸣耳聋、目眩、胸闷、心悸、胁胀、脘痞、腹胀、身重、麻木、乏力等症状之有无及其程度、特点等。

1. 头晕 指患者自觉头脑有眩晕感，重者感觉自身或景物旋转，站立不稳的症状。头晕是临床常见症状，可由多种原因引起。对头晕的询问，应注意了解引发或加重头晕的可能因素及兼有症状。

如头晕而胀，烦躁易怒，舌红苔黄，脉弦数者，多为肝火上炎；头晕胀痛，头重脚轻，耳鸣，腰膝酸软，舌红少苔，脉弦细者，多为肝阳上亢；头晕面白，神疲体倦，每因劳累而加重，舌淡脉弱者，多为气血亏虚；头晕且重，如物裹缠，胸闷呕恶，舌苔白腻者，多为痰湿内阻；外伤后头晕刺痛者，多属瘀血阻络。

2. 耳鸣与耳聋

（1）耳鸣 指患者自觉耳内鸣响的症状。有虚实之分。凡突发耳鸣，声大如潮，按之鸣声不减或加重者，多属实证，多因肝胆火盛，上扰清窍所致。若渐觉耳鸣，声音细小，如闻蝉鸣，按之鸣声减轻或暂止者，多属虚证，常由肝肾阴虚，虚阳上扰，或肾虚精亏，髓海不充，耳失所养而成。

（2）耳聋 指患者听力减退，甚至听觉丧失的症状。耳聋程度较轻者也称"重听"。一般新病暴聋者，多属实证，常由肝胆火逆，或邪壅上焦，耳窍失灵，或药毒损伤耳窍等所致。久病或年老渐聋者，属于虚证，多因肝肾亏虚，精气虚衰，不能上充清窍所致。

3. 目眩及目昏、雀盲、歧视

（1）目眩 指患者自觉视物旋转动荡，如坐舟车，或眼前如有蚊蝇飞动之感，亦称眼花。由肝阳上亢、肝阳化风及痰湿上蒙清窍所致者，多属实证或本虚标实证；由气虚、血亏、阴精不足，目失所养所致者，多属虚证。

（2）目昏、雀盲、歧视 目昏指视物昏暗，模糊不清；雀盲指白昼视力正常，每至黄昏以后视物不清，亦称夜盲；歧视指视一物成二物而不清的症状。三者均为视力不同程度减退的病变，各有特点，但其病因、病机基本相同，多由肝肾亏虚，精血不足，目失充养而致。常见于久病或年老体弱之人。

4. 进食梗噎感 指患者自觉进食吞咽受阻，哽噎不顺，饮食难下，甚至食入即吐，或伴有胸膈阻塞感，多属噎膈。常因气郁、痰浊、瘀血郁结食管，或津伤血燥，食管干涩，致食管窄隘所致。

5. 胸闷 指患者自觉胸部有痞塞满闷的症状。与心、肺、肝脏气机不畅关系密切。临证应注意询问胸闷的特点及伴随症状，进行鉴别诊断。

如胸闷，伴心悸、气短者，多属心气不足，心阳不振；伴心痛如刺者，多属心血瘀阻；伴咳喘、痰多者，多属痰湿蕴肺；伴胁胀、善太息者，多因肝气郁结所致。

6. 心悸 指患者自觉心跳不安的症状。心悸多是心神失养或心脏病变的反映。常因心之气血阴阳亏虚，或痰饮水湿、瘀血阻滞而致。心悸有惊悸与怔忡之分。

因惊恐而心悸，或心悸易惊，恐惧不安者，称为惊悸，常由外受刺激引起，多时发时止，全身情况较好，病情较轻。若无明显外界诱因，心跳剧烈，上至心胸，下至脐腹者，谓之怔忡，常因惊悸进一步发展而来，病情较惊悸严重，持续时间较长。

形成心悸的原因较多，如惊骇气乱，心神不安；或营血亏虚，心神失养；或阴虚火旺，内扰心神；或心阳气虚，鼓搏乏力；或脾肾阳虚，水气凌心；或心脉痹阻，血行不畅等。临床上应根据心悸的特点、程度、时间及兼症，综合分析以辨之。

7. 胁胀　指患者自觉一侧或两侧胁部胀满不舒的症状。胁胀多见于肝胆病变。如胁胀易怒，善太息，多为肝气郁结；胁胀口苦，舌苔黄腻，多属肝胆湿热。

8. 脘痞　指患者自觉胃脘部胀闷窒塞不舒的症状。多因胃失和降，中焦气机不畅所致，有虚实之分。

脘痞，伴嗳气酸腐，纳少或厌食者，多为食积胃脘；伴食少、便溏者，多属脾胃气虚；伴纳呆呕恶、苔腻者，多为湿邪中阻；伴干呕、饥不欲食者，多属胃阴亏虚；伴胃中有振水声、呕吐清水者，多因饮邪停胃；伴胸胁胀满、嗳气太息者，为肝气犯胃所致。

9. 腹胀　指患者自觉腹部胀满不舒，如物支撑的症状。多因脾胃、肠、肝肾等病变，使气机不畅所致。腹胀有虚实之分。腹部时胀时减而喜按者，属虚证，多因脾胃虚弱，失于健运所致；持续胀满不减而拒按者，属实证，多因食积胃肠，或实热内结，气机不畅所致。

若腹部胀大如鼓，皮色苍黄，腹壁青筋暴露者，称为臌胀，多因酒食不节，或情志所伤，或虫积血癥，使肝脾肾功能失常，气血水互结腹内所致。

10. 身重　指患者自觉身体沉重的症状。主要与水湿泛溢及气虚不运有关。身重，伴脘腹胀满、苔腻者，多因湿邪困阻所致；伴浮肿尿少者，为水湿泛溢肌肤所致；伴嗜卧、倦怠乏力者，因脾气亏虚，不能运化精微布达四末所致。热病后期见身重乏力，多系邪热耗气伤阴，形体失养所致。

11. 麻木　指患者皮肤发麻，或肌肤感觉减退，甚至消失的症状，亦称不仁。多见于头面、四肢部位。气血亏虚，或风寒入络，或肝风内动，或痰湿、瘀血阻络，使肌肤、筋脉失养均可导致。临床应结合麻木部位、伴随症状及病程经过进行鉴别。

12. 乏力　指患者自觉肢体倦怠、疲乏无力的症状。是多种内科疾病的常见症状，常因气血亏虚、阳气虚衰或脾虚湿困等导致，与肝脾肾关系最为密切。

乏力，伴神疲懒言、动则尤甚、舌淡脉弱者，多为气虚；伴头晕健忘、心悸气短、面唇舌淡、脉弱者，多为气血两虚；伴身重困倦、脘痞纳少、苔腻脉濡者，多为湿邪困阻；伴腹胀纳少、便溏、舌淡脉弱者，多为脾气亏虚。

此外，尚有恶心、神疲、气坠、心烦、胆怯、身痒等症，也属问头身胸腹不适的范围，临床应注意询问。

五、问饮食口味

指询问患者口渴与饮水、食欲与进食量及口中味觉等情况。饮食的摄纳与消化吸收，主要与脾胃、肝胆、大小肠、三焦等脏腑功能活动密切相关。通过询问饮食与口味情况，可了解体内津液的盈亏、输布及脾胃和相关脏腑功能的盛衰，判断疾病的寒热虚实。

问饮食口味，应注意了解有无口渴、饮水多少、喜冷喜热，有无食欲、食量多少、食物的喜恶，以及口中有无异常味觉等。

（一）口渴与饮水

口渴即口中干而渴的感觉，饮水指实际饮水的多少。口渴与饮水密切相关，口渴与否，是体内津液盛衰和输布情况的反映。

1. 口不渴饮　指患者口不渴而不欲饮水。提示津液未伤，多见于寒证、湿证，或无明显燥热证者。由于寒湿邪气不伤津液，故口不渴而不欲饮。

2. 口渴欲饮　指患者口干渴而欲饮水。提示津液损伤，多见于燥证、热证。口渴饮水的程度直接反映体内津伤的程度。如口干微渴，兼发热微恶风寒、咽喉肿痛者，多见于外感热病初期，伤津较轻；大渴喜冷饮，兼壮热面赤、汗出、脉洪数者，提示里热炽盛，津液大伤；口渴多饮，伴多食易饥、小便量多、体渐消瘦者，为消渴病，因肺胃燥热伤津所致；口渴咽干，夜间为甚，兼颧红盗汗、舌红少津者，属阴虚内热证，由于阴虚津不上承所致。

3. 渴不多饮　指患者口中干渴，但饮水不多或不欲饮水。是轻度伤津，或津液输布障碍所致。常见于湿热、痰饮内停、瘀血内停及温病营分证等。

如渴不多饮，兼身热不扬、头身困重、苔黄腻者，属湿热证，由于湿热内蕴，津失布散所致；渴喜热饮，饮水不多，多为痰饮内停，津不上承所致；口干但欲漱水而不欲咽，兼舌紫暗或有瘀斑者，多属瘀血内停，气化不利所致；口渴饮水不多也可见于温病营分证，多因邪热入营，蒸腾营阴上承所致。

（二）食欲与食量

食欲指对进食的要求和进食的欣快感，食量即实际的进食量。食欲和食量与脾胃、肝胆等脏腑功能密切相关。询问患者的食欲与食量，对判断患者脾胃等脏腑功能的强弱及疾病的预后转归有重要意义。

临床常见食欲减退、厌食、消谷善饥、饥不欲食、偏嗜食物等异常情况。

1. 食欲减退　又称不欲食、食欲不振、纳呆、纳少。指患者进食的欲望减退，或食之无味，食量减少，甚至不想进食的症状。

食欲减退是疾病过程中常见的病理现象，主要为脾胃病变的反映，或是其他脏腑病变影响到脾胃功能的表现。有虚实之分。虚者多因脾胃虚弱，纳运失职；实者因饮食积滞，或湿邪内阻，脾胃升降失职所致。

食欲减退，伴脘部胀满、嗳气酸腐、舌苔厚腻者，属饮食积滞；食欲减退，伴腹胀便溏、神疲倦怠、面色萎黄、舌淡脉虚者，属脾胃气弱；食少纳呆，伴头身困重、脘闷腹胀、舌苔厚腻者，属湿盛困脾所致。

2. 厌食　指厌恶食物，或恶闻食气的症状。多因食滞，或湿邪困阻脾胃所致。

厌食，兼嗳气酸腐、脘腹胀满者，属食滞胃肠；厌食油腻食物，兼脘腹痞闷，呕恶便溏、肢体困重者，属脾胃湿热；厌食油腻厚味，伴胁肋胀痛灼热、口苦泛呕、身目发黄者，为肝胆湿热所致。

女子在妊娠早期，出现短暂择食，恶心呕吐或厌食反应，属妊娠反应，多因妊娠后冲脉之气上逆犯胃，胃失和降所致，一般属生理现象。若长期严重厌食，频繁呕吐者，则属病态，为妊娠恶阻。

3. 消谷善饥　指食欲亢进，进食量多，食后不久即感饥饿的症状，又称多食易饥。多因胃火炽盛，腐熟太过所致。多见于消渴病或瘿瘤。

多食易饥，兼多饮多尿、身体消瘦者，为消渴病；兼颈前肿物、心悸、多汗等，为瘿瘤；兼大便溏泄者，多属胃强脾弱。胃强则腐熟功能亢进而多食，脾弱则运化功能减弱而便溏。

4. 饥不欲食　指患者有饥饿感，但不想进食，或进食不多。多因胃阴不足，虚火内扰所致，常伴脘痞、嗳气、干呕等症。胃阴不足，虚火内扰则有饥饿感，阴虚胃弱，腐熟功能减退，故不欲食。

5. 食量变化 在疾病过程中,食欲恢复,食量渐增,是胃气渐复,疾病向愈之兆;若食欲逐渐不振,食量渐减,是脾胃功能逐渐衰弱的表现,提示病情加重。

久病或重病患者,毫无食欲,甚至不能进食,如突然欲食或食量大增,称为“除中”,是中气衰败,脾胃之气将绝之危象,属假神。

6. 偏嗜食物或异物 指偏嗜某种食物,或嗜食生米、泥土、纸张等异物。嗜食异物者,多见于小儿虫积,常伴有消瘦、腹痛、腹胀等。

正常人因地域与生活习惯不同,常有饮食偏嗜,一般不会引起疾病。但若偏嗜太过,则有可能导致病变。如偏嗜肥甘,易生痰湿;偏食生冷,易伤脾胃;过食辛辣,易病燥热等。妇女妊娠期间,偏嗜酸辣等,属生理现象。

(三) 问口味

指询问病人口中有无异常味觉。脾开窍于口,五味与五脏相应,口味异常,常是脾胃功能失常或其他脏腑病变的反映。

1. 口淡 指自觉口中乏味。多见于脾胃虚弱,或寒湿中阻。

2. 口苦 指自觉口中有苦味。多见于肝胆火旺,或心火炽盛等热证。

3. 口酸 指自觉口中泛酸水,或有酸腐味。多见于肝胃郁热或食滞胃脘。

4. 口甜 指自觉口中有甜味。多见于脾胃湿热或脾虚之证。若口中甜而黏腻,兼舌苔黄腻,多属脾胃湿热;若舌苔薄白,口中涎沫稀薄,多为脾虚所致。

5. 口咸 指自觉口中有咸味。多与肾虚及寒水上泛有关。

6. 口涩 指自觉口中有涩味,如食生柿子之感。多因燥热伤津,或脏腑热盛,气火上逆所致。

7. 口黏腻 指自觉口中黏腻不爽。多因湿浊困阻中焦所致。如口黏腻而苦,多属肝胆湿热;口黏腻而甜,多为脾胃湿热。

此外,患者尚有口麻、口腔疼痛者,虽不属口味的异常,但也有临床意义。口舌麻木而感觉减退者,应注意肝阳化风之可能,亦可因服用某些药物过量所致。口腔疼痛者,多因脾胃或心火上炎,或为阴虚火旺所致。

六、问睡眠

睡眠是维持机体阴阳平衡的重要生理活动。睡眠的情况与人体卫气的循行、阴阳的盛衰、气血的盈亏及心肾等脏腑功能密切相关。正常情况下,卫气昼行于阳经,阳气盛则醒;夜行于阴经,阴气盛则眠。若机体气血充盈,阴平阳秘,心肾相交等,则睡眠正常,精力充沛。若机体阴阳失调、气血亏虚、心肾不交等,则可出现睡眠异常的病理变化。

问睡眠主要询问睡眠时间的长短、入睡的难易、有无多梦等情况,并结合其他兼症,以了解机体阴阳气血的盛衰、心肾脾肝等脏腑功能的强弱。睡眠异常主要有失眠和嗜睡。

1. 失眠 指经常不易入睡,或睡而易醒,难以复睡,或睡而不酣,时易惊醒,甚至彻夜不眠的症状,常并见多梦。又称不寐或不得眠。

正常人睡眠时间的长短有个体差异,且与年龄有关。失眠主要以睡眠时间不足、深度不够以及不能消除疲劳、恢复体力与精力为特征,而不能单以睡眠时间的长短判断是否失眠。

失眠是阳不入阴,神不守舍的病理表现。因机体阴阳失调,阴虚或阳盛所致。其病机有虚实之分。由阴血亏虚,心神失养;或心虚胆怯,神魂不安;或阴虚火旺,内扰心神所致者,属虚证,常见于心脾两虚,心肾不交,心胆气虚等证。由邪气内扰,心神不宁而致者,属实证,如心火、肝火、痰热内扰心神之失眠,亦可见于食滞内停所致的失眠,此即"胃不和则卧不安"。

2. 嗜睡 指神疲困倦,睡意很浓,经常不自主地入睡的症状。也称多寐、多睡眠。嗜睡多因机体阴阳失调,阳虚阴盛,或痰湿内盛所致。

如困倦嗜睡,伴头目昏沉、胸闷脘痞、肢体困重者,乃由痰湿困脾,清阳不升所致。若饭后嗜睡,兼神疲倦怠、食少纳呆者,多由中气不足,脾失健运所致。若患者精神极度疲惫,似睡而非睡,肢冷脉微者,系心肾阳衰,阴寒内盛之故。患者大病之后,精神疲乏而嗜睡,是正气未复的表现。

嗜睡与昏睡不同。嗜睡者,神疲困倦,时时欲睡,但呼之即醒,神志清楚,应答准确;昏睡者日夜沉睡,神志模糊,不能正确应答,属昏迷范畴,病情危重。如热性病出现高热昏睡,是热入心包之象;中风患者见昏睡而有鼾声、痰鸣者,为痰瘀蒙蔽心神,属中风危象。

七、问二便

大小便是水谷代谢的产物。大便的排泄,虽由大肠所司,但与脾胃的腐熟运化、肝的疏泄、命门的温煦、肺气的肃降等密切相关。小便的排泄,虽由膀胱所主,但与肾的气化、脾的运化转输、肺的肃降和三焦的通调等功能密不可分。

询问大小便状况,不仅可以了解机体消化功能的强弱、水液代谢的情况,而且亦是判断病证寒热虚实的重要依据。如《景岳全书》曰:"二便为一身之门户,无论内伤外感,皆当察此,以辨其寒热虚实。"

问二便,应注意询问二便的性状、颜色、气味、便量、便次、排便感觉及兼有症状等。这里着重介绍二便的次数、便质、排便感等内容。

(一) 大便

健康成人一般每日或隔日大便 1 次,为黄色成形软便,排便顺畅,便内无脓血、黏液及未消化的食物。便次、便质及排便感的异常,主要有下列情况:

1. 便次异常

(1) 便秘:指大便排出困难,或每次排便时间延长,或便次减少等症状,亦称大便难。临床可表现为大便数日一行,便质干硬,排出困难,或排便次数正常,但便质干燥而便下艰难,或大便虽不干燥,但因排便无力而便难。

便秘有寒热虚实之别。可因热结肠道,或津液亏少,或阴血不足,以致肠道燥化太过,肠失濡润而传导失常所致,亦有因气机郁滞,或气虚传送无力,或阳虚寒凝,以致腑气不畅而便秘者。

(2) 泄泻:指便次增多,便质稀薄,甚至便稀如水样的症状。外感风寒湿热疫毒之邪,或内伤饮食,或脾胃虚弱,或命门火衰,或情志失调等,均可导致脾失健运,小肠不能分清别浊,大肠传导亢进,水液直趋于下而致。

一般新病泻急者,多属实证;病久泻缓者,多属虚证。临床应注意询问大便的性状及兼症进行审证求因。如泻下黄糜,腹痛,肛门灼热,舌苔黄腻者,多属湿热泄泻;泻下清稀,腹冷痛,肠鸣者,多属寒湿泄泻;泻下臭秽,嗳腐吞酸,腹胀纳减者,多属食滞内停;因情志所伤,腹痛肠鸣作泻,泻后痛暂减者,为肝郁乘脾;久泻倦怠,腹痛隐隐,纳少消瘦者,为脾胃虚弱;黎明前腹痛作泻，泻后则安，伴形寒肢冷，腰膝酸软者，为“五更泄”，多由肾虚命门火衰，阴寒湿浊内积所致。

2. 便质异常　除便秘、泄泻常伴有便质异常外，常见的还有以下几种：

（1）完谷不化：指大便中含有较多未消化的食物残渣。新起者多为食滞胃肠；病久多属脾胃虚寒、肾虚命门火衰。

（2）溏结不调：若大便时干时稀，多因肝郁脾虚，肝脾不调所致；若大便先干后稀，多属脾胃虚弱。

（3）脓血便：指大便中夹有脓血、黏液。多见于痢疾或肠癌等疾病。常因湿热积滞交阻于肠，脉络受损，气血瘀滞而化为脓血所致。

（4）便血：指血自肛门排出。因胃肠血络受损所致，有远血与近血之分。

便血暗红或紫黑，或便黑如柏油状者，为远血，多见于胃、食管等部位出血。便血鲜红，血附在大便表面，或于排便前后滴出者，为近血，多见于直肠或肛门附近的出血。

3. 排便感异常

（1）肛门灼热：指排便时肛门有灼热感。多因大肠湿热下注，或大肠郁热下迫直肠所致，见于湿热泄泻或湿热痢疾。

（2）里急后重：指腹痛窘迫，时时欲便，肛门重坠，便出不爽的症状。是痢疾的主症之一，多因湿热内阻，肠道气滞所致。

（3）排便不爽：指排便不通畅，有滞涩难尽之感。多因湿热蕴结，肠道气机不畅，或肝气犯脾，肠道气滞，或因食滞胃肠等所致。

（4）大便失禁：指大便不能控制，滑出不禁，甚则便出而不自知的症状。多因脾肾虚衰，肛门失约所致。见于久病年老体衰，或久泻不愈的患者。

若新病腹泻势急而大便未能控制，或神志昏迷而大便自行流出，虽亦为肛门失约，但不属脾肾虚衰。

（5）肛门气坠：指肛门有下坠感，甚则脱肛。若肛门气坠常于劳累或排便后加重者，多属脾虚中气下陷，常见于久泻久痢或年老体弱患者；若肛门气坠，伴肛门灼热者，则属于湿热蕴结。

（二）小便

一般情况下，健康成人日间排尿3～5次，夜间0～1次，每昼夜总尿量约1000～1800ml。尿次和尿量受饮水、温度（气温、体温）、出汗、年龄等因素的影响。

小便为津液所化，了解小便有无异常，可诊察体内津液的盈亏和有关脏腑的气化功能。临床应重点询问尿量、尿次的多少，尿质及有无排尿感觉异常等情况。

1. 尿量异常

（1）尿量增多：指每天的尿量明显超过正常。多见于虚寒证和消渴病患者。小便清长量多，畏寒肢冷者，属虚寒证，因阳气亏虚，气化无力，水液直趋膀胱所致。小便量多，伴多饮、多食、消瘦者，为消渴病。

（2）尿量减少：指每天的尿量明显少于正常。多因津液损伤或水液停聚所致，常见于各种热病和水肿、癃闭、臌胀等病。可因热盛伤津，或汗吐下伤津，导致小便化源不足所致；或因肺脾肾功能障碍，气化不利，水湿内停所致。

2. 尿次异常

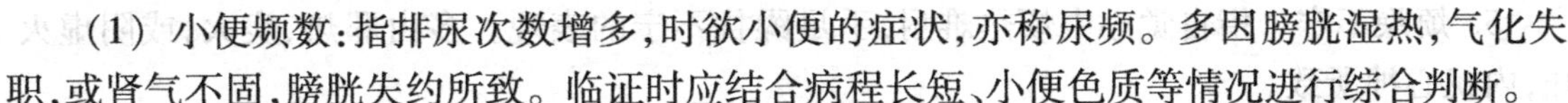

(1) 小便频数:指排尿次数增多,时欲小便的症状,亦称尿频。多因膀胱湿热,气化失职,或肾气不固,膀胱失约所致。临证时应结合病程长短、小便色质等情况进行综合判断。

新病小便频数,短赤急迫,伴尿道灼痛者,属膀胱湿热;久病小便频数,量多色清,夜间尤甚者,多属肾气不固。

(2) 癃闭:指排尿困难,尿量减少,甚至小便闭塞不通为主要特征的病证。其中小便不畅,点滴而出为癃;小便不通,点滴不出为闭,合称癃闭。主要由肾与膀胱气化失司所致。癃闭有虚实之分,应结合全身情况进行辨证。

虚性癃闭,多因久病或年老肾阳亏虚,气化无力,开合失司所致;实性癃闭多由瘀血、结石或湿热阻滞,阴部手术等,使膀胱气化失司,尿路阻塞所致。

3. 排尿感异常

(1) 小便涩痛:指排尿时自觉小便涩滞不畅,尿道灼热疼痛的症状。多因湿热蕴结,膀胱气化不利所致,常见于淋证与淋病。

(2) 余沥不尽:指小便后点滴不尽的症状,又称尿后余沥。多因肾气不固,膀胱失约所致,常见于老年或久病体衰者。

(3) 小便失禁:指小便不能随意控制而自遗的症状。多属肾气不固或下焦虚寒所致。若神昏而小便自遗者,属危重证候。

(4) 遗尿:指3岁以上之人,在睡眠中经常不自主地排尿的症状,俗称尿床。多因禀赋不足,肾气亏虚,膀胱失约所致。

八、问情志

人的情志活动是以心为主导,诸脏共同参与的复杂的情感活动。询问患者情志异常与否,对于准确判断以情绪异常为主要表现的疾病,了解患者的情绪状态,及时进行心理疏导具有重要意义。

对情志状态的检查,主要通过询问患者的主观体验,同时注意观察患者的面部表情、姿态、动作及讲话的声音、语气等加以综合判断,并根据情绪反应的强度、持续时间和性质等,确定患者是否存在情志异常。常见的情志异常有情志抑郁、情绪高涨、焦虑、恐惧、烦躁五种类型。

1. 情志抑郁 情志抑郁是一种不愉快的情绪体验。常表现为持续的情绪低落,心境苦闷,兴趣缺乏,寡言少语,愁眉不展,善悲易哭,甚至意志消沉,悲观绝望,自罪自责,有自杀观念或行为等。多因肝郁气滞痰凝,阻闭心神而成,也与心脾肾功能失调有关。

2. 情绪亢奋 指患者的情感活动显著增强,表现为与环境不相符的过分的愉快、欢乐的病态喜悦。如精力异常充沛,兴奋多语,语声高昂,表情极其丰富,对一切都感到非常乐观。多因肝郁化火,痰火互结,内扰心神所致。

3. 焦虑不安 指在缺乏明显客观因素或充分根据的情况下,患者经常忧虑不安,紧张恐惧,甚则坐卧不宁。经常担心可能发生和难以预料的某种危险或不幸事件,也可突然出现强烈的恐惧感,或濒临死亡感,并伴有心悸胸闷,胸前压迫感,如将要窒息等。多因气血亏损,心神失养,或痰热内扰,心神不安所致。

4. 恐惧害怕 指患者对某种客观刺激产生的一种不合理的恐惧反应,表现为紧张、害怕、提心吊胆,并伴有心悸、气促、汗出、颤抖、面色改变等。多见于心胆气虚、胆郁痰扰等证。

5. 烦躁不宁 指自觉心中烦热难耐，手足躁扰不宁的表现。多由邪热、痰火，或阴虚火旺，内扰心神所致。

九、问妇人

由于妇女有月经、带下、妊娠、产育等生理病理特点，故对妇女的问诊，还应注意询问月经、带下、妊娠、产育等情况。妇女妊娠、产育的病变，将在《中医妇科学》中专门讨论。

妇女月经、带下的异常，不仅是妇科常见疾病，也是全身病理变化的反映。因而即使一般疾病也应询问月经、带下情况，作为诊断妇科或其他疾病的依据。

（一）月经

指发育成熟的女子，胞宫周期性出血的生理现象。月经的形成与肾、肝、脾、胃、胞宫、冲任二脉及气血等关系十分密切，所以询问月经的有关情况，可以判断机体脏腑功能强弱及气血盛衰。

健康女子一般在 14 岁左右月经初潮，49 岁左右绝经。月经周期一般 28 天左右，行经 3～5 天，经量中等（约 50～100ml），经色正红，质地不稀不稠，不夹血块。

问月经，应注意了解月经的周期，行经的天数，月经的量、色、质，以及有无闭经或痛经等表现。必要时可询问末次月经日期，初潮或绝经年龄。

1. 经期异常

（1）月经先期：指连续 2 个月经周期出现月经提前 7 天以上的症状。多因热扰冲任，或气虚不摄而致。

（2）月经后期：指连续 2 个月经周期出现月经延后 7 天以上的症状。多因精血亏虚，或因气滞血瘀、寒凝血瘀、痰湿阻滞，冲任受阻所致。

（3）月经先后无定期：指月经周期或提前或延后达 7 天以上，并连续 3 个月经周期以上的症状。又称经期错乱、月经愆期。多因肝气郁滞，气机逆乱，或脾肾虚损，冲任气血失调所致。

2. 经量异常

（1）月经过多：指月经周期基本正常，但经量明显增多。多因热扰冲任，迫血妄行，或气虚不摄，冲任不固，或瘀阻胞络，血不归经所致。

（2）月经过少：指月经周期基本正常，但经量较常量明显减少，甚至点滴即净的症状。多因精血亏少，血海失充，或寒凝、血瘀、痰湿阻滞，冲任气血不畅所致。

（3）崩漏：指非正常行经期间阴道出血的症状。若出血势急而量多者，谓之崩（崩中）；势缓而量少，淋漓不断者，谓之漏（漏下），合称崩漏。崩与漏在病势上虽有缓急之分，但发病机理基本相同，在疾病演变过程中，常交替出现。

崩漏多因热伤冲任，迫血妄行，或脾肾气虚，冲任不固，或瘀阻冲任，血不归经所致。

（4）闭经：指女子年逾 18 周岁，月经尚未来潮；或已行经后又中断连续 3 个月以上的病理现象。在妊娠期、哺乳期或绝经期月经停闭，属生理现象。

闭经多因脾肾亏损，冲任气血不足所致；或因气滞或寒凝血瘀，或痰湿阻滞，胞脉不通而致。

3. 经色、经质异常 色淡红质稀，多为气虚或血少不荣；色深红质稠，乃血热内炽；经色紫暗，夹有血块，兼小腹冷痛，属寒凝血瘀所致。

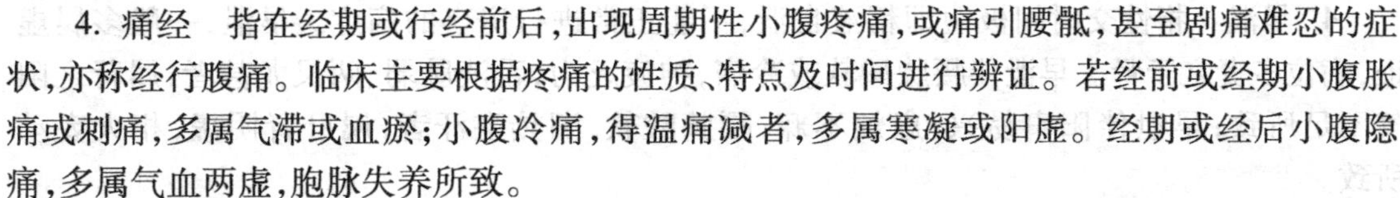

4. 痛经 指在经期或行经前后，出现周期性小腹疼痛，或痛引腰骶，甚至剧痛难忍的症状，亦称经行腹痛。临床主要根据疼痛的性质、特点及时间进行辨证。若经前或经期小腹胀痛或刺痛，多属气滞或血瘀；小腹冷痛，得温痛减者，多属寒凝或阳虚。经期或经后小腹隐痛，多属气血两虚，胞脉失养所致。

（二）带下

带下是妇女阴道内的分泌物。生理性带下为少量、无色、无臭的分泌物，具有润泽阴道的作用。若带下过多，淋漓不断，或有色、质、气味的异常变化，即为病理性带下。但妇女在月经期前后、排卵期或妊娠期，带下量略有增加，属生理现象。

问带下，应注意询问量、色、质和气味等情况。因带下颜色不同，故有白带、黄带、赤白带、五色带等区分。

1. 白带 指带下色白量多。若白带质稀如涕，淋漓不绝而无臭味，多属脾肾阳虚，寒湿下注；白带质稠，状如凝乳或豆腐渣状，气味酸臭者，多属湿浊下注所致。

2. 黄带 指带下色黄，质地黏稠，气味臭秽的症状，多因湿热下注所致。

3. 赤白带 指白带中混有血液，赤白杂见的症状。多因肝经郁热，或湿毒蕴结所致。

4. 五色带 指中老年妇女带下黄赤略褐，伴异常臭秽气味。多因湿热夹毒下注所致。临床根据实际情况，可进行相关妇科检查，以明确诊断。

十、问男子

对男子的询问，应注意其有无阴茎勃起、排泄精液等方面的异常情况。阴茎勃起异常有阳痿、阳强，精液排泄异常有不射精、遗精、早泄等。这些表现既是男科常见疾病，也是男子全身性病理变化的反映。故应加以询问，以作为诊断男科或其他疾病的依据。

1. 阳痿 指男子阴茎不能勃起，或勃起不坚，或坚而不久，致使不能进行房事的一种病症。阳痿有虚实之分。一般初病、骤发、青壮年患病者，多属实证；久病、渐发、中老年患病者，多属虚证。虚证多因房劳过度，或思虑劳心，或忧郁太过而致；实证多因情志不遂，或邪气内停，阻滞宗筋而成。临证应结合全身症状综合分析。

阳痿，伴有面色淡白，畏寒肢冷，腰膝酸痛者，为肾阳不足，命门火衰；伴面色无华，心悸少寐，倦怠食少，神疲乏力者，为心脾两虚；伴抑郁寡欢，或急躁易怒，胁肋胀闷，善太息，脉弦者，为肝气郁结；伴小便灼热，或滴白浑浊，少腹不适，睾丸抽痛者，为湿热下注；继发于跌仆金刃等外伤，或盆腔、会阴部手术，并伴有少腹、睾丸局部刺痛，舌紫暗者，为瘀血阻络所致。

2. 阳强 指阴茎异常勃起，久举不衰的一种病症。阳强而胀痛剧烈，伴急躁易怒，胁肋胀痛，口苦心烦者，为肝火内扰所致；阳强而疼痛较轻，勃起持续时间较短，伴有性欲亢进，头晕耳鸣，潮热盗汗，腰膝酸软者，为肝肾阴虚，相火妄动所致。

3. 遗精 指不经性交而精液自行遗泄的病症。成年未婚男子，或婚后夫妻分居者，1个月遗精1～2次，且无明显不适或其他异常表现者，为精满自溢，属生理现象。遗精频繁，甚至清醒时精液自出，并出现其他症状者，属病理表现。

遗精频作，甚至滑精，伴头昏目眩，耳鸣腰酸等症者，为肾气虚损，精关不固所致；阳强易举，梦中遗精，伴夜寐不安，五心烦热等症者，属于阴虚火旺，心肾不交所致；有梦而遗，伴面白无华，心悸气短，失眠健忘等症者，为心脾两虚所致；遗精频作，或有梦而遗，伴排尿时精液流出，或小便赤涩不畅，或阴部潮湿发痒等症者，多属湿热下注所致。

4. 早泄 指性交时间极短即精液自泄，不能正常进行房事的病症。早泄，一般多属虚证，病位多责之于肾。早泄伴腰膝酸软或冷痛，神疲乏力，舌淡脉弱、两尺尤甚者，属肾之阳气不足所致；早泄伴阳事易兴，虚烦不寐，腰膝酸软，潮热盗汗者，属肝肾阴虚，相火妄动所致。

十一、问小儿

儿科古称"哑科"，问诊比较困难，医生主要通过询问陪诊者，以获得有关疾病的资料。小儿在生理上具有脏腑娇嫩，生机蓬勃，发育迅速的特点；在病理上具有发病较快，变化较多，易虚易实的特点。因此，问小儿病除一般问诊内容外，还要结合小儿的特点，着重询问下列几个方面：

1. 出生前后情况 新生儿（出生后至1个月）的疾病多与先天因素或分娩情况有关，故应着重询问妊娠期及产育期母亲的营养及健康状况，有何疾病，曾服何药，分娩时是否难产、早产等，以了解小儿的先天情况。

婴幼儿（1个月至3周岁）发育较快，需要充足的营养供给，但其脾胃功能较弱，如喂养不当，易出现营养不良、腹泻以及"五软""五迟"等问题。故应重点询问喂养方法，坐、爬、立、走、出牙、学语的迟早等情况，从而了解小儿后天营养状况和生长发育是否符合规律。

2. 预防接种、传染病史 小儿6个月～5周岁之间，从母体获得的先天免疫力逐渐消失，而后天的免疫功能尚未形成，故易感染水痘、麻疹等急性传染病。预防接种可帮助小儿建立后天免疫功能，以减少感染或发病。患过某些传染病，如麻疹，常可获得终身免疫力。若密切接触传染病患者，如水痘、丹痧等，常可引起小儿感染发病。因此，询问上述情况，可作为确定诊断的重要依据。

3. 易使小儿致病的原因 小儿脏腑娇嫩，抵抗力弱，调节功能低下，易受气候及环境影响而发病。如因感受六淫之邪而导致外感病，出现发热恶寒、咳嗽、咽痛等症；小儿脾胃较弱，消化力差，极易伤食，而出现呕吐、泄泻等症；婴幼儿脑神经发育不完善，易受惊吓，而见哭闹、惊叫等症。所以要了解小儿致病原因，应注意围绕上述情况进行询问。

小 结

通过系统、翔实的问诊，可以了解疾病的发生、发展、诊疗经过、现在症状及其他相关信息，从而获得疾病诊断的重要线索和依据。

根据临床需要，一般可将问诊内容分为常规问诊、重点问诊和全面问诊三大类。临床中要运用好问诊，必须熟悉问诊的方法，掌握问诊的内容和要点，做到有目的（围绕诊断及鉴别诊断）、有重点（主诉、现病史）、有次序（现病史、既往史、个人生活史、家族史）地询问。问诊的难点在于抓住主诉，主诉往往是疾病现阶段的主要矛盾所在，问诊应围绕主诉而展开。

问现在症状范围较广，包括问寒热、汗出、疼痛、头身胸腹不适、饮食、睡眠、二便、情志、妇女、男子、小儿等内容。问寒热应掌握恶寒发热、但寒不热、但热不寒、寒热往来四种类型的特征及临床意义。问汗要重点掌握自汗、盗汗、绝汗、战汗四种特殊汗出的特征及临床意义。问疼痛应问清疼痛的性质和部位，前者提示不同的病因病机，后者提示不同的脏腑经络等病位。问头身胸腹不适，应熟悉头晕、耳鸣耳聋、胸闷、心悸、脘痞、腹胀、身重等异常情况的临床特征及意义。问饮食口味应掌握口渴与饮水、食欲与食量及口中味觉异常的临床特征及意义。问睡眠应掌握失眠和嗜睡的临床特征及意义。问二便要注重便次、便质的情况及有无排便感觉等。问情志应熟悉情志抑郁、情绪高涨、焦虑、恐惧、烦躁的临床特征及意义。问经带主要询问月经、带下有无异常。问男子应注意询问有无阴茎勃起异常及排泄精液异常等情况。问小儿要注意询问出生前后情况、发育营养、饮食等情况。

复习思考题

1. 主诉的含义及临床意义。
2. 现病史的含义及所包含的内容。
3. 常见的寒热类型、特征及其临床意义。
4. 自汗与盗汗的特征及其临床意义。
5. 怎样区别亡阴之汗与亡阳之汗?
6. 寒热虚实所致疼痛的临床特征。
7. 食欲减退、消谷善饥、饥不欲食分别有何临床意义?
8. 尿量增多与尿量减少的常见原因有哪些?

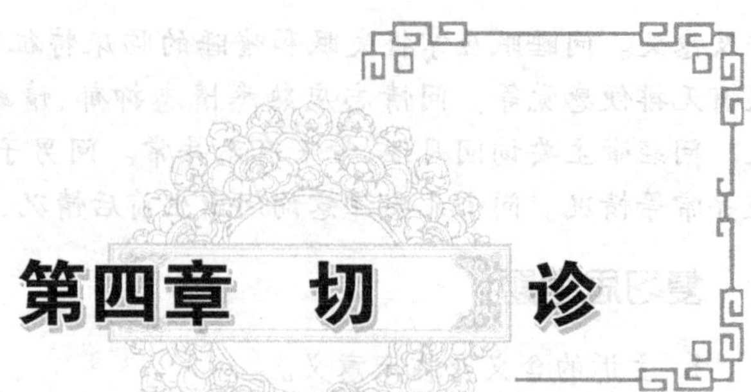

第四章　切　诊

切诊是医生用手对病人体表的相关部位进行触、摸、按、压，以获得有关病情资料的一种诊察方法。切诊包括脉诊和按诊两部分。

第一节　脉　诊

脉诊，又称诊脉、切脉，是医生用手指切按病人的脉搏，根据脉动应指的形象，以探查病情、辨别病证的一种诊察方法。

一、脉象形成的原理

脉象是指脉动应指的综合形象。脉象的形成主要与心脏搏动、脉道通利、气血盈亏和脏腑协调作用有关。人体的血脉贯通全身，内连脏腑，外达肌表，运行气血，周流不休，所以脉象能够反映全身脏腑功能、阴阳、气血的整体状况。

（一）心和脉是形成脉象的主要脏器

心主血脉，心脏搏动将血液排入脉管内并推动其运行从而形成脉搏，脉搏搏动应指即为脉象。脉动源于心，心脏的搏动是形成脉象的动力，脉象的至数、力度、均匀度等与心脏搏动的频率、强弱、节律相应。而脉管是气血运行的通道，并能约束、控制和推进血液沿着脉管运行，是气血循环不止，周流不息的重要条件。因此，脉管的结构和功能状态也能直接影响脉象。

（二）气与血是形成脉象的物质基础

气血是构成人体和维持人体生命活动的基本物质，也是脉象形成的物质基础。气为血之帅，气能生血、行血和摄血，气是血液化生的物质基础和动力，血液在脉管中运行也有赖于气的推动，脉壅遏营气有赖于气的固摄作用，而心脏搏动的节律、强弱也有赖于气的调节。血液能够濡养周身、充盈和濡养脉管，血液的盈亏和运行状态直接影响脉管的充盈度和流利度。因此，气血是脉象形成的重要物质基础。

（三）脏腑的整体活动与脉象密切相关

血液循行于脉管之中，流布全身，循环不休，既要依赖于心脏的主导作用，也要有赖于其他各脏的协调与配合。肺朝百脉，循行于周身的血脉，皆汇聚于肺，且肺主气，通过肺气敷布，血液才能布达全身。脾胃为后天之本，气血生化之源，脉之“胃气”与脾胃密切相关；脾主统血，血液在脉管内循行而不溢于脉外，有赖于脾气之统摄。肝藏血，具有贮藏血液、调节血量的作用；肝主疏泄，促使气血调畅，经脉通利。肾藏精，为先天之本，元气之根，是各脏腑功能活动的原动力，肾气充足则脉象有根；肾精又可化血，是血液生成的重要物质基础之一。因此，脉象的形成与各脏腑功能密切相关。

二、诊脉的方法与注意事项

（一）诊脉的方法与部位

诊脉的方法与部位可分为遍诊法、三部诊法和寸口诊法三种。

1. 遍诊法　遍诊法即《素问》三部九候诊法。切脉的部位有头、手、足三部，每部又各分天、地、人三候，三三合而为九，因而称为三部九候诊法。其具体部位如下(图 4-1)：

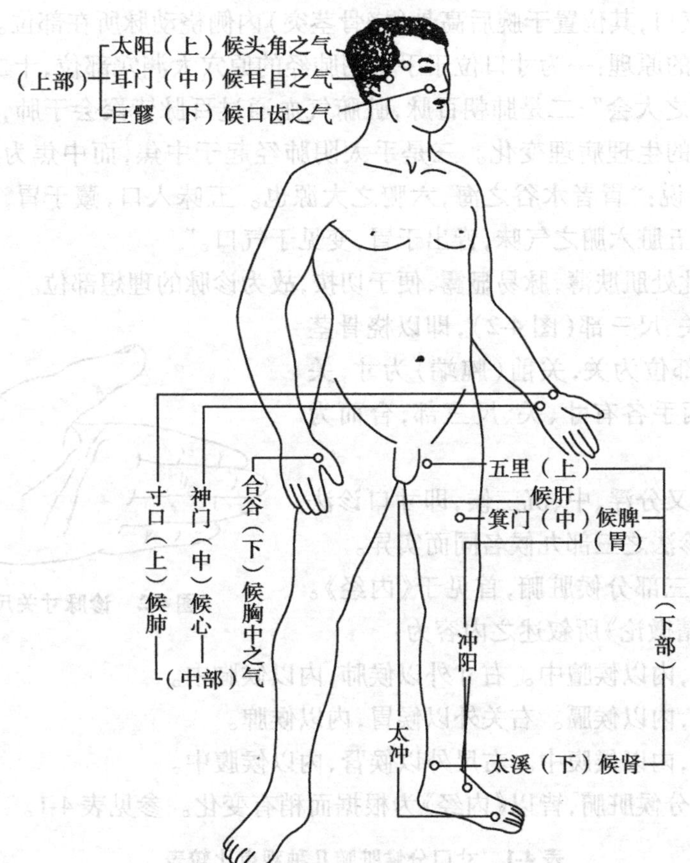

图 4-1　三部九候诊法示意图

上部(头部)

天——足少阳(两额之动脉，如太阳穴)以候头角之气。

人——手少阳(耳前之动脉，如耳门穴)以候耳目之气。

地——足阳明(两颊之动脉，如巨髎穴)以候口齿之气。

中部(手部)

天——手太阴(如寸口脉)以候肺。

人——手少阴(如神门穴)以候心。

地——手阳明(如合谷穴)以候胸中之气。

下部(足部)

天——足厥阴(如足五里穴或太冲穴)以候肝。

人——足太阴(如箕门穴或冲阳穴)以候脾(胃)。

地——足少阴(如太溪穴)以候肾。

2. 三部诊法　三部诊法首见于汉代张仲景之《伤寒论》,即诊人迎、寸口、趺阳三脉。其中,以寸口候十二经,以人迎、趺阳分候胃气。亦有去趺阳,加太溪脉,以候肾气者。

3. 寸口诊法　寸口诊法,始见于《内经》,详于《难经》,推广于晋代王叔和的《脉经》。寸口又称脉口,或气口,其位置于腕后高骨(桡骨茎突)内侧桡动脉所在部位。

诊脉独取寸口的原理:一为寸口位于手太阴肺经的原穴太渊穴部位,十二经脉之气均汇聚于此,故称为"脉之大会";二是肺朝百脉,脏腑气血通过百脉皆聚会于肺,因此,寸口脉气可以反映脏腑气血的生理病理变化。三是手太阴肺经起于中焦,而中焦为脾胃所居之处,《素问·五脏别论》说:"胃者水谷之海,六腑之大源也。五味入口,藏于胃,以养五脏气,气口亦太阴也。是以五脏六腑之气味,皆出于胃,变见于气口。"

寸口在腕后,此处肌肤薄,脉易显露,便于切按,故为诊脉的理想部位。

寸口又分寸、关、尺三部(图4-2),即以桡骨茎突为标记,其内侧部位为关,关前(腕端)为寸,关后(肘端)为尺。两手各有寸、关、尺三部,合而为六部脉。

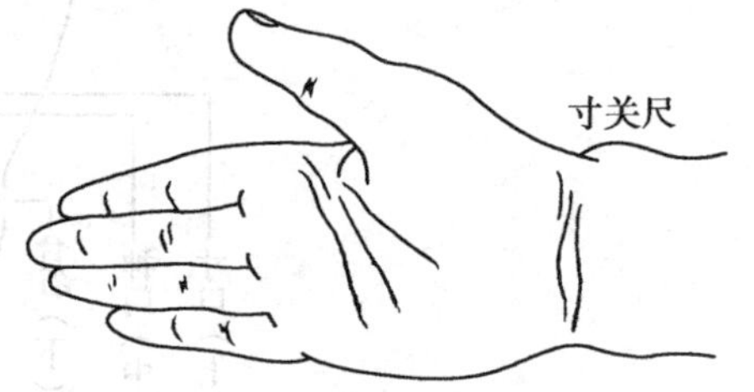

图4-2　诊脉寸关尺示意图

寸、关、尺三部又分浮、中、沉三候,即寸口诊法的三部九候,与遍诊法之三部九候名同而实异。

关于寸、关、尺三部分候脏腑,首见于《内经》。按照《素问·脉要精微论》所叙述之内容为:

左寸外以候心,内以候膻中。右寸外以候肺,内以候胸中。

左关外以候肝,内以候膈。右关外以候胃,内以候脾。

左尺外以候肾,内以候腹中。右尺外以候肾,内以候腹中。

后世对寸关尺分候脏腑,皆以《内经》为根据而稍有变化。参见表4-1。

表4-1　寸口分候脏腑几种观点比较表

文献	寸		关		尺		说　明
	左	右	左	右	左	右	
难经	心 小肠	肺 大肠	肝 胆	脾 胃	肾 膀胱	肾 命门	大小肠配心肺是表里相属。右肾属火,故命门亦候于右尺
脉经	心 小肠	肺 大肠	肝 胆	脾 胃	肾 膀胱	肾 三焦	

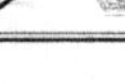

续表

文献	寸		关		尺		说明
	左	右	左	右	左	右	
景岳全书	心 心包络	肺 膻中	肝 胆	脾 胃	肾 膀胱 大肠	肾 三焦 命门 小肠	大肠配左尺，是金水相从；小肠配右尺，是火归火位
医宗金鉴	心 膻中	肺 胸中	肝 膈胆	脾 胃	肾 膀胱 小肠	肾 大肠	小肠配左尺，大肠配右尺，是以部位相配，故又以三焦分配寸关尺三部

以上所列举的几种观点，其分歧点在于大、小肠和三焦，而对于五脏的分候观点基本一致。目前关于寸、关、尺分候脏腑，原则上应以下列为准：

左寸可候心与膻中；右寸可候肺与胸中。

左关可候肝、胆与膈；右关可候脾与胃。

左尺可候肾与小腹；右尺可候肾与小腹。

需要注意：寸口之寸、关、尺分候脏腑，其所候为五脏六腑之气，而不是脏腑之脉出于何部，正如李时珍所云："两手六部皆肺经之脉，特取此以候五脏六腑之气耳，非五脏六腑所居之处也。"

（二）诊脉的指法

医生和受检者侧向坐，医生以左手切按受检者的右手，以右手切按受检者的左手。

1. 定位　医生切脉下指时，应中指定关，食指定寸，无名指定尺。即医生先将中指按于受检者的掌后高骨内侧关脉的部位，然后用食指按于关前定寸，用无名指按于关后定尺。小儿寸口部位较短，多用"一指定关法"切脉，即用拇指或食指统按寸关尺三部脉。

2. 布指　医生三指略呈弓形，指端平齐，以指目（指尖与指腹交界处）切按脉体。布指之疏密要和受检者之身材高矮和手臂长短相适应。身高臂长者，布指宜疏，身矮臂短者，布指宜密。

3. 举按寻　举按寻是切脉时运用指力的轻重和挪移手指，以探索和辨别脉象的指法。用轻指力按于皮肤上以体察脉象者，为举法，又称轻取或浮取；用重指力按至筋骨间以体察脉象者，为按法，又称重取或沉取；手指用力适中，按至肌肉以体察脉象者，称为"中取"。指力从轻到重，从重到轻，左右前后推寻，以寻找脉动最明显的特征，称为寻。

4. 总按与单按　总按是医生三指同时用力切脉的方法，是从总体上辨别寸关尺三部和左右两手脉象的形态、脉位的浮沉等。总按是三指平布，同时用力切脉。单按是分别用一个手指诊察某一部脉象的方法，主要用于分别了解寸、关、尺各部脉象的形态特征。临床上总按与单按常配合使用。

（三）诊脉的注意事项

1. 时间　《内经》指出清晨是切脉的最佳时间，此时未进食、未活动，人体的内外环境均安静，气血经脉较少受到干扰，脉象能较准确地反映机体的基础生理状况，也容易获取患者的真实脉象。但在临床实际运用中不必局限于平旦切脉，保证患者处于安静的内外环境之中是脉诊的基本要求。一般诊脉之前,要先让患者休息片刻,使呼吸调匀,气血平静,同时,诊室也保持安静,避免各种因素的干扰,以利于医生仔细体会脉象。

每次脉诊的时间,每手候脉不少于1分钟,两手候脉以3分钟左右为宜,总以辨清脉象为目的。

2. 体位　切脉时受检者取坐位或正卧位,手臂应放平与心脏处于同一水平,直腕,仰掌,手指略弯曲,要在腕关节背部垫上松软的脉枕。

3. 平息　平息是指切脉时医生要保持呼吸自然均匀,并用自己一呼一吸的时间去计算受检者脉搏的至数。另一方面,提示医生切脉时要虚心而静,全神贯注,仔细体会,才能辨识指下之脉象,正如《素问·脉要精微论》所说:"持脉有道,虚静为保。"

三、脉象要素

中医脉象的种类繁多,文献中主要从位、数、形、势四个方面进行分析归纳。其中位为脉动部位之浅深;数为脉动频率之快慢和脉动节律之整齐与否;形为脉动之形态,具体包括脉形之粗细、长短,脉管之紧张度及脉搏往来之流利度;脉势为脉搏应指之强弱,与脉的紧张度和流利度也相关。具体来说,包括了脉象的部位、至数、长度、宽度、力度、流利度、紧张度、均匀度八个方面。

脉位:脉搏搏动显现部位的浅深。

至数:脉搏搏动的频率。

脉长:脉动应指的轴向范围长短。

脉力:脉搏的强弱。

脉宽:脉动应指的径向范围大小,即手指感觉到脉道的粗细(不等于血管的粗细)。

流利度:脉搏搏动的流利通畅程度。

紧张度:脉管的紧急或弛缓程度。

均匀度:一为脉动节律是否均匀;二为脉搏力度、大小是否一致。

掌握上述诊脉要素,即能执简驭繁,知常达变,逐步学会辨识各种脉象的形态特征。

四、平脉

平脉是正常人在生理条件下表现的脉象,又称常脉。

(一)平脉形态

平脉形态表现为寸、关、尺三部有脉,一息四~五至,不浮不沉,不大不小,从容和缓流利,柔和有力,节律一致,尺脉沉取应指有一定力量,并随生理活动、气候、季节及环境的不同而有相应变化。

(二)平脉特点

平脉的特点为有胃、有神、有根。

1. 有胃　胃为水谷之海,后天之本,是人体气血生化之源。人以胃气为本,有胃气则生,少胃气则病,无胃气则死;脉亦以胃气为本,充则健,少则病,无则亡。如《素问·平人气象论》曰:"人以水谷为本,故人绝水谷则死。脉无胃气亦死。"脉象从容、和缓、流利,是为有胃气。即使是病脉,不论浮沉迟数,但有徐和之象,便是有胃气。诊察脉象胃气的盛衰有无,对于判断脾胃功能的盛衰、气血盈亏及疾病的进退转归,均有一定的临床意义。

2. 有神　心主血而藏神，脉为血之府，精血充盈，心神健旺，脉象就有神。脉来柔和有力，节律整齐为脉象有神。即使微弱之脉，但未至于完全无力的也为有神；弦实之脉，其中仍带有柔和之象也为有神。神是以精气为物质基础，故诊脉神之有无，可察精气之盛衰。

3. 有根　肾为先天之本，是元阴、元阳之所藏，为人体脏腑组织功能活动的原动力。肾气充足，反映于脉象必根基坚实。尺脉沉取应指有力为脉象有根。病虽重，尺脉尚滑实有力，提示肾气犹存，还有生机。因此，诊察脉象有根与无根，可测知肾精盈亏和肾气盛衰。

总之，脉象之有胃、有神、有根，是从不同角度强调正常脉象的必备条件。人体是一个有机整体，生理上密切相联，故脉象之胃神根三者亦是三位一体，相互补充，而不能截然分开。

（三）平脉的生理变异

脉象可随人体内外因素的影响而发生相应的生理性变化，诊脉时应注意这一点。

1. 四季气候　四季气候的不同变化，时刻影响着机体的生理活动，人体适应这种变化的生理性调节又可反映在脉象上。因此正常人应四时不同，脉象则有春微弦、夏微洪、秋微浮、冬微沉的变化。

2. 地理环境　地理环境也可影响脉象。南方地势低下，气候温热、潮湿，人体肌腠疏松，故脉多细软或略数；北方地势高峻，空气干燥，气候偏寒，人体肌腠紧缩，故脉多沉实。

3. 年龄　年龄越小，脉搏搏动越快，婴儿脉搏每分钟 120～140 次，五六岁幼儿脉搏每分钟 90～110 次，年龄渐长则脉象渐趋和缓。青年体壮脉搏有力，老人气血虚弱，精力渐衰，脉搏较弱。

4. 性别　性别不同，体质有异，脉象亦有区别。妇女脉象较男子濡弱而略快，妇女妊娠期脉多见滑数而冲和。

5. 体格　身躯高大者，脉搏显现的部位较长；矮小者，脉搏显现的部位较短。瘦人肌肉薄，脉多浮；胖人皮下脂肪厚，脉多沉。经常锻炼之人脉多缓而有力。

凡见六脉沉细等同而无病象者，为六阴脉；六脉常见洪大等同而无病象者，为六阳脉。

6. 情志　精神刺激也可引起脉象变化。如怒则伤肝而脉急，惊则气乱而脉动等。当情志恢复平静之后，脉象也恢复正常。

7. 劳逸　剧烈运动和远行之后，脉常急疾；入睡之后，脉多迟缓；脑力劳动者，脉多弱于体力劳动者。

8. 饮食　进食后、酒后脉多数而有力；饥饿时脉象多稍缓而乏力。

此外，有些人脉不见于寸口，而从尺部斜向手背，为斜飞脉；若脉出现在寸口的背侧，为反关脉；尚有出现于腕部其他位置的，都是生理变异的脉位，即桡动脉解剖位置的变异，不属病脉。

五、常见脉象

历代医家对常见脉象的分类和命名各不相同，如《脉经》总结为 24 种脉象，《濒湖脉学》提出 27 种脉象，李士材《诊家正眼》增加了疾脉，总结为 28 种脉象。但不外乎从位、数、形、势四个方面，具体又是通过脉象的部位、至数、长度、宽度、力度、流利度、紧张度、均匀度八个方面来进行辨识。

28 种脉中，有些脉象属单因素脉，如浮脉与沉脉（部位）、迟脉与数脉（至数）等便属此类，而有些脉本身是由几种单因素脉复合而成，如弱脉由沉（部位）、细（宽度）、虚（力度）合成，濡脉由浮（部位）、细（宽度）、虚（力度）合成。

（一）常见脉象的特征及临床意义

1. 浮脉

【脉象特征】轻取即得，重按稍减而不空；举之有余，按之不足。

【临床意义】主表证，亦主虚证。

【机理分析】外邪侵袭肌腠，卫阳抗邪，则脉气鼓动于外，应指而浮。但久病体虚，亦有见浮脉的，多浮大无力，不可误作外感论治。如《濒湖脉学》曰："久病逢之却可惊。"

生理性浮脉可见于形体偏瘦者。夏秋之际阳气升浮，也可见浮脉。

2. 沉脉

【脉象特征】轻取不应，重按始得；举之不足，按之有余。

【临床意义】主里证，有力为里实，无力为里虚。

【机理分析】邪气郁于里，气血被困，正气尚盛，故脉沉而有力；若脏腑亏虚，气血不足，或阳虚气弱，脉气鼓动无力，则脉沉而无力。

生理性沉脉可见于肥胖者。冬季气血内敛，脉象也偏沉。

3. 迟脉

【脉象特征】脉来迟缓，一息不足四至。

【临床意义】迟脉主寒证，有力为寒积，无力为虚寒。

【机理分析】寒凝气滞，阳气被遏，或阳气亏虚，则脉迟。迟而有力，多为寒积实证；迟而无力，则属虚寒。脉迟不可概论属寒证，如伤寒阳明腑实证，邪热结聚，血行受阻，也可见迟脉，但迟而有力，按之必实，故临证当脉症合参。

生理性迟脉可见于长期锻炼之人，脉迟而有力。

4. 数脉

【脉象特征】脉来急促，一息五～六至。

【临床意义】数脉主热证，有力多为实热，无力多为虚热。亦可见于虚阳外浮者。

【机理分析】阳热亢盛，气血运行加速，则见数脉，且数而有力；久病阴虚，虚热内生，脉也见数，多数而无力；若虚阳外浮而见数脉，则数大无力，按之豁然而空。

生理性数脉可见于婴儿和儿童。正常人在运动和情绪激动时，脉率也加快。

5. 洪脉（附大脉）

【脉象特征】脉来极大，充实有力，状若波涛汹涌，来盛去衰。

【临床意义】主气分热盛，亦主邪盛正衰。

【机理分析】阳热炽盛，充斥内外，脉道扩张，气盛血涌，则脉洪。若久病气虚，或虚劳、失血、久泄等病证而见洪脉，则多属邪盛正衰的危候。

生理性洪脉可见于夏季。因夏季阳气亢盛，脉象稍显洪大。

附：大脉

【脉象特征】脉体宽大，但无脉来汹涌之势。

【临床意义】见于健康人，或提示病情加重。

【机理分析】健康人寸口三部皆大，是体魄健壮之征象。疾病中出现大脉，多提示病情加重，即所谓"大则病进"。

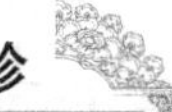

6. 细脉(小脉)

【脉象特征】脉细如线,但应指明显。

【临床意义】主气血两虚,诸虚劳损。又主湿病。

【机理分析】营血亏虚则脉道失充,气虚则无力推动血行,故脉体细小而软弱无力;湿性重浊黏滞,湿邪阻压脉道,气血运行不利,可见细脉;若温热病神昏谵语而见细数脉,为热邪深入营血或邪陷心包之证候。

生理性细脉可见于冬季。因寒冷刺激,脉道收缩,故脉象偏于沉细。

7. 微脉

【脉象特征】极细极软,按之欲绝,若有若无。

【临床意义】主气血大虚,阳气衰微。

【机理分析】阳衰气微,无力鼓动,则见微脉。轻取之似无是阳气衰;重按之似无乃阴气竭。久病脉微,为正气将绝;新病脉微,多主阳气暴脱。

8. 散脉

【脉象特征】浮散无根,稍按则无,至数不齐。

【临床意义】主元气离散,脏腑之气将绝。

【机理分析】气血亏虚,精气欲竭,阴不敛阳,阳气浮越于外,脉气不能内敛,则举之浮散而不聚,按之则无。是正气耗散,脏腑之气将绝之危候。

9. 虚脉

【脉象特征】三部脉举之无力,按之空虚。

【临床意义】主虚证。

【机理分析】气虚不足以推动血行,故脉来无力;血亏不足以充养脉道,则按之空虚,故虚脉可见于气血两虚及脏腑诸虚。

10. 实脉

【脉象特征】三部脉举按均有力。

【临床意义】主实证。

【机理分析】邪气亢盛而正气不衰,邪正相搏,气血壅盛,脉道坚满,则应指有力。

11. 滑脉

【脉象特征】往来流利,如盘走珠,应指圆滑。

【临床意义】主痰饮,食滞,实热。

【机理分析】实邪壅盛于内,气实血涌,则脉象往来流利,应指圆滑。

平人脉滑而冲和,是营卫充实之象。妊娠妇女亦常见滑脉,为气血充盛而调和的表现。

12. 涩脉

【脉象特征】往来艰涩不畅,如轻刀刮竹。

【临床意义】主伤精,血少,或气滞血瘀,夹痰,夹食。

【机理分析】精血亏少,不能濡养血脉,血行不畅,脉气往来艰涩,则脉涩而无力;气滞血瘀或痰食胶固,气机不畅,血行受阻,故脉涩而有力。

13. 长脉

【脉象特征】脉形长,首尾端直,超过本位。

【临床意义】主肝阳有余,阳盛内热等有余之证。

【机理分析】阳亢热盛、痰火内蕴，致使气逆壅盛，脉道充实，则脉体长而满溢，超过寸尺。

生理性长脉可见于正常人，其脉长而和缓，为气血充足，运行畅通之象。

14. 短脉

【脉象特征】首尾俱短，不及三部。

【临床意义】主气郁、气损（虚）。

【机理分析】气虚无力鼓动血行，则脉短而无力。亦有因气郁血瘀，或痰滞食积，阻滞脉道，致脉气不伸而见短脉，故短涩而有力。因此，短脉不可概作不足论，应注意脉之有力无力。

15. 弦脉

【脉象特征】端直以长，如按琴弦。

【临床意义】主肝胆病，诸痛，痰饮，疟疾。亦主虚劳，胃气衰败。

【机理分析】邪气滞肝，疏泄失职，气机不利，或诸痛、痰饮，阻滞气机，脉气紧张，故见弦脉。虚劳内伤，中气不足，肝木乘脾，亦可见弦脉。若弦而细劲，如循刀刃，则是胃气全无，病多难治。

生理性弦脉可见于春季，脉象外应自然界生发之气，则脉象弦而柔和。健康人中年之后，脉亦兼弦，老年人脉多弦硬，是阴血不足，血脉失于濡养而失柔和之性的表现。

16. 芤脉

【脉象特征】浮大中空，如按葱管。

【临床意义】主失血，伤阴。

【机理分析】失血过多，血量骤减，营血亏虚，无以充脉，或津液大伤，血不得充，血失阴伤则阳无所附而散于外，则见芤脉。

17. 紧脉

【脉象特征】脉来绷急，状如牵绳转索。

【临床意义】主寒证，痛证，宿食。

【机理分析】寒邪外袭，阻遏阳气，寒邪与正气相搏，致脉道紧张而拘急，则见紧脉。寒邪在表，脉见浮紧；寒邪在里，脉见沉紧。剧痛、宿食之紧脉，亦为寒邪积滞与正气相搏之故。

18. 缓脉

【脉象特征】一息四至，来去缓慢。

【临床意义】主湿病，脾胃虚弱。

【机理分析】湿性黏滞，气机为湿所困，或脾胃虚弱，气血不足以充盈鼓动，则脉见缓慢无力，弛纵不鼓。有病之人脉转和缓，为正气恢复之征。

生理性缓脉见于正常人，则脉来从容不迫，应指均匀，和缓有神，为神气充沛之象。

19. 革脉

【脉象特征】浮而搏指，中空外坚，如按鼓皮。

【临床意义】多主亡血，失精，半产，漏下。

【机理分析】正气不固，精血不藏，致气无所恋而浮越于外，故见脉来浮大搏指，外强中干，犹如按绷紧的鼓皮。

20. 牢脉

【脉象特征】脉沉而实大弦长。

【临床意义】主阴寒内实,疝气癥瘕。

【机理分析】因阴寒内积,阳气沉潜于下所致。牢脉主实,有气血之分,癥积有形肿块,是为实在血分;瘕聚、疝气等无形痞结,为实在气分。若牢脉见于失血、阴虚等证,便为危重征象。

21. 弱脉

【脉象特征】极软而沉细。

【临床意义】主气血不足。

【机理分析】血虚脉道失充,故脉细;气虚则脉搏乏力,脉气不能外鼓,则脉位深沉,脉势软而无力。病后正虚,见脉弱为顺;新病邪实,见脉弱为逆。

22. 濡脉

【脉象特征】浮而细软。

【临床意义】主诸虚,又主湿。

【机理分析】气虚脉道失于内敛,或精血亏虚,脉道不充,则可见濡脉。湿气压抑脉道,脉气不振,脉也可见濡。

23. 伏脉

【脉象特征】重手推筋按骨始得,甚则伏而不见。

【临床意义】主邪闭,厥证,痛极。

【机理分析】因邪气内伏,脉气不得宣通所致。若两手脉潜伏于内,甚或太溪与趺阳脉都不见者,为险证。

24. 动脉

【脉象特征】脉形如豆,厥厥动摇,滑数有力。

【临床意义】主痛证,惊证。

【机理分析】痛则气结,气血阻滞,阴阳不和;惊则气乱,气血运行失常。痛或惊,则阴阳相搏,升降失和,气血乖异,故脉道随气血冲动而呈滑数有力;气为血阻故脉体较短。

25. 促脉

【脉象特征】脉来数而时一止,止无定数。

【临床意义】主阳盛实热,气血痰饮宿食停滞,亦主脏气虚弱,阴血衰少。

【机理分析】阳盛实热,阴不和阳,则脉来急数有力而时见脉歇止;气血痰饮宿食等有形实邪阻滞,脉气不相续接而时见歇止。若真元虚衰,脏气亏虚,阴血衰少,致脉气不相接续而见促脉者,必促而细小无力。

26. 结脉

【脉象特征】脉来缓而时一止,止无定数。

【临床意义】主阴盛气结,寒痰血瘀。亦主气血虚衰。

【机理分析】阴盛而阳不和,则脉缓慢而时一止;寒痰瘀血,气郁不疏,脉气阻滞,故结脉而有力。若久病虚损,气虚血弱,脉气不续,则多见结而无力。

27. 代脉

【脉象特征】脉来一止,止有定数,良久方来。

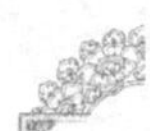

【临床意义】主脏气衰微。亦主风证、痛证、七情惊恐、跌打损伤。

【机理分析】脏气衰微,气血亏虚,元气不足,致脉气不能衔接而止有定数。风证、痛证、七情惊恐、跌打损伤诸病见代脉,多是因病而致脉气不能衔接,脉亦见歇止。

28. 疾脉

【脉象特征】脉来急疾,一息七八至。

【临床意义】主阳极阴竭、元气将脱。

【机理分析】疾病在热极时多有疾脉,疾而按之益坚为阳亢无制,真阴垂危之候;若疾而虚弱无力为元阳将脱之征。劳瘵病亦可见疾脉,多属危候。

生理性疾脉可见于剧烈运动后,婴儿脉来一息七至亦属平脉,不作疾脉论。

(二)常见脉象的鉴别

28种脉象在位、数、形、势上各具特征,但有些脉象很相似,容易混淆,故需加以鉴别。历代医家对脉象的鉴别积累了丰富的经验,如王叔和在《脉经》中指出了一些相类脉象的差异,李时珍在《濒湖脉学》中编有"相类诗"以便鉴别,徐灵胎更具体地说明了脉象的鉴别方法,提出了比类法和对举法。

1. 比类法 比类法是用近似脉象相比的方法进行脉象的鉴别。比类法包括两个方面:一是归类或分纲,即将相似脉象归为一类进行比较;二是辨异,即分析相似脉象的区别。

(1)归类 将28种脉归类、分纲进行比较,可提纲挈领,执简驭繁。现在一般多采用浮、沉、迟、数、虚、实六脉为纲,对28脉加以归类比较(见表4-2)。

表4-2 常见脉象归类比较

脉纲	脉名	脉象	主病
浮脉类	浮	举之有余,按之不足	表证,亦主虚证
	洪	脉来极大,充实有力,状如波涛汹涌,来盛去衰	气分热盛,亦主邪盛正衰
	濡	浮细而软	主诸虚,又主湿
	散	浮散无根,稍按则无,至数不齐,脉力不均	元气离散,脏腑之气将绝
	芤	浮大中空,如按葱管	失血,伤阴
	革	浮而搏指,中空外坚,如按鼓皮	亡血,失精,半产,漏下
沉脉类	沉	举之不足,按之有余	里证
	伏	脉位深,重手推筋按骨始得,甚则伏而不见	邪闭,厥病,痛极
	牢	脉沉而实大弦长,轻取中取均不应,沉取始得,坚牢不移	阴寒内实,疝气癥瘕
	弱	极软而沉细	气血不足
迟脉类	迟	脉来迟慢,一息不足四至	寒证
	缓	一息四至,脉来缓慢,其脉率快于迟脉	湿证,脾胃虚弱
	涩	往来艰涩不畅,如轻刀刮竹	精伤血少,气滞血瘀,夹食,夹痰
	结	脉来缓而时一止,止无定数	阴盛气结,寒痰血瘀。亦主气血虚衰

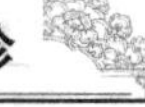

续表

脉纲	脉名	脉　象	主　病
数脉类	数	脉来急促,一息五～六至	热证,亦主虚阳外浮
	促	脉来数而时一止,止无定数	阳盛实热,气血痰饮宿食停滞,亦主脏气虚弱,阴血衰少
	疾	脉来急疾,一息七八至	主阳极阴竭、元气将脱
	动	脉形如豆,厥厥动摇,滑数有力	痛,惊
虚脉类	虚	三部脉举之无力,按之空虚	虚证
	微	极细极软,按之欲绝,若有若无	气血大虚,阳气衰微
	细	脉细如线,但应指明显	气血两虚,诸虚劳损,亦主湿
	代	脉来一止,止有定数,良久方来	脏气衰微,亦主风证,痛证,七情惊恐,跌打损伤
	短	首尾俱短,不及三部	有力为气郁,无力为气损
实脉类	实	三部脉举按均有力	实证
	滑	往来流利,如盘走珠,应指圆滑	痰饮,食滞,实热
	紧	脉来绷急,状如牵绳转索	寒证,痛证,宿食
	长	脉形长,首尾端直,超过本位	肝阳有余,阳盛内热
	弦	端直以长,如按琴弦	肝胆病,诸痛,痰饮,疟疾

（2）辨异　在掌握相似脉象相同特征的基础上,再对脉象各自的不同之处进行比较而予以鉴别,有利于掌握常见脉象的特征。现将相似脉鉴别如下:

浮脉与芤脉、革脉、散脉:四者脉位皆表浅。不同之处是浮脉举之泛泛有余,重按稍减而不空,脉形不大不小;芤脉则浮大无力,中间独空,如按葱管;革脉则浮而搏指,中空外坚,如按鼓皮;散脉则浮散无力,漫无根蒂,稍用力则形散若无,至数不齐,脉力不匀。

沉脉与伏脉、牢脉:三者脉位皆在深部,故轻取均不应。不同之处是沉脉重取始得;伏脉则较沉脉部位更深,着于筋骨,故重按亦无,须推筋着骨始得,甚则伏而不见;牢脉则沉取实大弦长,坚牢不移。

迟脉与缓脉:两者皆以息计,迟脉是一息不足四至;缓脉则稍快于迟,一息四至,脉来徐缓。

数脉与滑脉、疾脉:滑脉与数脉有相似之处,但滑脉是指形与势,滑脉流利,圆滑似数,而数脉是指至数而言,一息五～六至。《濒湖脉学》强调:“莫将滑数为同类,数脉唯看至数间。”疾脉也以息计,疾脉更快于数,一息七八至。

实脉与洪脉:两者在脉势上皆是充实有力。但洪脉状若波涛汹涌,盛大满指,来盛去衰,浮取明显;而实脉则长大坚实,应指有力,举按皆然,来去俱盛,故有“浮沉皆得大而长,应指无虚愊愊强”之说。

细脉与微脉、弱脉、濡脉:四者皆是脉形细小且软弱无力。但细脉是形小而应指明显;微脉则极细极软,按之欲绝,有时至数不清,起落模糊;弱脉则沉细而无力;濡脉脉位与弱脉相反,浮细而无力。

芤脉与革脉:两者皆有中空旁实之象。但芤脉是浮大无力中空,如按葱管,显示脉管柔软;革脉则浮大搏指,弦急中空,如按鼓皮,显示脉管较硬。

弦脉与长脉、紧脉:弦脉与长脉相似,但长脉是超过本部,如循长竿,长而不急;弦脉虽长,而脉气紧张,指下如按琴弦。《医述》曰:“长类于弦而盛于弦,弦脉带急,长脉带缓。”弦脉有似紧脉,两者脉气均紧张,但弦脉如按在琴弦上,无绷急之势,紧脉如按在拉紧的绳索上,脉势绷急,在脉形上紧脉比弦脉大。

短脉与动脉:两者在脉形上均有短缩之象。但短脉是形状短缩而涩且常兼迟,不满三部;动脉则是其形如豆,常兼滑数有力。《医述》曰:“短类于动而衰于动,动脉形滑而且数,短脉形涩而必迟”。

结脉、代脉、促脉:三者皆属于节律失常而有歇止之脉。但结脉、促脉是不规则的间歇,歇止时间短;而代脉则是有规则的歇止,且歇止的时间较长,这是结脉、促脉与代脉的差异。结脉与促脉虽均有不规则的间歇,但结脉是迟而歇止,促脉则是数而歇止。

2. 对举法 对举法是指将两种相反的脉象运用对比的方法进行鉴别。现将相反脉鉴别如下:

浮脉与沉脉:为脉位浅深相反的两种脉象。浮脉是脉位表浅,轻取即得,主表属阳;沉脉是脉位深沉,轻取不应,重按始得,主里属阴。

迟脉与数脉:为脉率快慢相反的两种脉象。迟脉是搏动比正常脉慢,即一息不足四至,主寒;数脉是搏动比正常脉快,即一息五~六至,主热。

虚脉与实脉:为脉的搏动力量强弱相反的两种脉象。虚脉是三部举按均无力,主虚证;实脉是举按均有力,主实证。

滑脉与涩脉:为脉的流利度相反的两种脉象。滑脉是往来流利通畅,指下圆滑,如盘走珠;涩脉是往来艰难滞涩,极不流利,如轻刀刮竹。

洪脉与细脉:为脉体宽度和气势皆相反的两种脉象。洪脉是脉体阔大,充实有力,来势盛而去势衰;细脉是脉体细小如线,脉势软弱无力,但应指明显。

长脉与短脉:为脉形长短相反的两种脉象。长脉的脉搏搏动超过寸关尺三部;短脉的脉搏搏动范围小,前不至寸部或后不及尺部。

紧脉与缓脉:为脉的紧张度相反的两种脉象。紧脉是脉势紧张有力,如按转绳;缓脉是脉来势缓松弛,一息四至。

六、相兼脉

所谓相兼脉,是指28脉中两种或两种以上的脉象相兼出现。这些相兼脉象的主病,往往等于各组成脉象所主病的总和。如浮数脉,浮脉主表证,数脉主热证,因而浮数脉主表热证;又如脉浮紧,浮脉主表证,紧脉主寒证,脉浮紧则主表寒证。同理,沉数而无力之脉主里虚热证;而沉迟而有力之脉则主里实寒证。余可类推。

现将临床上常见的相兼脉及其主病举例如下:

浮数脉:主风热袭表的表热证。

浮缓脉:主风邪伤卫,营卫不和的太阳中风证。

浮紧脉:主外感风寒之表寒证,或风寒湿痹。

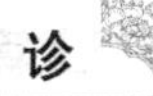

浮滑脉:主表证夹痰或风痰,常见于素体痰盛而又感受外邪者。

沉迟脉:主里寒证,常见于脾肾阳虚、阴寒凝滞的病证。

沉缓脉:主脾虚而水湿停留。

沉涩脉:主血瘀,尤常见于阳虚而寒凝血瘀者。

沉弦脉:主肝郁气滞、寒滞肝脉或水饮内停。

弦数脉:主肝热证,常见于肝郁化火或肝胆湿热等病证。

弦细脉:主肝肾阴虚、血虚肝郁或肝郁脾虚。

弦滑数:见于肝郁夹痰、风阳上扰或痰饮内停等证。

细数脉:主阴虚火旺。

滑数脉:主痰热、痰火、湿热或食积化热。

洪数脉:主气分热盛,多见于外感热病的中期。

七、真脏脉

真脏脉是疾病危重期出现无胃、无神、无根的脉象,又称怪脉、败脉、死脉、绝脉。是病邪深重,元气衰竭,胃气已败之征。元代危亦林《世医得效方》列怪脉十种,称为"十怪脉",后世医家除去十怪脉中的偃刀、转豆、麻促,称为"七绝脉"。现将十怪脉简介于下:

釜沸脉:脉在皮肤,浮数之极,至数不清,如釜中沸水,浮泛无根。是三阳热极,阴液枯竭之候,多为临死前之脉象。

鱼翔脉:脉在皮肤,头定而尾摇,浮浮泛泛,似有似无,如鱼在水中游动。此是三阴寒极,阳亡于外之候。

虾游脉:脉在皮肤,如虾游水,时而跃然而去,须臾又来,其急促躁动之象仍如前。是孤阳无依,躁动不安之候。

屋漏脉:脉在筋肉之间,如残漏之下,良久一滴,溅起无力,状如水滴溅地貌,即脉迟而结代,搏动无力。此是胃气、营卫俱绝之候。

雀啄脉:脉在筋肉间,连连数急,三五不调,止而复作,如雀啄食之状。此是脾胃之气衰败,精气已绝于内。

解索脉:脉在筋肉之上,乍疏乍密,散乱无序,如解乱绳之状,即脉搏跳动忽快忽慢,节律紊乱。多主肾与命门之气皆亡。

弹石脉:脉在筋肉之下,如指弹石,辟辟凑指,毫无柔软和缓之象。此是肾气竭绝之象。

偃刀脉:如抚刀刃,浮之小急,按之坚大而急,即脉弦细紧急,如手触刀刃之感。为肝之危脉。

转豆脉:脉来累累,如循薏苡仁之状,即脉来如豆转,来去捉摸不定,并无息数。为心之危脉。

麻促脉:脉如麻子之纷乱,细微至甚,即脉来急促零乱,极细而微。是卫枯营血独涩,为危重之候。

现代临床实践表明,真脏脉绝大多数为心脏器质性病变引起的心律失常的脉象。这些属于心脏器质性病变的真脏脉一旦出现,多预示着疾病已发展至极严重的阶段,但并非一定都是无药可救的死证,仍应尽最大努力进行救治。

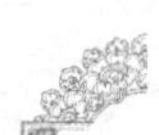

八、诊妇人脉与小儿脉

（一）诊妇人脉

妇人因有经、孕、产等特殊的生理活动及其相关疾病，其脉象亦可出现相应变化。

1. 诊月经脉　妇女经期气血调和，故脉见滑数。妇人左关、尺脉，忽洪大于右手，口不苦，身不热，腹不胀，为月经将至。寸、关脉调和，而尺脉绝不至者，月经多不利。

妇人闭经有虚实之分。尺脉虚细涩，为精血不足的虚证；尺脉弦涩有力，为气滞血瘀的实证。

2. 诊妊娠脉　妇人婚后月经停止，若脉象滑数冲和，尺脉尤显，兼饮食异于平常，嗜酸或呕吐等症者，多为妊娠之征。《素问·阴阳别论》云："阴搏阳别，谓之有子。"《素问·平人气象论》又云："妇人手少阴脉动甚者，妊子也。"指出妇人两尺脉搏动强于寸脉或左寸脉滑数动甚者，皆为妊娠之征。尺脉候肾，胞宫系于肾，妊娠后胎气鼓动，故两尺脉滑数搏指，异于寸部脉者为有孕之征。此两种说法可供临床参考。

3. 诊死胎脉　凡妊娠必阳气动于丹田，脉见沉滑，才能温养胎形。如果脉见沉涩，是精血不足，胎孕便可能受到损害。所以，妊娠期脉象沉而流利有力者，提示阳气和畅，胎孕正常；如脉沉而涩滞乏力，则胞孕可能有损，或是死胎。

4. 诊临产脉　孕妇临产时，其脉象亦有特殊变化。一是尺脉转为紧急而数，二是中指顶节两旁脉动较平时明显而剧烈。

（二）诊小儿脉

小儿脉与成人有所区别，其寸口脉位狭小，难分寸、关、尺三部，加之小儿临诊时易惊哭，脉气亦随之变化，故难以准确掌握。后世医家有一指定关（一指总候三部）的诊法，是小儿脉诊的主要方法。

1. 一指三部诊法　一指三部诊法的操作方法：医生用左手握小儿手，对三岁以下的小儿，用右手大拇指或食指按在高骨脉上，分三部以定息数；对四岁以上的小儿，则以高骨中线为关，以一指向两侧滚转以寻三部；七八岁可以挪动拇指诊三部；九至十岁以上可以次第下指，依寸、关、尺三部诊脉；十五岁以上可按成人三部诊法进行。

2. 小儿脉象主病　三岁以下的小儿，一息七八至为平脉；五六岁的小儿，一息六至为平脉，一息七至以上为数脉，一息四五至为迟脉。

小儿脉象主要诊浮沉、迟数、强弱、缓急，以辨阴阳寒热表里，邪正盛衰，不必详求二十八脉。浮数为阳，沉迟为阴。强弱可了解虚实，缓急可测知邪正。数为热，迟为寒。沉滑为痰食，浮滑为风痰。紧主寒，缓主湿，大小不齐为食滞。

小儿肾气未充，脉气止于中候。无论何脉，重按多不见。如重按乃见，便与成人的实牢脉同论。

九、脉症顺逆与从舍

（一）脉症顺逆

脉症顺逆是通过脉象与症状的相应与不相应，以判断疾病的顺逆。脉象与疾病的症状性质一致者，即脉症相应。但由于病情复杂多变，临床上也会出现脉象与疾病的症状性质不一致者，即脉症不相应。从判断疾病的顺逆来看，脉症相应者为顺证，脉症不相应者为逆证。

如暴病脉来浮、洪、实者为顺证，反映正气充盛抗邪；久病脉来沉、细、弱为顺证，说明正虽不足但邪亦不盛。新病脉见沉、细、弱、微，说明正气已衰；久病脉见浮、洪、实，则表示正衰而邪不退，均属逆证。

（二）脉症从舍

因脉症有不相应的情况，所以脉与症必有一真一假，或为症假脉真，或为症真脉假，因此临证时需仔细辨明脉症的真假以决定从舍，或舍症从脉，或舍脉从症。

1. 舍症从脉　在症假脉真时，应舍症从脉。如热邪郁闭于里，症见四肢厥冷，而脉滑数者，此脉反映的是内热炽盛为真，而症状四肢厥冷是热邪深伏于内，阳气被遏，郁闭于里，不能外透，格阴于外所致的假寒象，故当舍症从脉。

2. 舍脉从症　在症真脉假时，应舍脉从症。如症见腹部胀满、硬痛拒按，大便燥结，舌红苔黄厚燥，而脉迟者，此症反映的是实热内结肠胃为真，而该迟脉是热结胃肠，阻滞血脉运行所致，为迟脉主病之变，是假寒象，故当舍脉从症。

需要指出的是，脉和症均是病、证在不同侧面的反映。脉有从舍，也说明了脉象只是疾病临床表现的一个方面，因而不能把它作为诊断疾病的唯一依据。脉症相应，常说明病证之病机较为单纯，而脉症不符，恰恰说明病证之病机较为复杂。因此，临证不可盲目地对脉症进行从舍，而应四诊合参，仔细辨别，综合分析，才能作出正确判断。

十、脉诊的临床意义

切脉是中医临床不可缺少的诊察步骤和内容，这是因为脉象能传递机体各部分的生理病理信息，是探测体内脏腑功能变化的窗口，可为临床诊断疾病提供重要的依据。

脉诊的临床意义，具体可归纳为以下四个方面：

（一）辨别疾病病位

疾病部位有表里浅深之别，而脉象的浮沉则可以反映疾病部位的表里浅深。浮脉多主病位表浅，沉脉多主病位在里。两手寸口部的寸、关、尺三部与五脏有一定对应关系，即左手寸、关、尺可候心、肝、肾；右手寸、关、尺可候肺、脾、肾。所以，疾病的脏腑定位，可借助左右手寸关尺三部的脉象变化反映出来。

（二）判断疾病性质

病性主要有寒热虚实。脉象能较客观地反映疾病性质。如数脉和迟脉主要反映疾病的寒热性质，数脉多主热证，迟脉多主寒证；脉象的有力与无力可反映疾病过程中的邪正盛衰，脉象无力多为虚证，脉象有力多为实证。

（三）推测病因病机

从脉象以推测病因病机在许多古医籍中均有记载，如《金匮要略·胸痹心痛短气病脉证治》曰："夫脉当取太过不及，阳微阴弦，即胸痹而痛"，阳微阴弦是指关前（寸部）脉微弱，关后（尺部）脉弦急，阳微是胸阳不足，阴弦是阴邪内盛。所以脉阳微阴弦，说明上焦阳虚，下焦阴邪乘虚上犯，导致胸痹而痛。

（四）推断疾病进退预后

脉诊对于判断病情轻重，推测疾病预后凶吉，有一定的临床意义。如外感病脉象由浮转沉，说明病邪由表入里，病情加重；而由沉转浮，则说明正气来复，可祛邪外出。外感热病，热势渐退，脉象见缓和，为将愈之候；若脉急疾，烦躁者，则是病情加重。久病脉出现缓和，为胃气渐复，病退向愈之佳兆；久病气虚、虚劳、失血、久泄久痢而出现洪脉，则多为邪盛正衰之危候。

第二节　按　诊

按诊是医生用手对病人的肌肤、手足、胸腹、腧穴等部位进行触摸按压，以诊察疾病的方法，是中医切诊不可或缺的重要组成部分。按诊所涉及的部位非常广泛，外至皮毛，内至脏腑筋骨，其内容相当丰富。

一、按诊的体位与方法

（一）按诊的体位

应根据按诊的目的和检查部位的不同而设定。一般情况下患者可取坐位或仰卧位。

1. 坐位　按诊头颈部、乳房、皮肤、手、足部位时，患者一般取坐位。医生面对患者，用左手稍扶病体，右手触摸按压某一局部。根据需要，医生也可以位于患者的背后或侧面，用单手或双手进行按诊。

2. 卧位　按胸腹时，患者一般取卧位，全身放松，两腿自然伸直，两手放在身旁。医生站在患者右侧，用右手或双手对患者胸腹某些部位进行切按。在切按腹内肿块或腹肌紧张时，可令患者屈起双膝，使腹肌松弛，如诊察患者肝、脾时，要让患者作腹式呼吸运动，随着患者的深吸气，有节奏地进行按诊，同时亦可让患者由仰卧位改为侧卧位配合诊察。

（二）按诊的方法

按诊主要有触、摸、按、叩四法。

1. 触法　医生用手指或手掌轻轻接触患者的肌肤，以了解肌肤的凉热、润燥等情况，用于分辨疾病的性质、病属外感还是内伤、汗出情况以及气血津液的盈亏情况。多用于头额部、四肢及胸腹部皮肤等的按诊。

2. 摸法　医生用手指稍用力寻抚局部，以探明局部的感觉情况及肿物的形态、质地、大小、光滑度等，同时可探查病变范围大小、病邪性质等。多用于颈部、腧穴、浅表肿胀等的按诊。

3. 按法　医生用重手按压或推寻局部，探查有无肿胀、压痛或肿块的形态、大小、质地、活动程度、与周围组织的关系，了解按压时患者的反应等情况，以辨脏腑虚实寒热和邪气痼结等情况。

4. 叩法　医生用手叩击患者身体某部，使之震动产生叩击音、波动感或震动感，以明确病变性质和程度的一种检查方法。叩击法有直接叩击法和间接叩击法两种。

（1）直接叩击法：是医生用中指指尖或并拢的二、三、四、五指的掌面轻轻地直接叩击或拍打按诊部位，通过听音响以及叩击时手的感觉来判断病变部位的情况。如直接叩诊臌胀患者的腹部，根据叩击音及手感可辨别气臌或水臌。

（2）间接叩击法：分拳掌叩击法和指指叩击法。①拳掌叩击法是医生用左手掌平贴在患者的诊察部位，右手握成空拳叩击左手背，边叩边询问患者叩击部位的感觉。医生根据患者的感觉以及左手震动感，以推测病变部位、性质和程度。临床常用以诊察腹部和腰部疾病。②指指叩击法是医生用左手中指第二指节紧贴患者诊察部位，其他手指稍微抬起，勿与

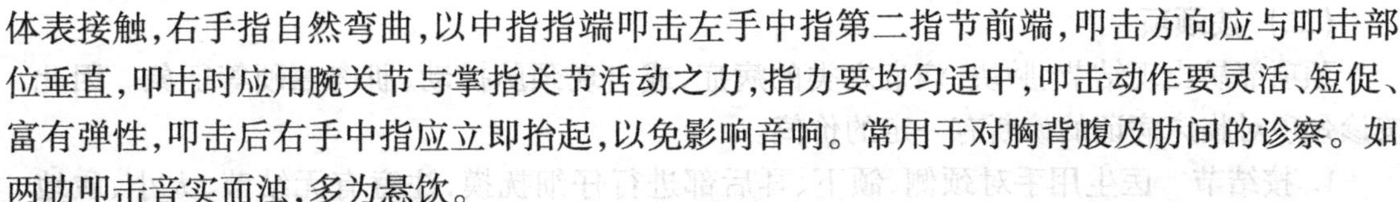

体表接触,右手指自然弯曲,以中指指端叩击左手中指第二指节前端,叩击方向应与叩击部位垂直,叩击时应用腕关节与掌指关节活动之力,指力要均匀适中,叩击动作要灵活、短促、富有弹性,叩击后右手中指应立即抬起,以免影响音响。常用于对胸背腹及肋间的诊察。如两肋叩击音实而浊,多为悬饮。

按诊注意事项:①按诊的体位、手法、光线的选择应具有针对性。按诊时必须根据不同疾病要求的诊察目的和部位,选择适当的体位和方法。否则,将难以获得准确的诊断资料。触、摸、按三法的指力轻重不同,所达部位浅深有别。触则用手轻诊皮肤,摸则稍用力达于肌层,按则重指力诊筋骨或腹腔深部。临床操作时常综合运用,先触摸,后推按,由轻到重,由浅入深,从健康部位开始,逐渐移向病变区域,先远后近,逐层了解病变的情况。光线要适当,侧面光对按诊时某些变化的观察很有帮助。②医生要体贴患者,举止要稳重大方,态度要严肃认真,手法要轻巧柔和,避免突然暴力或冷手按诊,同时要解除患者的紧张情绪,让患者尽量放松,以避免因精神紧张而出现假象反应,影响诊察的准确性。③要嘱咐患者主动配合,使患者能随时准确地反映自己的感受。④要边检查边注意观察患者的反应及表情变化,注意病侧部位与健侧部位的比较。

二、按诊的意义

按诊是在其他诊法的基础上,更进一步地深入探明疾病的性质、部位、程度等,特别是对于胸腹部疾病的诊断有着重要的作用,可以充实诊断与辨证所必需的资料,为准确分析病情、判断病证提供充分的指征和依据。正如《通俗伤寒论》所谓:"胸腹为五脏六腑之宫城,阴阳气血之发源。若欲知其脏腑何如,则莫如按胸腹"。

三、按诊的内容

按诊内容包括按头面、按颈项、按胸胁、按脘腹、按肌肤、按手足、按腧穴等。

(一) 按头面

指根据病情的需要,有目的地对头面、五官进行触摸,以了解局部及内脏病变的情况。

1. 按囟门　医生用左手扶住小儿头部,右手抚摸小儿前囟及颅缝。正常情况下囟门不凸不凹,前囟门应在一岁半内闭合。若小儿囟门凹陷,多属虚寒证(小儿六个月以内囟门微微凹陷,仍属于正常);小儿囟门高突,多属实热证;小儿囟门迟闭,颅缝不合,为肾气不足,或脾胃虚弱,失其所养,发育不良。

2. 按额部　按前额可以了解机体的寒热情况。医生四指并拢轻触前额或以掌心触按额部,感知额部热与不热。

额上热,为发热;额上不热,为不发热。同时可与触摸手掌心相互比较诊察,如额上热甚于掌心热,为热在表;掌心热甚于额上热,为热在里。

3. 按眼部　眼部按诊常用以检查眼疾,辨别疾病的虚实寒热。医生用手指触按眼球或病患之处。手法要轻柔,切忌暴力和脏手。

眼睛疼痛,按之缓解,为虚;按之痛增,为实。目痛剧烈,眼珠欲脱,伴头痛呕吐,按压眼球,坚硬如石,为绿风内障或雷头风。胞睑生肿物,按之硬痛,为脓未成;按之顶软有波动感,是脓已成。泪窍有脓,按之沁沁而出,为漏睛。

（二）按颈项

颈项部易出现结节、肿块、痈疽之类的病症，或出现颈脉搏动、肌肉僵硬等征象。因此，按诊颈项对临床病证的诊断有一定的价值。

1. 按结节　医生用手对颈侧、颌下、耳后部进行仔细抚摸，注意有无结节、大小、质地、压痛、活动度及与周围组织的关系等。

颈侧、颌下、耳后部摸到皮里膜外结节如垒，大者为瘰，小者为疬，连贯如串珠者，称瘰疬。急性者，结节大如鸽卵，根盘散漫，质地稍坚，按之疼痛，常由风热火毒夹痰而致。慢性者，结节初起如豆，一至三五枚不等，渐渐串生，累累如连珠，按之坚硬，初起推之能动，无寒热痛痒，日久则推之不移，不易溃破。如溃破则收口不易，久久难愈。多由郁火消烁阴液，凝炼为痰所致。

2. 按瘿肿　医生站在患者的背侧，用食指自喉结下方中间部位向后上外方向推移，也可以站在患者对面，用双手拇指平贴于颈前自喉结下方中间部位向后上外方向推移，如扪及肿块，则让患者做吞咽运动，若肿块随吞咽而上下移动的，该肿块即为瘿肿。在按诊时，应注意瘿肿大小程度、对称性情况、硬度、表面光滑及有无结节、压痛感等。

瘿肿乃位于颈前颌下喉结处的肿物，能随吞咽而上下移动。多为肝郁气滞痰凝所致，或与地方水土有关。

3. 诊颈脉　颈脉有怒张或搏动异常情况时，应进一步用手寻按，测候搏动强弱、快慢等情况，以了解气血运行、津液输布及病证的寒热虚实。正常人立位或坐位时颈脉、人迎脉常不显露。

若右侧颈脉怒张明显者，多见于心肾阳衰，水气凌心之水肿病等；若在安静状态下出现人迎脉的明显搏动，则为肝阳上亢、心肺瘀阻、水气凌心、血虚重症等。人迎脉的搏动减弱，多为血脉瘀阻。

4. 诊气道位移情况　患者舒适坐位或仰卧位，使颈部处于自然直立状态，医生将食指与无名指分别置于两侧胸锁关节上，然后将中指置于气道之上，观察中指是否在食指与无名指中间，或以中指置于气道与两侧胸锁乳突肌之间的间隙，据两间隙是否等宽来判断气道有无偏移。

气道偏移多因压迫或牵连所致。悬饮、癥积、单侧瘿肿可将气道推向健侧，而肺痿等可将气道拉向患侧。

5. 按项肌　项部肌肉紧张板滞，头不能前俯，以手按之，有抵抗感。多为外邪阻络或火毒邪热燔灼筋脉所致。项部肌肉松软无力，垂头不能后仰，以手按之，毫无抵抗之力，多为气血大亏之虚证。

（三）按胸胁

胸胁即前胸和侧胸部的统称。前胸部指缺盆（锁骨上窝）至横膈的区域，侧胸部指腋下至十一、十二肋骨端的区域，又称胁肋部或胁部。胸骨体下端剑突谓之“鸠尾”；肌肉部分谓之“膺”；肋骨下之软肋处谓之“季胁”；左乳下心尖搏动处为“虚里”。胸胁是心肺、肝胆、脾所在之处，通过按诊可以了解相关内脏的病变。

在胸胁按诊中，可采用触、摸、按、叩的方法，但以叩诊应用较多，特别是指指叩诊法应用最多。胸部按诊包含胸肺按诊、虚里按诊、乳房按诊等内容，以测候肺、心、乳房的情况；胁部按诊主要测候肝、胆、脾的情况。

1. 按胸(肺)　采用指指叩击法。患者多取坐位,也可先仰卧位诊察前胸,然后侧卧位诊察侧胸及背部。叩击时,医生左手中指应沿肋间隙滑行(与肋骨平行),右手指力应适中。顺序应由上而下,先按前胸,再按侧胸和背部。叩诊时要注意倾听叩诊音的变化,并注意两侧对称部位的比较。

正常胸(肺)部叩诊呈清音,但肥胖、胸肌发达或乳房较大者叩诊音稍浊,背部较前胸音浊,上方较下方音浊。胸部自上而下叩诊时,浊音与实音交界处即为肺下界。平静呼吸时,肺下界正常位于锁骨中线第6肋(左侧可因胃脘鼓音区影响而有变动)、腋中线第8肋、肩胛线第10肋。

肺下界下移可见于肺胀、腹腔脏器下垂等;肺下界上移可见于肺痿、臌胀、腹内肿瘤或癥瘕等。前胸高突,叩之膨膨然有如鼓音,其音清者,系肺气壅滞所致,多为肺胀,可见于气胸;叩之音浊或呈实音,并有胸痛,亦多为饮停胸膈,或肺痨损伤,或肺内有肿瘤,或为肺痈。胸部压痛,局部有青紫肿胀,多因外伤所致。

2. 按乳房　了解乳房有无压痛、肿块以及肿块的性质,有无淋巴结肿大等。乳房按诊时可以让患者采取坐位或平卧位,医生立于患者侧方,将手指并拢,用手指末两节的指腹平放在乳房表面,轻轻地触按,切忌用手指抓捏,以免将正常的乳腺组织误认为肿块。乳房以乳头为中心划水平和垂直两线,分为内上、外上、内下、外下四个象限。先从健侧乳房开始,后检查患侧。检查的顺序,从乳房的外上象限→外下象限→内下象限→内上象限(左侧按顺时针方向,右侧按逆时针方向),然后触摸乳头、乳晕部,并注意检查时有无乳头溢液。由于乳房外上方为乳腺癌的好发部位,故对此部分要反复触诊。如有副乳,还要仔细触诊有无肿块。触按乳房乳腺中央或下部肿块扪摸不清时,可托起乳房或让病人平卧举臂,再仔细扪查。乳房深部肿块,可嘱病人前俯上身再扪查之。乳房触诊后,必须扪查区域淋巴结。

乳房触诊的内容有:①有无触痛及触痛的部位、范围、浅深、性质。②有无肿块及肿块位置、大小、形态、硬度、数目、表面、活动度、边界、有无粘连、有无压痛等,并注意腋窝、锁骨下淋巴结的情况。③乳头肿块与乳头溢液的关系。

乳房轻触即痛,皮肤发红有灼热感,肿块增大较迅速,多为乳痈。乳房肿块大小不一,呈片状、结节、条索、颗粒状,边界欠清,质地不坚,活动度好,常有压痛者,多为乳癖。乳房肿块,呈圆形、椭圆形或结节形,质地坚韧,边界清楚,表面光滑,推之活动而不痛者,多为乳核。乳房有结节如梅李,质地较硬,边界不清,皮肉相连,触痛不明显,病变发展缓慢,日久破溃,流稀脓夹有豆渣样物者,多为乳痨。

男子或儿童出现乳晕下扁圆形肿块,质地稍硬,或一侧或两侧,轻度压痛,为乳疬。

乳房肿块质硬,形状不规则,高低不平,边界不清,腋窝多可扪及肿块,应考虑乳腺癌的可能。

3. 按虚里　虚里即心尖搏动处,位于左乳下第四、五肋间,乳头直下稍内侧。(图4-3)诊虚里时,一般患者采取坐位和仰卧位,医生位于患者右侧,用右手全掌或指腹平抚于虚里部,并调节指力。按诊内容

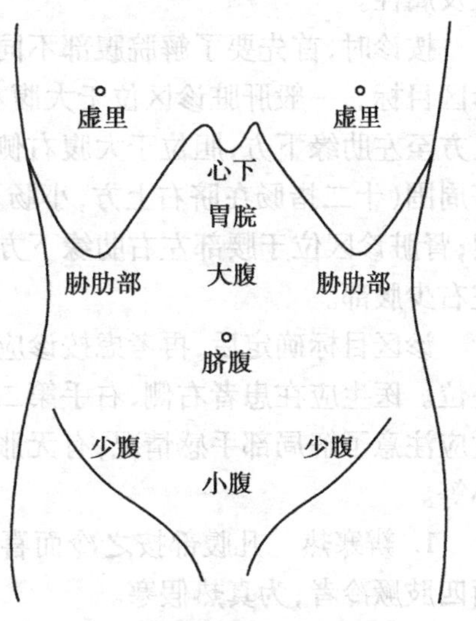

图4-3　胸胁脘腹部划分图

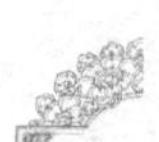

包括有无搏动、搏动部位及范围、搏动强度和节律、频率、聚散等，以了解宗气之强弱、疾病之虚实、预后之吉凶。

虚里是胃之大络，为诸脉之所宗。其搏动有赖于宗气的鼓动。正常情况下，虚里搏动应手，动而不紧，缓而不怠，聚而不散，搏动直径范围约 2 ~ 2.5cm，节律一致，一息 4 ~ 5 至，是心肺之气充盛，宗气积于胸中的征象。因惊恐、大怒或剧烈运动后，虚里动高，休息后能平复如常者不属病态；肥胖之人因胸壁较厚，虚里搏动不明显，亦属生理现象。

虚里搏动微弱者，为宗气内虚，或饮停心包所致；虚里搏动数急而时有一止，为宗气不守；虚里搏动剧烈，动而应衣，按之弹手，为宗气外泄；虚里搏动停止，绝而不应手，是心肺气绝，属于死候。

4. 按胁部　按胁部常采取仰卧位或侧卧位，除在胸侧腋下至肋弓部位进行按、叩外，还应从上腹部中线向两侧肋弓方向轻循，并按至肋弓下，以了解两胁内脏器的状况。按诊时应注意是否有肿块及压痛，肿块的质地、大小、形态等。

肝胆位居右胁，肝胆经脉分布两胁，故按胁肋主要是了解肝胆疾病。脾脏叩诊区在左侧腋中线上第 9 ~ 11 肋间，左胁部按诊应考虑排除脾脏病变。

正常情况下，两胁部（包括肋缘下）无脏腑可触及，无压痛。只有腹壁松弛的瘦人，深吸气时在肋弓下缘可触到肝脏下缘，质地柔软，无压痛。

胁痛喜按，按之空虚为虚证；胁痛拒按，按之满实为实证。

右胁下肿块，质软，表面光滑，边缘钝，有压痛者，多为肝着等；右胁下肿块，质硬，表面平或呈小结节状，边缘锐利，压痛不明显，可能为肝积；右胁下肿块，质地坚硬，按之表面凹凸不平，边缘不规则，常有压痛，应考虑肝癌；疟疾后左胁下可触及痞块，按之硬者为疟母。

（四）按脘腹

脘腹内藏有许多重要的脏腑，胸骨鸠尾穴以下凹陷处称心下，心下为胃脘，脐上二寸（以同身寸计算）为下脘穴，脐下二寸为石门穴，以下脘至石门穴之间为直径划一圆周，其圆周之内称为脐腹；脐以上称为大腹，包括左上腹、右上腹；脐腹以下为小腹；小腹两侧为少腹。因此按诊脘腹部，可以了解其凉热、软硬、胀满、肿块、压痛以及脏器大小等情况，以辨别病证部位及属性。

按诊时，首先要了解脘腹部不同区域与脏腑之间的关系，按所诊脏腑的不同，首先确定诊区目标。一般肝脏诊区位于大腹右上方至右肋缘下及鸠尾下方；脾脏诊区位于大腹左侧上方至左肋缘下方；胆位于大腹右侧腹直肌外缘与肋缘交界处；胃位于上腹部偏左；肠位于脐周围（十二指肠在脐右上方，小肠及肠管在脐周围），乙状结肠在左髂窝部，盲肠位于右下腹；肾脏诊区位于腰部左右肋缘下方；膀胱、胞宫位于小腹部耻骨联合的上方；胞宫附件位于左右少腹部。

诊区目标确定后，再考虑按诊应采取的体位和方法。通常采用仰卧位或侧卧位，也可取坐位。医生应在患者右侧，右手第二、三、四、五指自然并拢，用指腹或食指桡侧按寻。按诊时应注意了解局部手感情况，有无胀满、痞块、软硬程度，以及有无压痛、压痛程度及脏器大小等。

1. 辨寒热　凡腹部按之冷而喜温者，属寒证；腹部按之热而喜凉者，属热证；胸腹灼热而四肢厥冷者，为真热假寒。

2. 辨软硬　正常人腹壁按之柔软、张力适度。腹部按之松弛而软为虚，腹部按之紧张

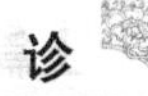

而硬为实。若全腹松软无力，紧张度降低，多见于久病重病之人，精气耗损，气血亏虚以及体弱年老之人和经产妇等；若右下腹紧张，多见于肠痈患者；右上腹紧张，可见胆石、胆胀患者。

3. 辨胀满　胀满有虚实之别。凡脘腹部按之手下饱满充实而有弹性，有压痛者，多为实满；若脘腹部虽然膨满，但按之手下虚软而缺乏弹性，无压痛者，多属虚满。脘部按之有形而胀痛，推之漉漉有声者，为胃中有水饮。

4. 辨臌胀　腹部胀大，如鼓之状，腹壁青筋怒张，皮色苍黄者，称为臌胀。应注意水臌与气臌之鉴别。医生两手分置于腹部两侧相对位置，一手轻拍腹壁，感觉如囊裹水，另一手觉有波动感，按腹壁有凹痕，叩诊有移动性浊音，为水臌；一手轻拍腹壁，另一手无波动感，按之亦无凹痕，叩之如击鼓之膨膨然者，为气臌。另外，高度肥胖之人亦可有腹大如鼓，但按之柔软，且无脐突及其他病证表现，需要鉴别。

5. 辨肿块　腹内肿块，谓之癥瘕、积聚。按诊时要注意肿块的部位、形态、大小、硬度、有无压痛和能否移动等情况。凡肿块推之不移，痛有定处者，为癥积，病属血分；肿块推之可移，或痛无定处，聚散不定者，为瘕聚，病属气分。肿块大者为病深；形状不规则，表面不光滑者为病重；坚硬如实者为恶候。

6. 辨虫积　左下腹部结块，按之起伏聚散，往来不定，或按之形如条索状，久按转移不定，或按之手下如蚯蚓蠕动者，多为虫积。

7. 辨压痛　腹痛喜按，按之痛减，腹壁柔软者，多为虚证，常见于脾胃气虚等；腹痛拒按，按之痛甚，并伴有腹部硬满者，多为实证，如饮食积滞、胃肠积热之阳明腑实、瘀血肿块等。

腹部压痛的出现，多表示该处相应的脏器有损害。右季肋部压痛，见于肝、胆、右肾和升结肠的病变；上腹部压痛，见于肝、胆、胃、胰和横结肠病变；左季肋部压痛，见于脾、左肾、降结肠等病变；右腰部压痛，多见于肾和升结肠病变；左腰部压痛，见于左肾、降结肠病变；脐部压痛，见于小肠、横结肠病变；下腹部压痛，常见于膀胱疾病或女性生殖器官病变。左少腹作痛，按之累累有硬块者，多为肠中有宿粪；右少腹作痛而拒按，或按之局部有压痛，若突然移去手指，腹部疼痛加剧（反跳痛），或按之有包块应手者，常见于肠痈等病。

（五）按腰背

背以脊柱、肋骨为支架，附有肌肉，前连胸骨，组成胸腔，故曰背为“胸中之府”。背部因具体部位不同又分项背、肩背与腰背。项背指与项相连的部位，肩背指与肩相连的部位，腰背则是与腰相连的部位。

腰部指背部十二肋骨以下至髂嵴以上的部位。腰为躯体运动的枢纽，上连背膂，下至尾骶。腰与肾的功能密切相关，故称“腰为肾之府”。

脊柱居背部与腰部的正中，赖肾中精气的充养。督脉贯脊，行于背腰正中，为阳经之海，足太阳膀胱经脉夹脊行于督脉之两侧，带脉绕腰一周如束带，总束阴阳诸经。项背大椎穴为手三阳经脉会聚之处，腰背部之背俞穴为五脏六腑之所系，所以腰背部出现变化或有压痛敏感点，往往体现脏腑与经络的病变。背部的变化，在脏多与心、肺、胃有关，在经络与阳经关系密切；腰部的病变，在脏多与肾有关，在经络多与足太阳、足少阴、带脉有关。

腰背部位的按诊主要用于检查是否有脊柱侧凸以及压痛情况。

1. 诊脊柱侧凸　患者取坐位，低头弯腰，两肘撑膝，使脊柱棘突暴露比较明显。然后观察脊柱有无侧弯；或用一手食指与中指，在棘突两侧自上而下按摸，一方面利用手指滑行时的感觉来诊察脊柱是否侧弯,一方面可根据棘突两侧皮肤,经按压摩擦而产生的充血带是否平直予以判断。

2. 诊腰背疼痛 在人体的腰背部位,有许多穴位,除了督脉上的穴位,还有华佗夹脊穴,更有足太阳经的背俞穴,系脏腑之气输注于太阳经之部位,也是人体感受外邪之门户。故脏腑经络有病时,可以在背俞上出现异常感觉或触及特殊变化。所以对腰背部位的穴位尤其是背俞穴进行按压,找出压痛点或异常变化,可以用来推测是何脏何腑的病证。

用拇指循脊柱自上而下按压,再循脊柱旁1.5寸及3寸部位,用均匀的指力按压。根据疼痛部位相应的穴位,用来推测是何脏何腑的病证。如发现第10~12胸椎靠左侧(相当于脾俞、胃俞)压痛明显,可能为胃(十二指肠)溃疡。

纵轴压痛也是检查脊柱痛的方法之一。即嘱患者坐位或站立,医生用手重压头顶,或者将一手掌平置头顶,另一手握拳向手掌用中等力量捶之,如发生脊柱某一部位疼痛,说明该部位疾病可能性大。

附:脊柱简易定位法:项背部最突出的一个棘突为第七颈椎棘突,是颈椎和胸椎的分界标志,肩胛冈内侧端平第三胸椎棘突,肩胛骨下角平第七胸椎棘突,两季肋下缘连线平第二腰椎棘突,髂骨后上脊平第三、四腰椎棘突间隙。

(六)按肌肤

按肌肤指触摸某些部位的肌肤,通过诊察其寒热、润燥、滑涩、疼痛、肿胀、皮疹疮疡等情况,以分析病情的寒热虚实及气血阴阳盛衰的诊断方法。

按肌肤时,可根据病变部位不同,选择适宜体位,以充分暴露按诊部位为原则。医生右手手指自然并拢,掌面平贴诊部肌肤之上,并轻轻滑动,以诊察肌肤的寒热、润燥、滑涩,以及有无皮疹、结节、肿胀、疼痛等。若患者有疼痛时,医生应在局部进行轻重不同程度的按压,以找准疼痛的部位、范围、程度和性质。若发现有结节时,应对结节进一步按诊。可用右手拇指与食指寻其结节边缘及根部,以确定结节的大小、形态、软硬程度、活动情况等。诊察肿胀时,医生应用右手拇指或食指在肿胀部位进行按压,以掌握肿胀的范围、性质等。疮疡按诊时,医生两手拇指和食指自然伸出,其余三指自然屈曲,用两食指寻按疮疡根底及周围肿胀状况;未破溃的疮疡,可用两手食指对应夹按,或用一食指轻按疮疡顶部,另一食指置于疮疡旁侧,查其软坚,有无波动感,以了解成脓的程度。

正常肌肤温润而有光泽,富有弹性,无皮疹、肿胀、疼痛、疮疡、结节等。

1. 诊寒热 按肌肤的寒热可了解人体阴阳的盛衰、病邪的性质等。

一般肌肤寒冷,体温偏低者,为阳气衰少;肌肤灼热,体温升高者,多为实热证。

若肤冷肢厥,大汗淋漓,脉微欲绝者,为亡阳之征。若四肢肌肤尚温,汗出如油,而脉躁疾无力者,为亡阴之征。身灼热而肢厥,为阳热内闭,不得外达,属真热假寒证。

外感病汗出热退身凉,为表邪已解;皮肤无汗而灼热者,为热甚。

身热初按热甚,久按热反转轻者,为热在表;久按其热反甚者,为热在里。

肌肤初扪之不觉很热,但扪之稍久即感灼手者,为身热不扬。常兼头身困重、脘痞、苔腻等症,主湿热蕴结。

2. 诊润燥滑涩 通过触摸患者皮肤的滑润和燥涩,可了解汗出与否及气血津液的盈亏。

一般皮肤干燥者,尚未出汗;湿润者,身已出汗;干瘪者,为津液亏虚;肌肤滑润者,为气血津液充盛;肌肤枯涩者,为气血津液不足。

新病皮肤多滑润而有光泽，为气血未伤之表现；久病肌肤枯涩者，为气血两伤；肌肤甲错者，多为血虚失荣或瘀血所致。

3. 诊疼痛　通过触摸肌肤，可了解疼痛的情况，分辨疾病的虚实和疼痛的部位。

濡软喜按，按之痛减者，为虚证；硬痛拒按，按之痛剧者，为实证；轻按即痛者，病在表浅；重按方痛者，病在深部。

4. 诊肿胀　用手按压肌肤肿胀情况，可以辨别水肿、气肿、血肿。

肌肤肿胀，按之凹陷，不能随手而起，为水肿，由风水相搏或水湿浸渍所致。若肿起急剧，病程较短，四肢浮肿出现于颜面浮肿之后，兼有恶寒发热，咽喉痒痛，鼻塞流涕，喷嚏，为风水相搏；若肿起缓慢，病程较长，四肢浮肿明显，兼有畏寒肢冷，神疲肢楚，乏力气短，为阳虚水停。

肌肤肿胀，随按随起者，为气肿，系气血郁阻，痰浊阻滞所致。多见于黏液性水肿。

肌肤肿胀，按之硬满，疼痛明显，拒按触碰，为血肿。若肤色青紫，无灼热感，多见于外伤血络，血瘀肌肤；若肌肤红赤，灼热烫手，为热盛血壅，瘀热互阻。

下肢肿胀，皮肤粗糙或有皮皱，厚如象皮，按之无压痕者，多见于丝虫病。

5. 诊疮疡　触按疮疡局部的凉热、软硬，可判断病证之阴阳寒热。

肌肤疮疡，按之肿硬而不热者，多为寒证；按之肿处灼热，有压痛，红肿明显者，多为热证。根盘平塌漫肿者，属阴证；根盘收束而隆起者，属阳证。患处坚硬多无脓；边硬顶软为脓已成。

6. 诊结节　皮里膜外，突出皮面或隐没于里，形如果核，触之坚硬，为痰凝、火郁，或气血瘀滞，或疫气浸淫而致。

7. 诊尺肤　诊尺肤是通过触摸患者肘部内侧至掌后横纹处之间的肌肤，以了解疾病虚实寒热性质的诊察方法。诊尺肤可采取坐位或仰卧位。患者前臂内侧面向上平放，尺肤部充分暴露，医生用指腹或手掌平贴尺肤处并上下滑动，以感觉尺肤的寒热、滑涩、缓急（紧张度）。诊尺肤应注意左、右尺肤的对比。

健康人尺肤温润滑爽而有弹性。若尺肤热，兼脉象盛实躁动的，多为热证；尺肤寒，脉象细小，多为泄泻、少气；按尺肤窅而不起者，多为风水肤胀；尺肤涩而不滑，为经脉不通，气血运行滞涩；尺肤粗糙如枯鱼之鳞者，多为精血不足，或有瘀血内阻。

（七）按手足

触摸患者手足部位的冷热程度，可以判断病情的寒热虚实及表里内外顺逆。正常情况下，手足温润，额部温度低于掌心温度，掌心温度略高于手背温度。

按诊时患者可取坐位或卧位，充分暴露手足。医生可单手抚摸，亦可用双手分别抚握患者双手足，并作左右比较。也可以结合额部触诊情况进行分析和比较。

手足俱冷者，为阳虚寒盛，属寒证；手足俱热者，多为阳盛热炽，属热证。

手足心与手足背温度比较，若手足背热甚者，多为外感发热；手足心热甚者，多为内伤发热。

小儿指尖冷主惊厥。中指独热主外感风寒。中指指尖独冷，为麻疹将发之象。

热证见手足热者，属顺候；热证反见手足逆冷者，属逆候，多因热盛而阳气闭结于内，不得外达，是真热假寒之表现。

（八）按腧穴

腧穴是脏腑经络之气转输之处，是内脏病变反映于体表的反应点。如肺俞穴摸到结节，或按中府穴有明显压痛者，为肺病的反应；按上巨虚穴下1～2寸处有显著压痛者，为肠痈的表现；肝俞或期门穴有压痛，常是肝病的反应。因此可以通过按压某些特定穴位，测知其反应情况，用来判断内脏某些疾病。

根据按诊需要，患者可取坐位或卧位。医生用单手或双手的食指或拇指按压腧穴，注意发现穴位上是否有结节或条索状物，有无压痛或其他敏感反应。若有结节或条索状物时，手指应在穴位处滑动按寻，进一步了解其形态、大小、软硬程度、活动情况等，然后结合望、闻、问诊所得资料综合分析判断疾病。

诊断脏腑病变的常用腧穴有：

肺病：中府、肺俞、太渊

心病：巨阙、膻中、大陵

肝病：期门、肝俞、太冲

脾病：章门、太白、脾俞

肾病：气海、太溪

大肠病：天枢、大肠俞、阴陵泉

小肠病：关元

胆病：日月、胆俞

胃病：胃俞、足三里、梁丘

膀胱病：中极

女子胞病：三阴交、筑宾

小　结

切诊包括脉诊和按诊两部分。

目前诊脉多“独取寸口”，诊脉指法要领是：中指定关，食指定寸，无名指定尺，三指平齐，以指目按脉体，指法有举、按、寻、总按、单诊等。平脉具有有胃、有神、有根的特点，因四季气候、地理环境等因素的影响，脉象亦有生理变异。应掌握28种脉的脉象特征和临床意义，熟悉常见脉象的鉴别。相兼脉的主病是各组成脉象所主病的总和。真脏脉是无胃、无神、无根的脉象，是病邪深重，元气衰竭，胃气已败的征象。诊妇人脉应注意经、孕、产的脉象特点，诊小儿脉常用一指定三关的诊法，只诊浮沉、迟数、强弱和缓急。临床诊脉，可辨别疾病病位、判断疾病性质、推测病因病机、推断疾病的进退预后。

按诊内容丰富，上至头部，下至足部，皮肉筋骨以及脏腑、腧穴、疮疡都是按诊所及的范围。临床上应根据诊察疾病的需要，选择性地对一些部位做仔细的按诊，以辨别疾病的寒热虚实、部位浅深以及病证趋势。按囟门可了解先天精气、病证虚实；按颈部可了解瘰疬瘿肿；按虚里可测候宗气强弱；按脘腹可分辨脏器大小、虚实寒热、肿块压痛等；按肌肤可了解寒热润燥、水肿气肿、皮疹疮疡等；按手足可了解寒热真假、内伤外感；按腧穴可了解病位所在。

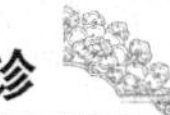

复习思考题

1. 何谓脉象的位、数、形、势？
2. 何谓脉象有胃、有神、有根？如何从脉象进行识别？
3. 如何鉴别细脉、弱脉、濡脉、微脉？
4. 试述洪脉、滑脉、弦脉、紧脉的脉象特征和临床意义。
5. 举例说明相兼脉象的临床意义。
6. 按诊的手法有哪些？各有何特点及意义？
7. 何谓虚里？怎样测候宗气强弱？
8. 水臌与气臌如何鉴别？
9. 癥积与瘕聚如何鉴别？
10. 水肿与气肿如何鉴别？
11. 如何从按诊的角度区别痈疡的阴阳属性、有脓无脓？
12. 如何通过手足寒温判断阳气的存亡及预后？

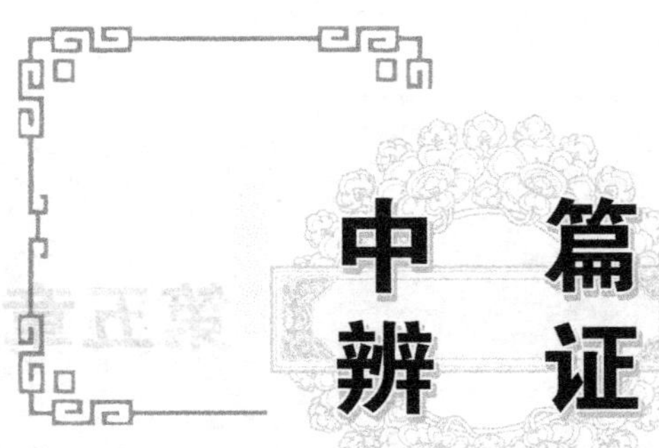

中篇 辨证

辨，即辨认，辨别，分析。证是机体在致病原因和条件作用下，机体与环境之间，脏腑、经络、气血津液之间关系失衡的综合表现。辨证就是通过对各种临床资料进行分析，对疾病当前的病因、病性、病位、病势等本质作出判断，即分析和辨别疾病的证候，是认识和诊断疾病的主要过程和方法。辨证之中，尤应强调辨明疾病的病因、病位、病性。

辨病因，即辨别疾病发生发展的原因。病因可分为外感病因、内伤病因及其他病因。六淫、疠气归属于外感病因，七情内伤、饮食失宜、劳逸过度归属于内伤病因，痰饮、瘀血、外伤、虫积及药邪因素归属于其他因素。辨病位，即辨别病证所在的部位。病位有在表、在里，或在半表半里之分。若内伤杂病又有在脏、在腑之异，外感病证又有六经、卫气营血、三焦之别。辨病性，即辨别病证的性质。大体而言，病性是以阴阳盛衰所表现的寒、热、虚、实为主，具体而言，病性又有气、血、津液变化的不同，如气虚、气滞、血虚、血瘀、津亏等。

在中医数千年的发展历史中，辨证论治作为中医诊断及治疗疾病的重要手段和方法，占有重要的地位。历代医家创立了许多辨证方法，这些辨证方法各有其适用范围和特点，并相互补充和联系，形成了中医学多种辨证方法共存的诊疗体系。中医学的辨证方法，概而言之，有八纲辨证、病因辨证（六淫、疫疠辨证、情志内伤辨证、劳伤、食积、虫积、外伤、药邪辨证）、病性辨证（气血辨证、津液辨证、阴阳病辨证）、病位辨证（脏腑辨证、六经辨证、卫气营血辨证、三焦辨证、经络辨证）等。

在诊断疾病的过程中，八纲辨证是其他各种辨证方法的总纲，而其他各种辨证方法均是在八纲辨证基础上的进一步深化。

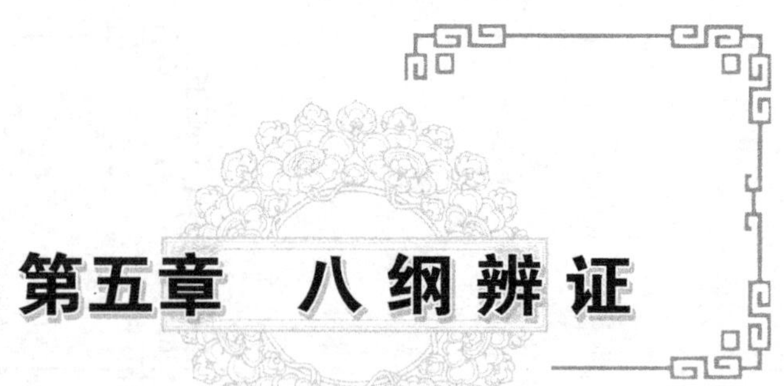

第五章　八纲辨证

八纲是指表、里、寒、热、虚、实、阴、阳八个辨证的纲领。

将临床的病情资料，运用八纲进行综合分析，从而辨别疾病现阶段病变部位的深浅、病理性质的寒热、邪正斗争的盛衰以及病证类别的阴阳，以作为辨证纲领的方法，称为八纲辨证。

八纲是从具体事物中抽象出来的概念，用八纲辨别归纳证候，是对疾病过程中机体反应状态最一般的概括，是对辨证诊断提出的最基本的原则性要求。因此，八纲证候属于纲领证。

但这并不意味着八纲辨证只是把各种证候简单、截然地划分为八个方面。八纲之间并不是彼此孤立的，而是相互联系的、可变的，其间存在相兼、错杂、转化、真假的关系，也可形成多种较为具体的证候，也因此扩大了对病情进行八纲辨证的可行性、实用性。所以，临床上的证候尽管复杂多变，但均可用八纲进行辨别和概括。通过八纲辨证，可找出疾病的关键，确定其类型，预决其趋势，为治疗指出方向。

总之，八纲辨证是中医辨证的纲领，是用于分析各种疾病共性的辨证方法，在诊断过程中能起到提纲挈领、执简驭繁的作用。适用于临床各科、各种疾病的辨证，而其他辨证分类方法，如病因辨证、病位辨证、病性辨证，则均是在八纲辨证基础上的具体深化。

第一节　八纲基本证候

一、表里辨证

表里是辨别病变部位内外深浅和病势轻重的一对纲领。

表里是相对的概念。一般把外邪侵犯肌表、病位浅者称为表证，病在脏腑、病位深者称为里证。任何疾病的辨证，均可分辨病位的表里，而对于外感病来说，意义尤为重要。

（一）表证

【概念】指六淫、疫疠等邪气经皮毛、口鼻侵犯机体，正（卫）气抗邪于肌表浅层所表现的轻浅证候。

【临床表现】恶寒发热，头身疼痛，鼻塞，喷嚏，流涕，咽喉痒痛，咳嗽，气喘，舌淡红，苔薄，脉浮。

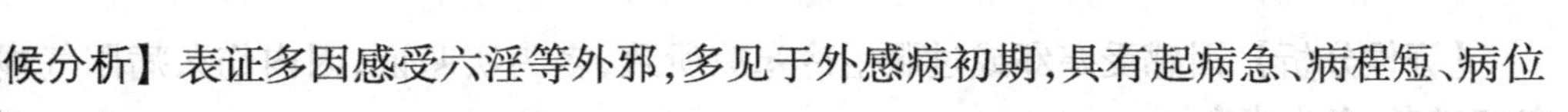

【证候分析】表证多因感受六淫等外邪,多见于外感病初期,具有起病急、病程短、病位浅的特点。

外邪袭表,邪正相争,卫气被遏,肌表失于温煦,故见恶寒;正邪相争,卫气失于宣发,郁而发热,故见发热。外邪束表,经气运行不畅,故可见头身疼痛。肺主皮毛,开窍于鼻,故可见鼻塞,喷嚏,流清涕,咽喉痒痛。病邪在表,尚未入里,未影响脾胃功能,舌象没有明显变化,故可见舌淡红,苔薄。正邪相争于表,脉气鼓动于外,故可见脉浮。

【辨证要点】以恶寒发热,头身疼痛,苔薄白,脉浮为辨证要点。

(二)里证

【概念】指病变部位在内,病邪深入脏腑、气血、骨髓所表现的证候。

【临床表现】里证的范围极广,其表现多种多样,概括来说,非表证及半表半里证的特定证候,一般都属于里证的范畴,即所谓"非表即里",证候特征是无新起恶寒发热,以脏腑、气血、津液病变的症状为主要表现。

【证候分析】形成里证的原因大致有三个方面:一是外邪袭表,表证不解,病邪传里,形成里证;二是外邪直接入里,侵犯脏腑等部位;三是情志内伤、饮食劳倦等因素,直接损伤脏腑气血,或脏腑气血功能紊乱出现各种证候。里证的基本特征可归纳为病情较重,病位较深,病程较长。

【辨证要点】以脏腑、气血、津液病变的症状为主要表现。

附:半表半里证

【概念】指病变既非完全在表又未完全入里,病位处于表里进退变化之中所表现的证候。

【临床表现】寒热往来,胸胁苦满,心烦,喜呕,默默不欲饮食,口苦,咽干,目眩,脉弦。

【证候分析】对半表半里证的认识,基本上类同于六经辨证的少阳病证。外邪由表入里,邪正交争于半表半里,少阳枢机不利,故见寒热往来、胸胁苦满等表现。

【辨证要点】以寒热往来,胸胁苦满,口苦,咽干,目眩,脉弦为辨证要点。

(三)表证与里证的鉴别要点

辨别表证和里证,主要是审察其寒热症状,内脏症状是否明显及舌象、脉象等的变化。表里证的鉴别可概括为以下几点:

(1)恶寒发热同时并见者属表证,但寒不热或但热不寒者属里证。

(2)表证以头身疼痛、鼻塞、喉痒等为常见症,内脏症状不明显;里证以内脏症状,如咳嗽、气喘、心悸、腹痛、呕吐、泄泻之类表现为主症。

(3)表证舌苔多无变化,而里证舌苔多有变化。表证多见脉浮,里证多见脉沉。

此外,辨表里证还需考虑起病的缓急、病情的轻重、病程的长短等。

二、寒热辨证

寒热是辨别疾病性质的一对纲领。

(一)寒证

【概念】指感受寒邪或阳虚阴盛,机体功能活动衰退所表现的证候。

【临床表现】恶寒,畏寒,喜暖,冷痛,口淡不渴,肢冷蜷卧,痰、涕、涎清稀,面色㿠白,小便清长,大便稀溏,舌淡,苔白而润或白滑,脉紧或迟。

【证候分析】因感受寒邪或过服生冷寒凉所致，多为实寒证；因内伤久病阳气虚弱而阴寒偏盛者，多为虚寒证。

寒邪遏制，阳气被郁，或阳气虚弱，阴寒内盛，形体失却温煦，故可见恶寒，畏寒，肢凉，喜暖，冷痛，蜷卧。寒不消水，津液未伤，故口不渴。寒邪伤阳，或阳虚气化不足，则痰、涕、涎、尿等分泌物、排泄物清冷澄澈。阳虚不化，寒湿内生，则舌淡苔白润或白滑。寒主收引，受寒则脉道收缩拘急故脉紧，阳虚鼓动乏力则脉迟。

【辨证要点】以怕冷，喜暖，面色白，口淡不渴，排出物清稀，舌淡苔白，脉迟或紧为辨证要点。

（二）热证

【概念】指感受热邪或阴虚阳亢，机体功能活动亢进所表现的证候。

【临床表现】发热，喜冷恶热，口渴欲饮，痰涕黄稠，面赤，烦躁不宁，小便短黄，大便干结，舌红，苔黄燥少津，脉数。

【证候分析】因外感火热阳邪，或过服辛辣温热之品，或体内阳热之气过盛所致者，多为实热证；因内伤久病阴液耗损而阳气偏亢者，多为虚热证。

阳热偏盛，或阴液亏虚，阳气偏亢，故可见发热，喜冷，恶热，面赤，烦躁不宁，舌红，苔黄，脉数。热伤津液，故可见口渴欲饮，痰涕黄稠，小便短黄，大便干结，舌燥少津。

【辨证要点】以发热，面红目赤，口渴喜冷饮，排出物稠浊，舌红苔黄，脉数为辨证要点。

（三）寒证与热证的鉴别要点

辨别寒证与热证，应对疾病的全部表现进行综合观察、分析，而对寒热的喜恶、口渴与否、面色赤白、四肢温凉以及二便、舌象、脉象等方面的鉴别尤为重要（表 5-1）。

表 5-1 寒证与热证鉴别表

证候	寒热	口渴	面色	四肢	二便	舌象	脉象
寒证	恶寒喜暖	口淡不渴	白	冷	大便稀溏 小便清长	舌淡 苔白润	脉迟或紧
热证	恶热喜凉	渴喜冷饮	红	热	大便干结 小便短赤	舌红 苔黄干	脉数

三、虚实辨证

虚实是辨别邪正盛衰的一对纲领，主要反映病变过程中人体正气的强弱和致病邪气的盛衰。实是指邪气盛实，虚指正气不足。

（一）实证

【概念】指人体感受外邪，或疾病过程中阴阳气血失调，体内病理产物蓄积所表现的证候。

【临床表现】由于感邪性质的差异，致病因素的不同，以及病邪侵袭、停留积滞部位的差别，临床证候表现各不相同。一般以新起、暴病多实证，病情急剧者多实证，体质壮实者多实证。

【证候分析】实证范围极广，临床表现也十分复杂，其病因病机大致可概括为两方面：一

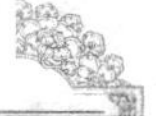

是风寒暑湿燥火、疠气以及虫毒等外邪侵犯人体，正气奋起抗邪，因而形成病势较为亢奋、急迫的外感实证。二是脏腑功能失调，气化失司，产生痰、饮、水、湿、脓、瘀血、宿食等病理产物，壅聚停积于体内，逐渐形成内伤实证。

【辨证要点】新起、暴病，病情急剧，体质壮实，症状剧烈，舌苍老、脉实有力者多为实证。

（二）虚证

【概念】指人体阴阳、津液、气血、精髓等正气亏虚，邪气不著所表现的证候。

【临床表现】各种虚证的表现并不一致，各脏腑虚证的表现亦不相同。一般以久病、势缓者多虚证，耗损过多者多虚证，体质素弱者多虚证。

【证候分析】虚证的形成，有先天不足、后天失调和疾病耗损等几方面，尤以后天失调和疾病耗损为主。如饮食失调，营血生化之源不足；思虑太过、悲哀卒恐、过度劳倦等，耗伤气血营阴；房事不节，耗损肾精元气；久病失治、误治等，耗伤正气；大吐、大泻、大汗等，导致阴液气血耗损等，均可形成虚证。虽然虚证的成因各异，但均以气、血、阴、阳不足以及脏腑虚损为主要病变。

【辨证要点】久病、势缓，耗损过度，体质素弱，症状平缓，舌娇嫩、脉虚无力者多为虚证。

（三）虚证与实证的鉴别要点

鉴别证候之虚实，应对病程、体质、症状、舌象、脉象等多方面进行综合分析（表5-2）。

表5-2 虚证与实证鉴别表

鉴别项目	虚证	实证
病程	长（久病）	短（新病）
体质	多虚弱	较壮实
精神	萎靡	亢奋
声息	声低息微	声高息粗
疼痛	喜按	拒按
胸腹胀满	时减	不减
怕冷	得衣近火则解	加衣被不减
发热	五心烦热、午后微热	壮热
大便	稀溏	秘结
小便	清长、夜尿多	不利或短赤涩痛
舌象	舌淡胖嫩，苔少或无苔	舌质苍老，苔厚
脉象	无力	有力

四、阴阳辨证

阴阳是辨别病证类别的一对纲领。

阴阳分别代表事物相互对立的两个方面，无所不指，也无所定指，故疾病的性质、临床的证候，一般都可以归属于阴或阳的范畴，故阴阳是辨证的基本大法，是八纲中的总纲。

（一）阴证

【概念】凡表现为抑制、沉静、衰退、晦暗等符合“阴”的一般属性的证候。

【临床表现】疾病不同，表现出的阴证证候亦不尽相同。概而言之，特征性表现主要有：面色苍白或暗淡，精神萎靡，畏冷肢凉，倦怠无力，身重蜷卧，语声低怯，口淡不渴，痰、涕、涎清稀，小便清长，大便溏泄，舌淡胖嫩，苔白滑，脉沉迟、微弱或细。

【证候分析】精神萎靡，体倦乏力，语声低怯，是虚证的表现。面色苍白或暗淡，畏冷肢凉，口淡不渴，身重蜷卧，痰、涕、涎清稀，大便溏泄，小便清长，是里寒的症状。舌淡胖嫩，苔白滑，脉沉迟、细、微弱，均为虚寒的体征。

【辨证要点】里证、虚证、寒证均属阴证范围。

（二）阳证

【概念】凡表现为兴奋、躁动、明亮、亢进等符合“阳”的一般属性的证候。

【临床表现】疾病不同，表现出的阳证证候亦不尽相同。概而言之，特征性表现主要有：恶寒发热，面红目赤，肌肤灼热，烦躁不安，呼吸气粗，语声高亢，喘促痰鸣，痰涕黄稠，口干渴饮，小便短赤涩痛，大便秘结，舌红绛，苔黄黑生芒刺，脉浮数、滑实。

【证候分析】恶寒发热，脉浮，是表证的特征。面红目赤，肌肤灼热，烦躁不安，口干渴饮，痰涕黄稠，为热证的表现。语声高亢，喘促痰鸣，大便秘结，小便短赤涩痛，是实证的症状。舌红绛、点刺，苔黄黑，脉实、数、滑，均为实热的体征。

【辨证要点】表证、热证、实证均属阳证范围。

（三）阴证与阳证的鉴别要点

由于阴证、阳证是总括表里、寒热、虚实的纲领，其所涵盖的具体内容是多方面、多层次的。现按四诊的有关内容，将阴证与阳证的鉴别，总结如下（表5-3）。

表5-3 阴证与阳证的鉴别表

项目	阴证	阳证
望诊	面色㿠白或晦暗，蜷卧，身倦乏力，精神萎靡，痰、涕清稀，舌淡胖嫩，苔白润滑	面红目赤，烦躁不安，痰涕黄稠，口唇燥裂，舌红绛或点刺，苔黄、灰、黑而干
闻诊	语声低怯，静而少言，呼吸气微而缓	语声高亢，烦而多言，呼吸气粗而快，喘促痰鸣
问诊	纳呆，口淡乏味，不渴或口干喜热饮，大便溏薄，小便清长	消谷善饥，渴喜冷饮，大便秘结，小便短赤涩痛
切诊	腹痛喜按，身寒肢冷，脉象虚、沉迟无力或微、弱	腹痛拒按，身热肢暖，脉象浮、数、洪、滑、实

第二节 八纲证候间的关系

八纲中的表里寒热虚实阴阳，各自概括着一个方面的病理本质，然而病理本质的各个方面是互相联系的。因此，临床辨证时，不仅要注意八纲基本证候的识别，更应把握八纲证候之间的相互关系，只有将八纲联系起来对病情作综合性的分析考察，才能对证候有比较全面、正确地认识。

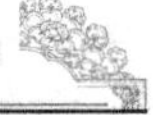

八纲证候间的相互关系，可归纳为证候相兼、证候错杂、证候转化、证候真假四方面。

一、证候相兼

广义的证候相兼，是指八纲各种证候的相兼存在。狭义的证候相兼，即指在疾病某一阶段，其病位无论是在表、在里，但在病变性质上没有寒与热、虚与实相反的证候存在。此处是指狭义的证候相兼。

表里、寒热、虚实各自是从不同的侧面反映疾病某一方面的本质，故不能互相概括、替代，而临床上的证候不可能只涉及病位或病因、病性的某一方面。因此，在辨证之时，论病位之在表在里，必然要区分其寒热、虚实性质；论病性之属寒属热，必须辨别病位在表或在里、邪盛或正虚；论病情之虚实，必察其病位之表里、病性之寒热。

八纲辨证在临床上常见的相兼证候有表实寒证、表实热证、里实寒证、里实热证、里虚寒证、里虚热证等。理论上讲，尚有表虚寒、表虚热，但对外邪初袭、病位处于肌表浅层的表证而言，矛盾的主要方面在于外邪，所以区分表虚寒、表虚热，并无实际意义。

关于表虚证有两种说法。一种是指感受风邪，风性开泄，腠理疏松而汗出。相较于表证无汗来说，表证有汗出者为表虚证，表证无汗者为表实证。故表虚证并不是指邪正盛衰的虚实，而是用以反映表证有汗、无汗的不同。二是指肺气虚，或肺脾气虚所致的卫表不固证，但其实际上属于里虚寒证的范畴。

二、证候错杂

证候错杂指在疾病某一阶段，其证候不仅表现为病变部位既有表又有里，而且呈现寒、热、虚、实性质相反的证候。主要有表里同病、寒热错杂、虚实夹杂。

1. 表里同病　指表证和里证在同一时期出现。见于初病既有表证又有里证，或表证未解，又及于里，或旧病未愈，又加新病。如本有内伤，又加外感，或先有外感，又内伤饮食劳倦等。表里同病往往与寒热、虚实并见，常见表热里寒、表寒里热、表实里虚、表里俱寒、表里俱热、表里俱实等。

2. 寒热错杂　指既有寒证，又有热证，寒热同时出现。见于先感寒邪，后又感热邪，或里本有寒，复感热邪，或里本有热，复感寒邪等。常见上热下寒、上寒下热、表寒里热、表热里寒。

3. 虚实夹杂　指患者同时存在着正虚和邪实的证候。常发生于实证过程中正气受损，或体虚而新感外邪，或实证日久，正气大伤而余邪未尽等。常见实证夹虚、虚证夹实、虚实并重。若结合病位，则有表里虚实错杂及上下虚实错杂。

三、证候真假

证候真假指某些疾病在危重阶段可出现一些与疾病本质不一致，甚至相反的“假象”，掩盖病情的真象。所谓“真”，是指与疾病本质相符合的证候。所谓“假”，是指与病理本质所反映的常规证候不相符的表现。证候真假主要有寒热真假和虚实真假。

（一）寒热真假

当病情发展到寒极或热极之时，有时会出现一些与其寒、热本质相反的“假象”，即所谓真寒假热、真热假寒。

1. 真寒假热证

【概念】指内有真寒外见假热的"寒极似热"证候。又称虚阳浮越证、戴阳证、阴盛格阳证。

【临床表现】自觉发热，欲脱衣揭被，但触之胸腹无灼热，下肢厥冷；神志躁扰不宁，但倦怠乏力懒动；颧红如妆，时隐时现；口渴但不欲饮；咽痛但无红肿；便秘而便质不燥，或下利清谷，小便清长，或尿少浮肿；舌淡，苔白，脉浮大或数，按之无力。

【证候分析】真寒假热证的本质是阳衰阴盛，虚阳浮越。阳气虚衰，阴寒内盛，逼迫虚阳浮越于上、格阳于外，故可出现自觉发热，欲脱衣揭被，颧红如妆，躁扰不宁，口渴，咽痛，脉浮大或数等颇似阳热证的表现，但其本质为阳气虚衰，肢体失却温煦，水液不得输布、气化，故触胸腹无灼热感，并见下肢厥冷，口渴不欲饮，咽痛无红肿，倦怠乏力懒动，小便清长，或尿少浮肿，便质不燥，或下利清谷，舌淡，苔白，脉虽浮大或数，但按之无力等一派里虚寒的证候。由此可知所现之"热"为假象。

2. 真热假寒证

【概念】指内有真热外见假寒的"热极似寒"证候。又称热极肢厥证、阳盛格阴证。

【临床表现】面色紫暗，四肢发凉甚至厥冷，脉沉迟；身热，胸腹灼热，口鼻气灼，口渴引饮，口臭息粗，小便短黄，舌红苔黄而干，脉象有力或实大。

【证候分析】真热假寒证的本质是邪热内盛，郁闭阳气。邪热内盛，阳气郁闭于内，不能布达于外，故可出现四肢发凉甚至厥冷，脉沉迟，面色紫暗等类似阴证的假寒现象，且热势越盛，则肢厥越严重，即所谓"热深厥亦深"。热邪内蕴，炽盛蒸腾，耗伤津液，故可出现身热，胸腹灼热，口鼻气灼，口渴引饮，口臭息粗，小便短黄，舌红苔黄而干，脉实大有力等一派实热证的表现。由此可以判定肢凉、脉沉迟等均为假寒之象。

3. 寒热真假的鉴别要点

（1）了解疾病发展的全过程：一般情况下假象多出现在疾病的极期，而真象常贯穿疾病的全过程。

（2）症状出现的部位：假象多出现在四肢、皮肤和面色等方面，而脏腑、气血、津液等方面的表现多能真实地反映疾病的本质。故辨证时应以里证、舌象、脉象等作为诊断的主要依据。

（3）症状表现不尽相同：如假热的面赤仅在颧颊上，颜色浅红而娇嫩，浮露于皮肤，时隐时现，而真热的面赤则是满面通红。又如假寒虽有四肢厥冷，但伴见胸腹大热，按之灼手，或周身寒冷而不欲近衣被，而真寒的肢冷并见身踡卧，欲加衣被等。

（二）虚实真假

当疾病发展到严重阶段或病情复杂之时，有时会出现与疾病之虚、实本质相反的"假象"。

1. 真虚假实证

【概念】指疾病本质为虚证反见某些实盛现象的证候。即古之"至虚有盛候"。

【临床表现】呼吸喘促，腹部胀满，二便不畅，并见气短息弱，腹胀时有缓解，或触之腹内无肿块而喜按，大便溏稀，小便色清，神疲乏力，面色淡白或萎黄，舌淡胖嫩，脉虚弱等。

【证候分析】真虚假实证多因脏腑虚衰，正气不足，运化无力，气机失畅所致。故临床表现出呼吸喘促，腹部胀满，二便不畅等类似实证的假象，但更见气短息弱，腹胀时有缓解，或

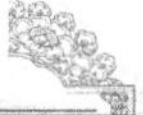

触之腹内无肿块而喜按，大便溏稀，小便色清，神疲乏力，面色淡白或萎黄，舌淡胖嫩，脉虚弱等一派正气亏虚，失却运化、推动之象。

2. 真实假虚证

【概念】指疾病本质为实证反见某些虚羸现象的证候。即古之“大实有羸状”。

【临床表现】神情默默，倦怠懒言，身体羸瘦，脉象沉细，并见语时声高气粗，动之觉舒，腹部硬满拒按，脉按之有力。

【证候分析】真实假虚证多因热结肠胃，或痰食壅滞，或湿热内蕴，或瘀血停蓄等大积大聚之邪气，阻滞经脉，气血不畅，机体失养所致。故临床表现出神情默默，倦怠懒言，身体羸瘦，脉象沉细等类似虚证的假象，但更见语时声高气粗，动之觉舒，腹部硬满拒按，脉按之有力等一派邪气盛实，气机不畅之象。

3. 虚实真假的鉴别要点

(1) 脉象有力无力、有神无神：脉以沉取之象为真谛，重按有力、有神为真实证，无力、无神为真虚证。

(2) 舌质苍老与嫩胖：舌质嫩胖淡白为真虚，苍老坚敛为真实。

(3) 言语发声气息：语声高亢气粗者多为实证，语声低怯息微者多为虚证。

(4) 参考疾病全过程：如发病原因、诱因、疾病演变情况、治疗经过以及体质强弱、病之新久等。

四、证候转化

证候转化指在疾病的发展变化过程中，一种证候转化为对立的另一种证候。在证候转化之质变发生之前，往往有一个量变的过程，因而在证候转化之前，往往有证候错杂的关系。证候转化包括表里出入、寒热转化、虚实转化三类。

（一）表里出入

表里出入指病情发展过程中，病邪由表入里，或由里出表的病理变化。

1. 由表入里　指先出现表证，后出现里证，而表证随之消失的病变，亦即表证转化为里证。多见于外感病的初、中期阶段，由于机体未能抗邪向外，或邪气过盛，或护理不当，或因失治误治等，邪气不从外解，以致向里传变，使病情加重。如先有恶寒发热，脉浮等表证的证候，后出现了但发热不恶寒，口渴引饮，舌红苔黄，脉洪数等症，提示表邪入里化热，形成了里热证。

2. 由里出表(或称里邪出表)　指某些里证，病邪从里透达于外的病变。表明邪有出路，病情有向愈的趋势。多见于某些里证在治疗及时、护理得当时，机体抵抗力增强，驱邪外出，从而表现出病邪向外透达的症状或体征。如麻疹患儿热毒内闭，则疹不出而见发热，喘咳，烦躁等症；若麻毒外透，则疹出而烦热喘咳消除。又如外感温热病中，见发热，烦渴等症，随汗出而热退身凉，烦躁等症减轻，便是邪气由里出表，向外透达的表现。但需要注意的是，由里出表是在里之邪毒有向外透达之机，并不是里证转化成表证。

（二）寒热转化

寒热转化指在一定的条件下，疾病的寒热属性发生转变，寒证转化为热证、热证转化为寒证的病理变化。

1. 寒证化热　原为寒证，后出现热证，且寒证随之消失的病变。常见于寒邪未及时发散，而机体阳气偏盛，寒邪从阳化热，形成热证；或因过用温燥之品，寒证转化为热证。如寒痹，原为关节冷痛、麻木，病程日久，或温燥太过，患处出现红肿灼痛，即为寒证化热。

2. 热证转寒 原为热证，后出现寒证，且热证随之消失的病变。多见于热毒炽盛，正不胜邪，阳气耗散，而转为虚寒证，甚至虚脱亡阳的证候；亦可见于失治误治，损伤阳气者。热证转寒有骤变与渐变之别。如高热患者，由于大汗不止，气随汗泄，或吐泻过度，阳随津脱，出现四肢厥冷，面色苍白，脉微欲绝的虚脱亡阳证，是急骤转化的过程。又如热痢日久，阳气渐耗，转化为虚寒痢，则是渐变的过程。

寒热证的转化，是由邪正力量的对比所决定的，其关键又在于机体阳气的盛衰。寒证转化为热证，是人体正气尚强，阳气较为旺盛，邪郁而化热；热证转化为寒证，多属邪盛正虚，正不胜邪，阳气亏虚。

（三）虚实转化

虚实转化指在疾病发展过程中，由于正邪盛衰的变化，出现了实证转化为虚证，或虚证转化为实证的病理变化。实证转虚临床常见，是病情转变的一般规律，而虚证转实则常为因虚而致实，属于虚实夹杂之证。

1. 实证转虚 初起表现为实证，后表现为虚证的病变。多因病邪久留，或失治、误治，损伤正气而致。如发病初期见高热，口渴，汗出，脉洪大之实热证，因邪气盛实或治疗不当，导致津气耗伤，出现形体消瘦，面白少气，不欲饮食，苔少或无苔，脉细无力等症状，即属实证转虚。

2. 虚证转实 指病本虚证，由于正气不足，脏腑功能失调，痰、食、血、水等病理产物蓄积，以致邪实反而表现为矛盾主要方面的病变。如失血患者，症见面白，舌淡，脉细，血虚日久，肠失濡润，腑气不畅，可见大便燥结难下，口臭等症。所谓虚证转实，并不是指正气来复，邪盛而正不虚的实证，而是在虚证基础上出现以实证为主要矛盾的证候，就本质而言当属虚实夹杂范畴。

小 结

八纲是指表、里、寒、热、虚、实、阴、阳八个辨证的纲领。八纲辨证是对疾病从表里、寒热、虚实、阴阳八个方面，归纳、分析进行诊断的一种方法，是用于分析各种疾病共性的辨证方法，在诊断过程中能起到提纲挈领、执简驭繁的作用。

表里是辨别病变部位内外深浅和病势轻重的一对纲领；寒热是辨别疾病性质的一对纲领；虚实是辨别邪正盛衰的一对纲领；阴阳是辨别病证类别的一对纲领。八纲之间相互联系，其间存在相兼、错杂、转化、真假的关系。八纲辨证比较笼统、抽象，因此在临床分析、判断病证时，应和其他辨证方法结合应用。应熟悉和掌握八纲辨证的基本内容、相互关系及临床意义。

复习思考题

1. 何谓八纲、八纲辨证？
2. 形成里证的主要原因有哪些？
3. 如何鉴别表证与里证？辨表里有何临床意义？
4. 何谓寒证、热证？如何辨别寒证和热证？

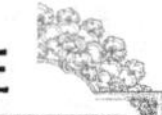

5. 何谓虚证、实证？如何鉴别虚证和实证？
6. 常见的相兼证候有哪些？各自的临床表现如何？
7. 何谓证候错杂？常见错杂证候有哪几种类型？
8. 何谓证候转化？常见转化证候有哪些？
9. 证候转化与证候真假有何不同？
10. 虚实转化有哪几种类型？如何理解“虚证转实”？

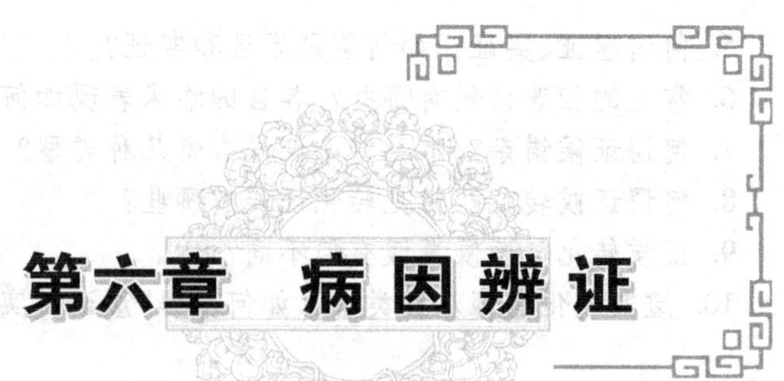

第六章　病因辨证

病因辨证是运用中医病因病机理论，分析四诊所获得的临床资料，以推断疾病的发病原因，判断病证的一种辨证方法。病因辨证是中医辨证体系中不可或缺的一环，是八纲辨证在病因学层面的深入与细化。

病因种类很多，如六淫侵袭、疠气传染、七情内伤、饮食失节、劳逸失度、金刃跌扑等，均可导致疾病的发生。同时，在疾病过程中，原因和结果往往是互为因果的，某一阶段中的病理产物，可成为另一阶段新的病因，如痰浊、瘀血、食积等。此外，医药不当也是病因的一种。

不同病因侵入人体皮毛、经络、脏腑所产生的病态反应，均可从其发病、病史、症状等方面进行综合分析，从而推断其病变的形成和发展的原因及性质。

病因辨证，主要包括六淫、疫疠辨证，情志内伤辨证，劳伤、食积、虫积、外伤、药邪辨证。

第一节　六淫、疫疠辨证

六淫、疫疠是外感病的病因。

正常情况下，风、寒、暑、湿、燥、火六气是万物生长化收藏和人类赖以生存的必要条件，不会使人生病。但当六气太过或不及时，则可导致人体产生疾病。六淫病的发生，往往与季节、气候有关，如春病多风，夏病多暑，长夏病多湿，秋病多燥，冬病多寒，故又称之为“时令病”。在四时气候变化中，六淫并不是固定的，人体感受相同邪气，随着病人体质禀赋的不同，也会反映出不同病机。

六淫致病既可单独伤人，又可合并为患。六淫致病的共同特点是：起病急，病程短，初多表证，常相兼为病。

疫疠，是由感受疫疠毒邪而引起的具有强烈传染性并且伤亡较严重的一类疾病。具有传染性强、传播迅速、病情严重、致病及死亡率高的特点。在中医文献中，疫疠又称为“疫毒”“疫气”“异气”“戾气”“毒气”“乖戾之气”“瘟疫”等。《素问・刺法论》曰：“五疫之至，皆相染易，无问大小，病状相似。”《说文》曰：“疠者，恶疾也；疫者，民皆病也。”人感疫疠之邪，“有自天受之，有传染受之，所感虽殊，其病则一。”《温疫论・原序》曰：“夫瘟疫之为病，非风非寒非暑非湿，乃天地间别有一种异气所感。”都指出疫疠是有别于六淫而具有强烈传染性的外感病邪。

疫疠可以经空气传染、口鼻侵入致病，也可随饮食、皮肤接触、蚊虫叮咬、虫兽咬伤等途

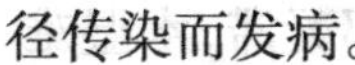

径传染而发病。

一、风淫证

【概念】指风邪侵袭肌表所引起的证候。

【临床表现】恶风,微发热,汗出或微汗,头痛,鼻塞,流涕,喷嚏,喉痒,微咳,舌苔薄白,脉浮缓,或突发皮肤瘙痒,或成风疹,此起彼伏,漫无定处,或面部浮肿,麻木不仁,口噤,口眼㖞斜,或颈项强直,四肢抽搐,角弓反张,或肢体关节游走性疼痛等。

【证候分析】风邪为病,四季常有,以春季为多见。风邪多从皮毛或口鼻侵袭人体,风邪来去疾急,其性轻扬开泄、动摇,且无孔不入,善行而数变。

风邪袭表,使肌腠疏松,卫气不固,故见恶风,微发热,汗出或微汗。风邪上扰清窍,故头痛。风邪犯及肺卫,肺失宣降,孔窍不利,故喷嚏,鼻塞,流涕,喉痒,或微咳。风邪侵袭,邪尚在表,故舌苔薄白,脉浮缓。腠理空虚,风邪外袭,伤于营卫,与虚热相并,则皮肤瘙痒。风热相搏,则成风疹,由于风性善行而数变,故抓之即为风团,漫无定处,此起彼伏。风水相搏,则浮肿。风邪侵袭经络,经脉不畅,轻者局部麻木,口眼㖞斜,重者颈项强直,四肢抽搐,角弓反张。风寒合邪,痹阻经络、流窜关节,则肢体关节游走性疼痛,屈伸不利。

【辨证要点】以恶风,汗出,喉痒,脉浮缓;或皮肤瘙痒,风疹;或肌肤不仁,颈项强直;或肢体关节游走性疼痛等为辨证要点。

二、寒淫证

【概念】指外感寒邪所引起的证候。

【临床表现】恶寒重发热轻,无汗,头项强痛,身体骨节皆痛,脉浮紧,或形寒肢冷,脘腹冷痛,肠鸣,泄泻,呕吐,或咳嗽,哮喘,咳白痰,无汗,面白或青,苔白腻,脉沉紧或沉迟有力,或手足拘挛,甚则手足厥冷,皮肤紫暗,脉微欲绝,或肢体关节痛甚,固定不移,肿胀,局部畏寒,色白,触之冷,遇寒则痛,得热痛减,舌淡胖,苔白腻或滑,脉弦紧或弦缓。

【证候分析】寒为冬季的主气。冬季水冰地坼,伤于寒者为多,故冬多寒病。但寒邪为病也可见于其他季节或特殊情况,如气温骤降,冒雨涉水,汗出当风,空调过凉等,亦常为感受寒邪的重要原因。寒邪侵袭,称为外寒证;寒客肌表,郁遏卫阳者,称为"伤寒";寒邪直中于里,伤及脏腑阳气者,称为"中寒"。

寒为阴邪,肃杀、收引、凝滞,最易伤人阳气,影响气血活动,引起疼痛、瘀血等症,但一般均有得热痛减或痛止的特点。寒邪袭表,搏与卫气,卫阳不得宣发,腠理闭塞,因而引起恶寒重,无汗。腠理紧闭,卫阳失宣,郁而发热,故发热轻微。寒邪凝滞,经气郁遏不畅,故头项强痛,身体骨节皆痛。寒邪外束,阻遏经脉,卫阳抗邪,鼓动于脉,则脉浮紧。寒邪侵袭,阳气被遏,故形寒肢冷。寒滞胃肠,伤及脾胃之阳,气机失畅,运化失司,则脘腹冷痛,肠鸣;胃气上逆则呕吐;寒扰胃肠,清浊不分,水谷精微下走肠间,故泄泻。寒邪袭肺,肺失宣降,则咳嗽,哮喘;寒邪伤阳,气不化津,湿聚为痰,则咳白痰。寒则气血凝滞,则面白或青,苔白腻,脉沉紧或沉迟有力。阳虚则外寒,脾胃阳虚,四肢失于阳气的温煦,故拘挛,甚至手足厥冷。阳虚寒胜,气血郁滞,则皮肤紫暗。阳气衰微,脉气不能外达,则脉微欲绝。寒邪凝滞,气血运行不畅,不通则痛,故肢体、关节痛甚,且痛有定处。寒邪凝滞,阻碍气机,气机不畅,故肿胀,局部畏寒。血凝不能充肤,故色白。血凝而气亦不布,故触之不温。气血为寒邪所凝,不得宣通，经络受阻，故遇寒痛甚。寒得热则气血流通，通则不痛，故得热痛减。寒邪凝滞，水湿难化，故舌淡胖，苔白腻或滑。寒邪阻滞脉道，故脉弦紧或弦缓。

【辨证要点】以形寒肢冷，无汗，或冷痛，得热则减，脉紧或迟等为辨证要点。

三、暑淫证

【概念】指外感暑邪引起的证候。

【临床表现】夏季身热，汗出，烦渴喜冷饮，神疲乏力，胸闷肢重，小便短赤，舌红赤，苔白或黄，脉濡数，或高热，卒然昏倒，甚则汗出不止，四肢抽搐，牙关紧闭，角弓反张，昏迷不醒，或气喘，头痛头晕，面赤，恶热心烦，或见脘闷，呕吐，下利，食少。若热退，而汗出不止，喘促欲脱，脉散大者，为津液欲脱。

【证候分析】《素问·热论》曰："先夏至日者为病温，后夏至日者为病暑。"夏至之后，立秋以前，具有升散、炎热，兼湿邪特性的外邪，称为暑邪。暑为夏季的主气。暑热之邪，伤人最速，祛邪最难，故发病初起多有暑犯肺卫和径入阳明胃经。心与暑邪在五行均属火，故暑邪极易内传于心，伤及心营。暑热之邪最易伤元气，耗液伤津。又因夏令雨湿较多，故暑邪又有挟湿之证。此外，由于暑热亢盛，饮冷贪凉，或乘凉太过，暑热之邪易为寒湿所迫，故又有暑兼寒湿者。暑淫证有伤暑和中暑之分。

伤暑者，多因感受暑邪，耗气伤津所致。暑性炎热、升散，故见身热，舌红赤。暑易伤津耗气，故汗出，烦渴喜冷饮，神疲乏力，小便短赤。肺为邪热所伤，肺失肃降，故胸闷，气喘。暑夹湿邪，阻碍气机，故见肢重。暑兼湿热，故苔白或黄，脉濡数。中暑者，常发于炎夏烈日，高温劳作。暑热炽盛，引动肝风，蒙蔽心神，故见高热，卒然昏倒，甚者四肢抽搐，牙关紧闭，角弓反张，昏迷不醒。暑热上蒸，熏灼清窍，则头痛头晕。暑性炎热，扰乱心神，故恶热心烦，面赤。暑多夹湿，伤及脾胃，运化失职，升降失司，故脘闷，呕吐，下利，食少。若暑热炽盛，伤津耗气较重，脉气受损明显，则虽暑热已除，身已无热象而汗出不止，脉形散大而无力。津气过度耗伤，气少不足以息，故喘促欲脱。

诊断暑证，要注意三点：一是时当夏季，气候炎热；二是有发热恶热，烦渴喜冷饮，尿短赤灼热，舌红脉数等阳热内盛的表现；三是神疲乏力，尿少汗多，气短食少等津气耗伤的症状。

【辨证要点】以夏季身热，汗多，神疲气短，心烦，口渴喜冷饮，尿短赤灼热，食少乏力等为辨证要点。

四、湿淫证

【概念】指外感湿邪所引起的证候。

【临床表现】身热无汗，头重如裹，肢体困重，遍体不舒，关节酸痛，痛有定处，脉缓濡，舌苔薄白而滑，或皮肤起疱，流黄水，脂水滋黏，浸淫蔓延，或足趾间奇痒，皮破汁流，或关节肿痛，活动不便，肌肤麻木，脉沉细或濡缓，或胸脘痞闷，腹痛肠鸣，泻下清稀，或寒热头痛，肢体酸楚，苔白腻而滑。

【证候分析】湿为长夏之气，故长夏多湿病。居住环境潮湿也可致病。湿为阴邪，易伤阳气。脾喜燥而恶湿，故湿邪侵犯人体，最易损伤脾阳。湿邪易阻碍气机运行，湿性重浊，黏腻不爽，故病多缠绵难愈。湿邪可侵袭人体各部，但多重浊向下，故病多见于下部症状。湿性黏腻，故多固定不移。湿性污浊，故舌苔多厚腻、垢浊。此外，白带、疮疡流水等，多属湿邪

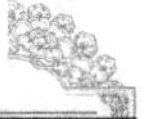

致病的范围。

湿邪上扰清阳,故头重如裹。湿邪郁闭卫阳,卫气失于宣达,故身热无汗。湿性重着黏滞,湿阻经络,气机不畅,故肢体困重,遍体不舒,关节酸痛,痛有定处,肌肤麻木。湿遏于表,故舌苔薄白而滑。湿邪浸渍肌肤,与风热相蒸,搏于气血,则皮肤起疱,为黄水疮,溃破则流出黄水汁液,浸淫蔓延。湿气下注,浸渍足趾间则奇痒,擦破则渗出水液。湿邪流注关节,则关节局部肿胀疼痛,活动不便。脉象沉细,濡缓,均属湿盛壅遏阳气之象。湿邪内蕴,阻滞气机,则胸脘痞闷,腹痛肠鸣。湿侵脾胃,升降失司,清浊不分,故泄泻而清稀。湿兼风寒,郁闭于表,故寒热头痛,肢体酸楚。湿阻气机,气化不利,则苔白腻而滑。

确定本证,应抓住以下要点:一是以局部或全身困重、痞闷,分泌物、排泄物增多且秽浊,舌苔厚腻为特征性表现;二是起病缓慢,病情迁延而难愈,其症状的发生或加剧,常与潮湿环境、阴雨气候有关。

【辨证要点】以头重如裹,肢体困重,关节肿痛,或胸脘痞闷,遍体不舒,脉缓濡,或皮肤起疱,破流汁液等为辨证要点。

五、燥淫证

【概念】指外界气候干燥,耗伤津液所引起的证候。

【临床表现】发热,微恶风寒,头痛,汗少,干咳少痰,鼻燥咽干,心烦口渴,舌红苔薄黄而干,右寸脉浮数,或恶寒重,发热轻,头痛,无汗,鼻塞,咽干唇燥,咳嗽痰少,舌苔薄白而干,脉象浮紧,或干咳,口干舌燥而渴,或咳痰不爽,或胸腹胀满,便秘,或咳甚咯血,胸胁牵痛,或吐衄,舌干苔黄。

【证候分析】燥为秋天的主气。肺喜润恶燥,故燥邪多伤于肺。燥淫致病的特点为枯涸干劲,易伤津液。由于秋令气燥有偏温偏凉的不同,故外感燥邪又有温燥和凉燥的区别。

温燥偏热,温燥犯表,见初起发热,微恶风寒,头痛。燥热侵肺,肺津受损,肺失宣降,故干咳少痰。燥伤津液,故汗少,鼻燥咽干,口渴。燥热扰心,故心烦。燥热侵于肺卫,故舌红苔薄黄而干,右寸脉浮数。凉燥偏寒,故初起恶寒重,发热轻。凉燥之邪,外束于表,则恶寒,无汗,头痛;内郁于肺,肺气不利,则鼻塞,咳嗽痰少。舌苔薄白而干,脉象浮紧是凉燥袭表的症状。咽干唇燥,为燥伤津液的特征。燥淫化热,灼伤肺胃津液,肺津耗伤,则干咳不已而无痰;胃津损耗,则口干舌燥而渴。燥邪伤肺,气不宣畅,故咳痰不爽。肺与大肠相表里,肺不布津,大肠失于濡润,则糟粕停聚而为腹胀、便秘。燥热化火,灼伤肺络,故咳甚咯血,胸胁牵痛。热迫血行,则吐血,衄血。舌干苔黄,为燥热损伤津液之象。

【辨证要点】以皮肤干燥,口、鼻、咽喉干燥等为辨证要点。

六、火淫证

【概念】指外感火热之邪所引起的证候。

【临床表现】发热恶热,面红目赤,失眠心烦,口渴喜冷饮,头目胀痛,大便秘结,小便短赤,或狂乱妄动,抽搐,神昏谵语,或斑疹及各种急性出血,或局部红肿,疮疡,舌红绛,苔黄燥或灰黑起芒刺,脉滑数有力。

【证候分析】火热为夏季的主气,但其他季节,非其时而有其气,亦可发病。火与热同类异名,只是程度上的不同,火为热之极,热为火之渐。火邪与热邪的主要区别是:热邪致病,临床多表现为全身性发热症状；火邪致病，临床多表现为某些局部症状，如局部红、肿、热、痛等。在风、寒、暑、湿、燥淫致病的过程中，均能化火，所以火也可源于其他淫邪的转化。

火为阳邪，其性燔灼，故发热恶热，舌红绛，苔黄燥或灰黑起芒刺。火性炎上，气血上逆，故面红目赤，头目胀痛。火热之邪，内扰心神，故心烦失眠，重者狂躁妄动，神昏谵语。火热之邪，易伤津耗液，故口渴喜冷饮，咽干，小便短赤，大便秘结。热促血行，甚则迫血妄行，故脉滑数有力，出现斑疹和各种急性出血。火邪耗血伤肝，筋失所养，引动肝风，故手足抽搐。火邪壅滞局部，血败肉腐，化痈成脓，故见局部红肿，或疮疡。

【辨证要点】以发热恶热，面赤，渴喜冷饮，狂躁，舌红脉数为辨证要点。

七、疫疠

【概念】疫疠是由感染疫疠毒邪而引起的具有强烈传染性、流行性的疾病。又名瘟疫、疫毒等。

【临床表现】起病急骤，来势猛烈，传变迅速，变化多端。壮热，口渴，心烦，小便短赤，舌红绛，脉洪数，甚则斑疹，吐衄，痉厥，神昏等。

【证候分析】疫疠致病，急骤、猛烈，热毒内斥，则见热势高，伴有口渴，心烦，小便短赤，舌红绛，脉洪数等。同时还易传变内陷，导致动风、动血、闭窍，出现斑疹，吐衄，痉厥，神昏等症状。

疫疠的致病特点：一是传染性强，一旦流行，疫区内无论男女老幼，触之皆病；二是起病急骤，病情危重，传变迅速；三是传播途径多从口鼻而入，既有空气传播，也有接触传染。四是疫疠的形成和流行需要一定的自然和社会条件，如气候暴逆，洪水泛滥，战乱频频，生活贫困，环境卫生极差等。五是疫疠致病有一定的选择性，所以“牛病而羊不病，鸡病而鸭不病，人病而禽兽不病”。

【辨证要点】以传染性强，发病急，病情重，传变快，症状相似为其辨证要点。

第二节 情志内伤辨证

情志病证是因七情太过或持续时间过久，导致机体阴阳失衡，气血不调，经脉不通，脏腑逆乱而发生的病证。

喜、怒、忧、思、悲、恐、惊七种情志活动，是人的精神意识对外界事物的反应，一般情况下不会导致或诱发疾病。作为致病因素，是指七情过于强烈或持久，引起脏腑、气血功能失调而致病。如《素问·举痛论》曰：“怒则气上，喜则气缓，悲则气消，恐则气下，……惊则气乱，……思则气结”。

一、喜伤证

【概念】指因过喜导致心神失常所表现的证候。

【临床表现】嬉笑不休，精神涣散，心悸怔忡，语无伦次，举止失常，甚则精神迷乱。

【证候分析】喜则气和志达，营卫通利，是正常的生理现象。若过喜伤心，则情志荡漾而不收，心神不藏，则嬉笑不休，精神涣散，心悸怔忡。喜乐过度致神不守舍，则语无伦次，举止无常，甚则精神迷乱。

【辨证要点】有令人过喜的诱因存在，以嬉笑不休，精神涣散，语无伦次，举止失常等为辨证要点。

二、怒伤证

【概念】指因过度愤怒或长期郁闷，导致肝失疏泄，肝气上逆所表现的证候。

【临床表现】急躁易怒，两胁胀痛，太息，面红目赤，头目胀痛，甚或捶胸顿足，嚎啕大哭，视人如敌，怒目骂詈，若经人劝解宽慰后症状可暂缓或减轻，或发狂，昏厥吐血，或腹胀，泄泻，舌红苔黄，脉弦或弦数有力。

【证候分析】肝为刚脏，体阴而用阳，主怒，故怒之为病，皆属肝胆。怒则气上，大怒不止，可使肝气升发太过，阳气上亢而成本证。

肝气郁滞而欲发，则见急躁易怒，两胁胀痛，太息。肝气上逆，血随气升上冲于头，故见面红目赤，头目胀痛，甚至吐血。怒则气逆化火，上扰神明，神明逆乱，故见捶胸顿足，嚎啕大哭，视人如敌，怒目骂詈，甚则见发狂，或突然昏厥。若经人劝解宽慰，则肝气疏通，症状可缓解。肝气横逆犯脾，故见腹胀，泄泻。舌红苔黄，脉弦或弦数有力，为气逆阳亢之征。

【辨证要点】有导致愤怒的因素存在，以急躁易怒，两胁胀痛，头目胀痛等为辨证要点。

三、思伤证

【概念】指因思虑过度伤脾，而致脏腑气机逆乱所表现的证候。

【临床表现】倦怠乏力，少气懒言，食少纳呆，面色萎黄，精神萎靡，头晕健忘，失眠多梦，心悸怔忡，嗜卧，消瘦，脉沉结。

【证候分析】脾在志为思，思虑太过则气结伤脾。脾虚水谷精微不能运化、充于肢体，故倦怠乏力，少气懒言，面色萎黄，嗜卧，消瘦。脾胃虚弱，运化腐熟功能低下，则食少纳呆。脾胃亏虚，生化乏源，心神失养，故精神萎靡，少气懒言，头晕健忘，失眠多梦，心悸怔忡。气结不散，故脉沉结。

【辨证要点】有导致思虑过度的因素存在，以倦怠，健忘，消瘦，失眠等为辨证要点。

四、忧伤证

【概念】指因忧愁过度，气机抑郁，肺脾失司所表现的证候。

【临床表现】郁郁寡欢，忧愁不解，表情淡漠，胸闷腹胀，倦怠乏力，食欲不佳，脉缓或结。

【证候分析】肺在志为忧，忧愁过度，气机不畅，则郁郁寡欢，忧愁不解，表情淡漠。肺气郁闷不宣则胸闷。子病及母，伤及于脾，则倦怠乏力，腹胀，食欲不佳。脉缓或结乃气滞不宣之象。

【辨证要点】有导致忧愁的因素存在，以郁郁寡欢，忧愁不解，胸闷倦怠等为辨证要点。

五、悲伤证

【概念】指因悲伤过度，导致气机消沉，神气涣散所表现的证候。

【临床表现】精神萎靡，善悲欲哭，面色惨淡，倦怠无力，烦躁逆乱，脉结。

【证候分析】悲为肺之志。所谓善悲者，不必实有可悲之事，心中怏怏不快，虽遇可喜之事,亦只强为欢笑。悲则气消,气消则神气涣散,意志消沉,故见善悲欲哭,精神萎靡,面色惨淡,倦怠无力。悲因烦恼而生,肺金本燥,郁而化火,故烦躁逆乱。气消血行不畅,则脉结。

【辨证要点】有导致悲伤的情志因素存在,以善悲欲哭,精神萎靡,倦怠乏力等为辨证要点。

六、恐伤证

【概念】指因恐惧过甚,导致气泄下行,肾失固摄所表现的证候。

【临床表现】恐惧不安,心悸怔仲,常欲闭门独处,如恐被人将捕,失眠,难以入睡,睡后易醒,甚则二便失禁,或滑精,阳痿,舌苔薄白,脉沉弱。

【证候分析】恐为肾志,但恐伤证的形成,又与心、肝胆有关。心藏神,神伤则心怯,故恐惧不安,心悸怔忡,失眠,难以入睡,睡后易醒。肝为肾之子,水强则胆壮,水衰则胆虚,故易恐,常欲闭门独处,如恐被人将捕。恐则伤肾,恐则气下,肾气不固,故出现二便失禁,滑精,阳痿,脉沉弱等症。

【辨证要点】有导致过度恐惧的情志因素存在,以恐惧不安,或二便失禁,滑精,阳痿等为辨证要点。

七、惊伤证

【概念】指因卒然惊吓,导致气行逆乱,伤及心胆所表现的证候。

【临床表现】胆怯易惊,神不守舍,坐卧不安,失眠多梦,神疲体倦,或见短气自汗,小便清频,舌淡红苔白,脉短或动。

【证候分析】惊是心动神乱的表现。惊的发生,多由外因所致。由于卒闻巨响,或目见异物,临险遇危,使心无所依,神失所守,气机逆乱,故见胆怯易惊,神不守舍,坐卧不安,失眠多梦。过度惊吓,易致心气虚,而见神疲体倦,短气自汗。突然惊吓,神魂失藏,则小便清频。惊则气乱,故脉见短或动。

【辨证要点】有导致过度惊吓的因素存在,以胆怯易惊,坐卧不安,失眠多梦等为辨证要点。

第三节 劳伤、食积、虫积、外伤、药邪辨证

导致疾病的原因还包括劳伤、食积、虫积、外伤及药邪等。人体健康需要劳逸结合,饮食节制、洁净,并且注意人身安全,防止外伤,安全用药,谨遵医嘱。否则会降低机体的抵抗力或破坏脏腑的阴阳平衡,使人体产生疾病。《素问·上古天真论》曰:"法于阴阳,和于术数,食饮有节,起居有常,不妄作劳,故能形与神俱,而尽终其天年,度百岁乃去。今时之人不然也。以酒为浆,以妄为常,醉以入房,以欲竭其精,以耗散其真,不知持满,不时御神,务快其心,逆于生乐,起居无节,故半百而衰也。"《素问·痹论》曰:"饮食自倍,肠胃乃伤"。

一、过劳所伤证

【概念】指过度劳累,损耗脏腑、气血所引起的证候。

【临床表现】精神困顿,疲乏无力,饮食减退,嗜卧,懒言,声低息弱,气喘自汗,或心悸,健忘,失眠,多梦,或头晕耳鸣,腰膝酸软,男子阳痿,梦遗,滑精,女子经少,梦交,宫冷不孕,舌淡苔白,脉弱。

【证候分析】过劳包括劳力、劳神、房劳三个方面。劳力太过,易耗伤元气,导致精神困顿,疲乏无力,饮食减退,嗜卧。肺气耗损,则懒言,声低息弱,气喘。卫外之气不固,则自汗出。劳神太过,暗耗心血,可见心悸健忘,失眠,多梦。若房室太过,耗损肾精,无以生髓,髓海空虚,元神失养,故头晕耳鸣。腰为肾之府,肾精亏虚,骨失所养,则腰膝酸软。肾阳不足,真火失其温煦,故男子阳痿、滑精,女子经少、宫冷不孕。真阴不足,真火失其润涵,虚火浮越,则男子梦遗,女子梦交。舌淡苔白,脉弱,均为脏腑气血亏虚之象。

此外,辨劳倦还须了解久视伤血,久卧伤气,久坐伤肉,久立伤骨,久行伤筋,以及劳倦之后,汗出过多,耗气伤津。另外肺劳伤气,心劳伤神,脾劳伤食,肝劳伤血,肾劳损精等,亦须详细辨别。

【辨证要点】有过度劳累史,以神疲乏力,嗜卧,心悸,头晕耳鸣,腰膝酸软等为辨证要点。

二、过逸所伤证

【概念】指过度安逸,不劳少动,气血运行不畅所致的证候。

【临床表现】神疲体胖,肢软乏力,动则气喘,心悸短气。

【证候分析】过逸,久卧伤气,久坐伤肉,致气血运行缓慢、不畅,肌肉松缓,筋骨脆弱,故常感肢软乏力,神疲懒动。气机不畅,心肺失养,则心悸,气喘,短气。过逸不动,脾虚不运,水谷精气停聚于肌腠之间,则体肥。

【辨证要点】有过度安逸史,以体胖乏力,气喘心悸为辨证要点。

三、食积证

【概念】指饮食不节,脾胃受纳、腐熟、运化失常,致宿食停滞胃肠所表现的证候。

【临床表现】食少纳呆,脘腹胀满疼痛,胸膈痞塞不通,嗳腐吞酸,口臭,或呕吐酸腐食物,大便秘结或臭秽或夹有未消化的食物残渣,舌苔厚腻,脉滑。

【证候分析】多因暴饮暴食,过食肥甘厚味,贪食生冷、辛辣,酗酒,或脾胃素弱,贪食不化,或久饥后大食大啖,损伤脾胃腐熟、运化功能而致。

宿食内停,胃肠气滞,受纳失职,不通则痛,故见食少纳呆,脘腹胀满疼痛,胸膈痞塞不通。食积于胃,郁而化热,久而化腐,腐浊之气随胃气上逆,则见嗳腐吞酸,口臭,或呕吐酸腐食物。食积肠道,气机阻滞,故见大便秘结。食滞大肠,传导不利,清浊不分,故大便酸腐臭秽或夹有未消化的食物残渣。食浊相蒸,故舌苔厚腻,滑脉。

【辨证要点】有饮食不节史,以脘腹胀痛,嗳腐吞酸,食少纳呆为辨证要点。

四、虫积证

【概念】指饮食不洁,虫类寄生于人体肠道致脏腑气机阻滞,营血耗损所引起的病证。

【临床表现】脐腹部疼痛,或绞痛,或攻痛,疼痛剧烈,时痛时止,或腹部可触及团状或条索状物，时聚时散，或吐虫，或大便排虫，或肛门瘙痒，甚则痒不能寐，或形体消瘦，面色暗淡或萎黄，唇舌色淡，脉细弱或弦。

【证候分析】人体常见的寄生虫有蛔虫、蛲虫、钩虫、绦虫、血吸虫等。这类寄生虫寄居于人体内，阻滞脏腑气机，日久消耗营血，导致疾病发生。

饮食不洁，虫伏体内，扰乱气机。蛔虫窜于肠道，动则脐腹作痛，静则痛止，故其痛以时痛时止为特点。蛔虫攻窜，聚而成团，阻于肠道或胆道，故出现腹部绞痛、攻痛，疼痛剧烈。虫聚则气不通，故腹部可触及团状或条索状物，若虫窜散则条索状物消失。蛔虫上扰于胃，气机逆乱，可呕吐蛔虫。虫积肠道，随大便而出，则大便排虫。若内居蛲虫，夜则窜出肛门产卵，故致肛门奇痒而不能寐。虫居于内，日久耗营损血，故见面色暗淡或萎黄，形体消瘦，唇舌色淡，脉细弱。痛时脉弦。

【辨证要点】以脐腹痛，面黄体瘦，大便排虫为辨证要点。

五、外伤证

外伤是对各种外力或外物直接伤害人体所造成的整体或局部损伤症状的总称。主要包括金刃伤、跌扑伤以及虫兽咬伤。各种外伤的共同特征：轻则肌肤创伤，血脉瘀滞，而出现疼痛、血肿、瘀斑、出血等症；重则伤及筋骨、内脏，出现骨折、关节脱位，内脏破裂、出血，甚至中毒、虚脱等症。

（一）金刃伤证

【概念】指因金属刃器损伤身体所表现的病证。

【临床表现】轻者局部皮肉、脉络创伤，出血，瘀积肿痛，重者折骨伤筋，疼痛剧烈，流血不止，甚或出现面色苍白，头晕目眩，脉象微弱等，或有恶寒发热，筋惕，牙关紧闭，苦笑面容，角弓反张等。

【证候分析】金刃损伤局部，致使皮肉、脉络受损，血溢脉外，轻者可见局部皮肉、脉络创伤，出血，瘀积肿痛，重者可见折骨伤筋，疼痛剧烈，流血不止。失血过多，气随血脱，故可见面色苍白，头晕目眩，脉象微弱等虚脱证候。若创口被风毒之邪侵入，袭于经络，营卫失调，形成破伤风，则见恶寒发热；邪郁动风，故筋惕，牙关紧闭，苦笑面容，角弓反张。

【辨证要点】有明确的金刃损伤史，以全身或局部皮肉破损出血、肿痛，或筋骨疼痛剧烈，流血不止为辨证要点。

（二）虫兽伤证

【概念】指因毒虫、毒蛇、狂犬等动物伤人所表现的病证。

【临床表现】轻则局部红肿疼痛，发麻，或发疹，重则四肢麻木或痛甚，头晕，胸闷。亦有出现瘀斑及出血甚至创口坏死者。若为狂犬咬伤，发作时有恐水，畏光，畏声等症。

【证候分析】虫兽伤分无毒和有毒两种。无毒者，其局部仅见红肿疼痛，一经消毒处理，便可自愈。若有毒，轻则局部红肿疼痛，发麻，或发疹，重则出现瘀斑、出血不止甚至创口坏死。毒从伤口侵入，继而袭入经络，故四肢发麻或痛甚，严重者头晕，胸闷。狂犬咬伤，其邪毒常潜伏于内，一段时间后发病。其停留时间的长短与年龄、伤口部位、伤口深浅、邪毒量及毒力等因素有关，如儿童发病较快，头面部咬伤发病较早，深咬伤潜伏时间短；其他如受寒、过分劳累等均可能使其提早发病。邪毒发作，毒势弥漫，上犯元神之府，扰及清窍，神志失

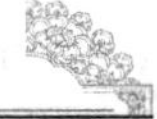

常,经气逆乱,因而出现恐水,畏光,畏声等症。

【辨证要点】有明确的虫兽伤病史,并见局部红肿疼痛、麻木为辨证要点。若为狂犬咬伤,发作时则有恐水,畏光,畏声等症。

(三) 跌扑伤证

【概念】指因跌扑、坠堕、撞击、压扎等引起机体损伤所表现的病证。

【临床表现】伤处破损、红肿疼痛,出血、筋伤、骨折、瘀血等;若被重物撞击或压扎,或从高处坠堕,可致脏腑破损,孔窍出血;若坠堕时头颅着地,可致眩晕不举,戴眼直视,口不能语,甚至昏厥等。

【证候分析】跌扑损伤主要是跌扑后,伤处破损,经络气血郁滞、逆乱,故伤处疼痛,红肿。伤及血络,则出血。伤及筋骨,则见筋伤、骨折,瘀血。如被重物挤压于胸部,严重者除胸廓损伤外,常现心肺受损的症状。重物压扎腹部或腰部,可见尿血等。如从高处坠下,头颅着地,颅骨粉碎,骨陷伤脑,则现眩晕不举,戴眼直视,口不能语,甚至昏厥等危象。

【辨证要点】有明确跌扑损伤史,以局部破损,出血为辨证要点。

六、药邪证

【概念】指因药物加工、使用不当,或毒药误入而引起的病证。

【临床表现】头晕心悸,恶心烦躁,腹痛吐泻,舌麻,甚者可出现全身肌肉震颤,抽搐,黄疸,或发绀,出血,昏迷乃至死亡。

【证候分析】若药物炮制不当,或错用、误用药物,或不遵医嘱乱服药物或毒药等,均可引起本证发生。

误服或过量服用药物,易致药邪损伤,其症状与药物的成分、用量等有关。临床症状繁多,如轻者常表现为头晕心悸,恶心烦躁,腹痛吐泻,舌麻等,重者可出现全身肌肉震颤,抽搐,黄疸或发绀,出血,昏迷乃至死亡。

【辨证要点】有过量或误服药物史,并出现各种身体不适的症状为辨证要点。

小　　结

病因辨证是通过对疾病所表现的症状、体征及病史等进行综合分析,从而求得对疾病现阶段病因认识的一种辨证方法。病因辨证主要包括六淫、疫疠辨证,情志内伤辨证,劳伤、食积、虫积、外伤、药邪辨证。

六淫、疫疠辨证是侧重外感病病因的辨证方法。六淫、疫疠为外在病邪,往往与季节有关。侵入人体后的病变过程,会随体质异同而产生不同病机,因此疾病的表现是复杂多变的。主要包括风淫证、寒淫证、暑淫证、湿淫证、燥淫证、火淫证及疫疠。情志内伤辨证是辨别七情内伤致病的辨证方法,主要包括喜伤证、怒伤证、思伤证、忧伤证、悲伤证、恐伤证、惊伤证。劳伤、食积、虫积、外伤、药邪辨证是用于劳逸过度、饮食不节、虫积于内及外伤、药邪等原因所致疾病的辨证方法。应掌握各证候的临床表现及辨证要点,熟悉证候的概念及证候分析。

复习思考题

1. 如何理解风淫证的临床表现？
2. 暑淫证的常见证候有哪些？
3. 七情致病有何特点？临床表现如何？
4. 如何理解过劳、过逸致病的机理？

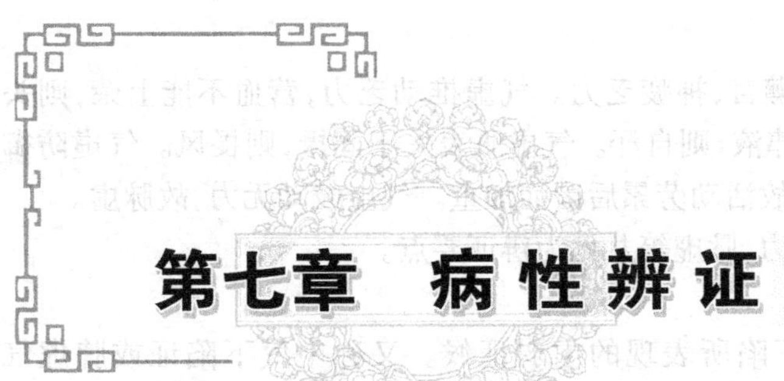

第七章 病性辨证

病性辨证是在中医理论指导下，对患者所表现的各种症状、体征等，进行分析、归纳、判断，从而确定疾病当前证候性质的辨证方法。病性辨证可以看作是八纲辨证在病性方面的进一步深入。

病性指病证的性质，亦即病理变化的本质属性，可分为一般病性与具体病性。一般病性是八纲辨证中的寒、热、虚、实等，属于抽象的病性概念，而具体病性是以气血津液、阴阳盛衰的变化为主，如气虚、气陷、气滞、气逆、血虚、血瘀、津亏、阴虚、阳虚、亡阴、亡阳等。

辨病性是临床辨证中非常重要的内容之一。由于病性是疾病当前的病理本质，是对疾病一定阶段整体反应状态的概括，亦是对邪正相互关系的综合认识，具有整体、动态的特点。因此，在进行病性辨证时，一般须对全身症状、体征以及体质、环境等进行综合分析，方可准确辨证。

本章重点介绍气血津液辨证、阴阳病辨证、气血津液阴阳兼病辨证的一些主要内容。

第一节 气病辨证

气病辨证是根据患者所表现的症状、体征等，依据气的生理、病理特点，分析、判断疾病中有无存在气的亏损或运行障碍的证候。

气病证候的分类，一方面为气的亏虚，主要包括气虚证、气陷证、气不固证、气脱证，属虚证的范畴；另一方面为气的运行失常，主要有气滞证、气逆证、气闭证，一般属实证的范畴。

气的病变与脏腑功能失调的病理是密不可分的。掌握气的病变规律，可以为辨别脏腑病变的性质打下基础。

一、气虚类证

气虚类证包括气虚证、气陷证、气不固证、气脱证。

（一）气虚证

【概念】指元气不足，脏腑功能减退所表现的虚弱证候。

【临床表现】气短懒言，神疲乏力，或头晕目眩，自汗，畏风，易于感冒，动则加重，舌质淡嫩，脉虚。

【证候分析】多因先天不足，后天失养，久病、重病、劳累过度、年老体弱等，导致元气不足，推动、固摄、防御、气化无力所致。

元气不足，脏腑功能减退，故气短懒言，神疲乏力。气虚推动乏力，营血不能上荣，则头晕目眩，舌淡嫩。卫气虚弱，不能固摄津液，则自汗。气虚肌表失于固摄，则畏风。气虚防御功能减退，故易于感冒。“劳则气耗”，故活动劳累后诸症加重。气虚鼓动无力，故脉虚。

【辨证要点】以气短懒言，神疲乏力，脉虚等共见为辨证要点。

（二）气陷证

【概念】指气虚无力升举，反而下陷所表现的虚弱证候。又称中气下陷证或脾虚气陷证。

【临床表现】头晕眼花，耳鸣，神疲气短，气坠或内脏下垂，或脱肛、阴挺等，舌质淡嫩，脉弱。

【证候分析】气陷为气虚的特殊表现形式，因气虚无力升举而下陷。清阳不升，头目耳失养，故见头晕眼花，耳鸣。元气不足，脏腑功能衰退，故见神疲气短。气虚无力升举，内脏位置不能维固而下坠，故见气坠，或内脏下垂，或有脱肛、阴挺。舌质淡嫩，脉弱为气虚之象。

【辨证要点】以气坠，或脏器下垂等与气虚症状共见为辨证要点。

（三）气不固证

【概念】指气虚而失于对精、血、津液等的固摄所表现的虚弱证候。

【临床表现】自汗，或各种慢性出血，或二便失禁，或男子遗精，早泄，女子滑胎，漏下，并有气虚证的一般表现。

【证候分析】气不固证是因正气亏虚，失于固摄所致，包括不能固摄津液、血液、小便、大便、精液、胎元等。其辨证既有气虚证的一般证候表现，并有各自“不固”的证候特点。

肺气亏虚，肌腠不密，卫气不固，故常有自汗。脾气亏虚，不能统摄血液，血溢脉外，故见各种慢性出血。肾气亏虚，下元失固，则见二便失禁，男子遗精，早泄，女子滑胎，漏下。

【辨证要点】以自汗，或二便、经、精、胎等的不固与气虚症状共见为辨证要点。

（四）气脱证

【概念】指元气亏虚已极，气息欲脱所表现的危重证候。

【临床表现】呼吸微弱而不规则，昏迷或昏仆，汗出不止，肢厥身凉，面色苍白，口开目合，手撒身软，二便失禁，舌质淡白，苔白润，脉微欲绝。

【证候分析】气脱证可由气虚证、气不固证发展而来，也可以在大汗、大吐、大泻或大失血等情况下，出现“气随津脱”“气随血脱”，或由于长期饥饿、极度疲劳、暴邪骤袭等，致元气亏极而外脱。

元气欲脱，脏气衰微，肺无力司呼吸，则呼吸微弱而不规则。神失所主，故昏迷或昏仆。津随气泄，则汗出不止。脾气外泄，则口开，手撒身软。目合乃肝气衰脱之象。气脱下元失固，则二便失禁。心气欲绝，无力鼓动血脉，则脉微欲绝。气虚已极，失于温煦，则肢厥身凉，面色苍白，舌质淡白，苔白润。

【辨证要点】以气息微弱，昏迷或昏仆，汗出不止，脉微欲绝等为辨证要点。

二、气滞类证

气滞类证包括气滞证、气逆证、气闭证。

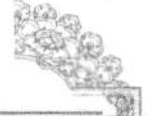

（一）气滞证

【概念】指人体某一部分，或某一脏腑经络的气机阻滞，运行不畅所表现的证候。又称气郁证、气结证。

【临床表现】局部或全身胀闷、疼痛，疼痛性质可为胀痛、窜痛、攻痛，症状时轻时重，部位不固定，按之无形，痛胀常随嗳气、肠鸣、矢气、叹息而减轻，或随情绪变化而增减，脉象多弦，舌象可无明显变化。

【证候分析】引起气滞证的原因，主要有三方面：一是情志不舒，忧郁悲伤，思虑过度，而致气机郁滞；二是痰饮、瘀血、宿食、蛔虫、砂石等病理产物的阻塞，或阴寒凝滞，湿邪阻碍，外伤阻络等，均可致气机郁滞；三是脏气虚弱，运行乏力而气机阻滞。

气机运行不畅，不通则痛，故局部或全身胀闷、疼痛。气失运行，聚散无常，故疼痛多见胀痛、窜痛、攻痛，部位不定，按之无形，时轻时重。气聚则痛增，气行则痛减，故常在嗳气、肠鸣、矢气、叹息后减轻，或随情绪的忧思恼怒与喜悦而加重或减轻。气机不利，脉气不舒，故见脉弦。

【辨证要点】以局部或全身胀闷、疼痛，脉弦等为辨证要点。

（二）气逆证

【概念】指气机升降失常，气上冲逆而不调所表现的证候。

【临床表现】咳嗽，喘息；呃逆，嗳气，恶心，呕吐；头痛，眩晕，昏厥，气从少腹上冲胸咽。

【证候分析】多因气滞不顺而上逆。肺气失于肃降而上逆，则咳嗽，喘息。胃气失于和降而上逆，则呃逆，嗳气，恶心，呕吐。肝气失调，升发太过而无制，气血上冲头目，则头痛，眩晕，甚则昏厥；肝气循经上冲，则气从少腹上冲胸咽。

【辨证要点】以咳喘，或呕吐，呃逆，或头痛，眩晕等为辨证要点。

（三）气闭证

【概念】指邪气阻闭脏器，气机逆乱，闭塞不通所表现的证候。

【临床表现】神昏，晕厥，或脏器绞痛，二便闭塞，呼吸气粗、声高，脉沉实有力。

【证候分析】多因大怒、暴惊、忧思过极，或因寒邪、瘀血、砂石、蛔虫、痰浊等邪气，闭阻气机所致。

气机闭塞，神失所主，则神昏，晕厥。邪气闭阻，气机窒塞，故脏器绞痛。气机闭阻不通，则二便闭塞。邪气阻闭，肺气不通，故呼吸气粗、声高。实邪内阻，故脉沉实有力。

【辨证要点】以神昏晕厥，或脏器绞痛，二便闭塞等为辨证要点。

第二节 血 病 辨 证

血病辨证是根据患者所表现的症状、体征等，依据血的生理、病理特点，分析、判断疾病中有无存在血液亏损或运行障碍的证候。

血病证候的分类，一方面为血液亏虚，主要包括血虚证、血脱证，属虚证的范畴；另一方面为血液运行失常，主要有血瘀证、血热证、血寒证，一般属实证的范畴。

血液病变与脏腑功能失调有密切的关系。掌握血液病变的一般规律，可以为辨别脏腑病变的病理性质打下基础。

一、血虚类证

血虚类证包括血虚证和血脱证。

（一）血虚证

【概念】指血液亏虚，不能濡养脏腑、经络、组织所表现的虚弱证候。

【临床表现】面色淡白或萎黄，眼睑、口唇、舌质、爪甲颜色淡白，头晕眼花，两目干涩，心悸，多梦，健忘，手足发麻，或妇女月经量少、色淡、后期，甚或经闭，脉细无力。

【证候分析】导致血虚的原因，主要有两个方面：一是血液耗损过多，新血未及时补充，常见于各种出血之后，或久病、大病之后，或劳神太过，阴血暗耗，或因虫积肠道，耗伤营血等；二是血液生化不足，可见于脾胃运化功能减退，或进食不足，或因其他脏腑功能减退不能化生血液，或瘀血阻塞脉络，使局部血运障碍，影响新血化生，即所谓“瘀血不去，新血不生”。

血液亏虚，脉络空虚，形体组织失濡，故颜面、眼睑、口唇、舌质、爪甲颜色淡白，脉细无力。血液不足，脏器、组织失养，故头晕眼花，两目干涩，手足发麻，妇女月经量少、色淡、后期，甚或经闭。血虚失润，心神不宁，故心悸，多梦，健忘。

【辨证要点】以面、唇、舌、睑等颜色淡白，脉细为辨证要点。

（二）血脱证

【概念】指突然大量出血或长期反复出血，血液亡脱所表现的危重证候。

【临床表现】面色苍白，头晕，眼花，心悸，气短，舌色枯白，脉微或芤，或见四肢逆冷。

【证候分析】本证多因突然大量出血，诸如呕血、便血、崩漏、外伤失血等，也可因长期失血、血虚进一步发展所致。

血液大量耗失，血脉空虚，不得荣润，故见面色苍白，舌色枯白，脉微或芤。血液亡失，脏腑、官窍失养，故见心悸，气短，头晕，眼花等症。气随血脱，阳气失却温养，故肢体逆冷。

【辨证要点】有血液严重损失的病史，以面色苍白，脉微或芤为辨证要点。

二、血瘀证

【概念】指瘀血内阻，血行不畅所表现的证候。

【临床表现】有疼痛、肿块、出血、瘀血色脉征等方面的表现。其疼痛特点为刺痛，痛处拒按，固定不移，常在夜间痛甚；肿块的性状，在体表者包块色青紫，腹内者触及质硬而推之不移，按之疼痛；出血的特征是出血反复不止，色紫暗或夹血块，大便可见色黑如柏油状，妇女崩漏；瘀血色脉征主要有面色黧黑，或唇甲青紫，或皮下紫癜，或皮肤干涩，肌肤甲错，或腹露青筋，或皮肤出现丝状红缕，或舌有紫色瘀点，舌下络脉曲张，脉多细涩，或结、代、无脉等。

【证候分析】引起本证的原因多端：一是外伤、跌仆及其他原因造成的体内出血，离经之血未及时排出或消散，瘀积于内；二是气滞而血行不畅，以致血脉瘀滞；三是血寒而使血脉凝滞，或血热而使血行壅滞或血受煎熬，血液浓缩黏滞，致使脉道瘀塞；四是湿热、痰浊、砂石等阻塞脉络，以致血运受阻；五是气虚、阳虚而运血无力，血行迟缓所致。

瘀血内积，气血运行受阻，不通则痛，故见刺痛，痛处拒按，固定不移等特点。夜间阳气内藏，阴气用事，血行较缓，瘀滞益甚，故见夜间痛增。血液瘀积不散而凝结成块，故见肿块紫暗，出血紫暗成块。血不循经而溢出脉外，故见各种出血并反复不止。血行瘀滞，致血色变紫变黑，故见面色黧黑，唇甲青紫。血行障碍，不能濡养肌肤，故见皮肤干涩，肌肤甲错。

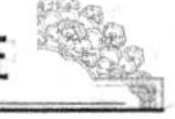

脉络瘀阻，故腹露青筋，或皮肤出现丝状红缕，舌有紫色瘀点，舌下络脉曲张。脉细涩，或结、代、无脉，亦为瘀血内阻之象。

【辨证要点】以固定刺痛，肿块，出血，瘀血色脉征为辨证要点。

三、血热证

【概念】指火热内炽，侵迫血分所表现的证候。即血分的热证。

【临床表现】各种出血、色深红，或斑疹显露，或为疮痈，身热夜甚，口渴，面红目赤，心烦，失眠，躁扰不宁，甚或狂乱，神昏谵语，舌绛，脉数疾。

【证候分析】血热证的形成，一是外感热邪，或它邪化热，传入血分；二是情志过激，气郁化火，或过食辛辣燥热之品，火热内生，侵扰血分。

血热内盛，迫血妄行，故见各种出血、色深红，或斑疹显露。热邪内犯营血，灼肉腐血，可见疮痈。热邪升腾，耗伤津液，故见身热夜甚，口渴之象。血热内扰心神，故见心烦，失眠，躁扰不宁，甚则狂乱，神昏谵语。热在血分，血行加速，脉道扩张，故见面红目赤，舌绛，脉数疾。

【辨证要点】以身热口渴，斑疹吐衄，烦躁谵语，舌绛，脉数等为辨证要点。

四、血寒证

【概念】指寒邪客于血脉，凝滞气机，血行不畅所表现的证候。即血分的寒证。

【临床表现】手足或少腹等患处冷痛拘急，得温痛减，肤色紫暗发凉，女子可见痛经，经色紫暗，夹有血块，或月经后期，形寒畏冷，唇舌青紫，苔白滑，脉沉迟弦涩。

【证候分析】血寒证主要因寒邪侵犯血脉，或阴寒内盛，凝滞脉络而成。

寒凝脉络，气血运行不畅，阳气不得流通，组织失于温养，故常表现为形寒畏冷，手足或少腹等患处的寒冷、疼痛，痛经。寒为阴邪，其性凝滞、收引，故其痛具有拘急冷痛，得温痛减的特点。肤色紫暗，经色紫暗，夹有血块，或月经后期，唇舌青紫，苔白滑，脉沉迟弦涩，均为血行不畅之象。

【辨证要点】以患处冷痛拘急，妇女痛经，畏寒，唇舌青紫等为辨证要点。

第三节 津液病辨证

津液病辨证是根据患者所表现的症状、体征等，依据津液的生理、病理特点，分析辨别疾病当前病理本质中是否存在津液亏虚或运化障碍的证候。

津液病证候的分类，一方面为津液亏虚，多因津液生成不足或丧失过多所致，属虚证的范畴；另一方面为津液内停，因津液输布、排泄障碍所致，主要包括痰证、饮证、水停证等，属实证的范畴。

一、津液亏虚证

【概念】指体内津液亏少，脏腑、组织、官窍失却滋润、濡养、充盈所表现的证候。

【临床表现】口、鼻、唇、舌、咽喉、皮肤、大便等干燥，皮肤枯瘪而缺乏弹性，眼球深陷，口渴欲饮水，小便短少而黄，舌红，脉细数无力。

【证候分析】大汗、大吐、大泻、高热、烧伤等，使津液耗损过多，或外界气候干燥，或体内阳气偏亢，使津液耗损，或饮水过少，或脏气虚衰，使津液生成不足，均可形成津液亏虚的证候。

津液亏少，不能充养、濡润脏器、组织、官窍，则见口、鼻、唇、舌、咽喉、皮肤、大便等干燥，皮肤枯瘪而缺乏弹性，眼球深陷，口渴欲饮水等一派干燥少津的症状。津液亏少，阳气偏旺，则见舌红，脉细数。

津液亏虚证严格来说又有津亏、液脱之分。津亏者，指津液损伤程度较轻，以干燥症状如口、鼻、唇、咽、舌、皮肤干燥，毛发干枯，口渴饮水，尿少便干，脉细为主要表现。液脱者，津液损伤程度较重，常继发于严重的汗、吐、泻等之后，液体暴失，临床可见眼眶凹陷，肌肤瘪皱，失去弹性，小便极少或无尿，精神萎靡或躁扰不宁，舌红瘦少苔，脉细数。

外界燥邪耗伤津液所见证候，为燥淫证，属于外燥；体内津液亏虚亦见干燥症状，为津液亏虚证，属于内燥。

【辨证要点】以口渴尿少，口、鼻、唇、舌、皮肤、大便干燥等为辨证要点。

二、津液内停证

津液内停证包括痰证、饮证、水停证等。

（一）痰证

【概念】指痰浊内阻局部或流窜全身所表现的证候。

【临床表现】咳嗽痰多，痰质黏稠，胸脘痞闷，呕恶，纳呆，或头晕目眩，或形体肥胖，或肢体麻木，半身不遂，或神昏而喉中痰鸣，或神志错乱而为癫、狂、痴、痫，或某些部位出现圆滑柔韧的包块，如瘰疬、瘿瘤、乳癖、痰核等，舌苔腻，脉滑。

【证候分析】痰是体内水液停聚凝结而形成的一种质稠浊而黏的病理产物。形成痰的原因很多，如外感六淫、饮食不当、情志刺激、过逸少动等，影响肺、脾、肾等脏的气化功能，以致水液未能正常输布而停聚凝结成痰。由痰浊内阻局部或流窜全身所导致的证候，是为痰证。

“肺为贮痰之器”，痰浊易内停于肺，肺失宣肃，故咳嗽痰多，胸闷。痰浊中阻，胃失和降，故见脘痞，纳呆，泛恶呕吐痰涎。痰的流动性小而难以消散，故常凝结、积聚于某些局部而形成如瘰疬、瘿瘤、乳癖、痰核等圆滑包块。痰可随气升降，流窜全身，如痰蒙清窍，则头晕目眩；流窜经络，则肢体麻木，半身不遂；痰蒙心神，则见神昏、神乱；痰泛于肌肤，则见形体肥胖。苔腻、脉滑等亦为痰浊内阻的表现。

总之，痰浊为病，颇为广泛，见症多端，因而有“百病多因痰作祟”“怪病多痰”之说。

【辨证要点】以咳吐痰多，胸闷，呕恶，眩晕，体胖，或局部有圆滑包块，苔腻，脉滑等为辨证要点。

（二）饮证

【概念】指水饮停聚于腔隙或胃肠所表现的证候。

【临床表现】脘腹痞胀，泛吐清水，胃中振水声，肠声漉漉，或肋间饱满，咳唾、转侧引痛，或胸闷，心悸，息促不得卧，或身体、肢节疼重，或咳吐清稀痰涎，或喉间哮鸣有声，头目眩晕，舌苔白滑，脉弦。

【证候分析】饮是体内水液停聚而转化成的一种较痰清稀、较水浑浊的病理性产物。可因外邪侵袭，或中阳素虚，水液输布障碍，停聚成饮。饮邪主要停积于胃肠、胸胁、心包、肺、

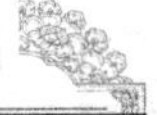

肌表等身体的管腔部位。

饮邪停留于胃肠，阻滞气机，则脘腹胀满。胃失和降，水饮上泛，则泛吐清涎。饮留胃腑，则胃中有振水声。饮邪走行于肠，则肠间水声漉漉。饮邪停于胸胁，阻碍气机，则肋间饱满，咳唾、转侧引痛，胸闷息促。饮邪停于胸膈、心包，郁遏心阳，上泛于肺，则胸阳失畅，肺失肃降，可见胸闷，心悸，气短不得卧，咳吐清稀痰涎，或喉间哮鸣有声。饮邪溢于肢体肌表，则身体、肢节疼重。饮邪内阻，清阳不升，则头晕目眩。苔白滑，脉弦，为饮邪内停之象。

【辨证要点】以胸闷脘痞，呕吐清水，咳吐清稀痰涎，肋间饱满，苔滑脉弦等为辨证要点。

（三）水停证

【概念】指水液内停，泛溢肌肤，或停聚腹腔所表现的证候。

【临床表现】头面、肢体甚或全身水肿，按之凹陷，不易恢复，或腹部胀满、膨隆，叩之音浊，小便短少不利，身体困重，舌淡胖，苔白滑，脉濡缓。

【证候分析】病理性的水为质地清稀、流动性大的病理性产物。由水液停聚所导致的证候，称为水停证。导致水停的原因，可为风邪外袭，或湿邪内阻，亦可因房劳伤肾，或久病肾虚等，影响肺、脾、肾的气化功能，使水液运化、输布失常而停聚为患。此外，瘀血内阻，经脉不利，亦可影响水液的运行，常使水蓄腹腔等部位，而成血瘀水停。

水为有形之邪，水液内停，泛溢肌肤，故头面、肢体甚或全身水肿，按之凹陷，不易恢复，身体困重。水液停聚腹腔，而成腹水，故见腹部胀满、膨隆，叩之音浊。膀胱气化失司，水液停蓄而不泄，故见小便短少不利。舌淡胖，苔白滑，脉濡缓，是水湿内停之征。

水停证中，以水肿为主者，又有阳水和阴水之别。阳水多因外感风邪，或水湿浸淫所致，性质属实，与肺脾有关。临床可见头面浮肿，一般从眼睑开始，继而遍及全身，小便短少，来势迅速，皮肤薄而光亮。若兼恶寒发热，肢节酸重，苔薄白，脉浮紧，或咽喉肿痛，舌尖红苔薄黄，脉浮数者，则系肺失通调所致，故又称风水相搏证。若兼全身水肿，来势较缓，按之没指，肢体沉重困倦，小便短少，脘闷纳呆，泛恶欲吐，舌苔白腻，脉沉者，则与脾不化湿有关。阴水多因病久正虚，劳倦内伤，房室不节等所致，性质属虚实夹杂，与脾肾有关。临床可见水肿，腰以下为甚，按之凹陷不起，皮色晦暗，小便短少，脘闷腹胀，纳呆便溏，面色㿠白，畏寒神疲，或腰膝酸冷，舌淡胖苔白滑，脉沉迟无力，多因脾肾阳虚，水失蒸化所致。

【辨证要点】以肢体浮肿，或腹大胀满，小便不利，舌淡胖等为辨证要点。

第四节 阴阳病辨证

阴阳病辨证是根据阴液、阳气的生理、病理特点，分析患者的症状、体征，辨别疾病当前病理本质中是否存在阴阳盛衰的证候。

中医学中的阴阳不仅是抽象的哲学概念，而且已经有了许多具体的医学内容，如阳气、阴液、心阴、肾阳等，都是有实际含义的医学概念。所以，采用阴阳命名的除作为属性阴阳的阴证和阳证外，还包括阴阳盛衰证候的辨别。

阴阳盛衰的证候变化，包括阴阳偏盛和阴阳偏衰两个方面。其中，阴盛证、阳盛证已在八纲辨证中的寒证、热证和六淫辨证中的寒淫证、火淫证等予以论述。本节主要学习阴阳虚衰的证候表现和特点，包括阴虚证、阳虚证、亡阴证、亡阳证。

一、阴虚证

【概念】指体内阴液亏少，凉润、濡养等作用减退所表现的虚热证候。

【临床表现】五心烦热，潮热，盗汗，两颧潮红，口燥咽干，形体消瘦，小便短黄，大便干结，舌红少苔，脉细数。

【证候分析】本证多因热病日久，耗伤阴液，或五志过极，化火伤阴，或房事不节，损阴伤精，或过服温燥，伤及阴液等所致。

阴液亏少，宁静、凉润作用减弱，阴不制阳，虚热内生，故五心烦热，潮热，盗汗，两颧潮红，舌红脉数。阴液不足，机体失于滋润、濡养，则口燥咽干，形体消瘦，小便短黄，大便干结，舌燥少苔，脉细。

【辨证要点】以五心烦热，潮热盗汗，口燥咽干，舌红少苔，脉细数为辨证要点。

二、阳虚证

【概念】指体内阳气亏损，温煦、推动、气化等功能减退所表现的虚寒证候。

【临床表现】畏寒肢凉，神疲，乏力，气短，口淡不渴，渴喜热饮，大便稀溏，小便清长或尿少不利，面色㿠白，舌淡胖嫩，苔白滑，脉沉迟无力。

【证候分析】本证多因病久伤阳，或气虚逐渐发展而来，或久居寒凉，或过服苦寒，耗伤阳气，或年老命门火衰等所致。

阳气亏虚，失于温煦，故畏寒肢凉。阳虚推动乏力，脏腑功能衰退，则神疲，乏力，气短。气化无权，水湿不化，则口淡不渴；津失上承，则渴喜热饮。津失蒸化，下走大肠、膀胱，故见大便稀溏，小便清长或尿少不利。水液泛溢肌肤，则面色㿠白，舌淡胖嫩，苔白滑。阳虚气弱，推动乏力，则脉沉迟无力。

【辨证要点】以畏寒肢凉，口淡不渴，舌淡胖嫩，脉沉迟无力为辨证要点。

三、亡阴证

【概念】指体内阴液严重耗损而欲竭所表现的危重证候。

【临床表现】汗热而黏，如珠如油，虚烦躁扰，面赤颧红，身灼肢温，恶热，呼吸急促，口渴欲饮，皮肤皱瘪，小便极少，唇干舌燥，脉细数疾、重按无力。

【证候分析】亡阴可由阴虚进一步发展而来，或因壮热不退，大汗不止，大吐大泻，大量出血，严重烧伤致阴液暴失而成。

阴液亏少欲绝，阴不敛阳，迫津外泄，故汗热而黏，如珠如油。虚阳上扰，则虚烦躁扰，面赤颧红。阴不制阳，则身灼肢温，恶热，呼吸急促，脉细数疾，重按无力。阴枯液竭，失于濡润，则口渴欲饮，皮肤皱瘪，唇干舌燥。化源不足，则小便极少。

【辨证要点】以汗出如油，身热烦渴，脉细数疾为辨证要点。

四、亡阳证

【概念】指体内阳气极度衰微而欲脱所表现的危重证候。

【临床表现】冷汗淋漓，汗质稀淡，肌肤不温，手足厥冷，面色苍白，呼吸气弱，表情淡漠，舌淡，脉微欲绝。

【证候分析】亡阳可由阳虚进一步发展而来,或因阴寒之邪极盛而阳气暴伤,或因大汗、脱精、大失血等阴液消亡而阳随阴脱,或因剧毒、外伤、痰瘀阻塞心窍等致阳气暴脱。

阳气衰微,固摄无权,津液外泄,故冷汗淋漓,汗质稀淡。阳气衰竭,失于温煦,则肌肤不温,手足厥冷。阳虚推动无力,气血难荣于上,则面色苍白,舌淡。元气虚衰,鼓动无力,则呼吸气弱,表情淡漠,脉微欲绝。

【辨证要点】以冷汗,肢厥,面白,脉微为辨证要点。

表 7-1 亡阴证与亡阳证鉴别表

症状 证候	汗液	寒热	四肢	面色	气息	口渴	唇舌象	脉象
亡阳证	稀冷 味淡	身冷 畏寒	厥冷	颜面 苍白	微弱	不渴或 欲饮热	唇舌淡白 苔白润	脉微欲绝
亡阴证	黏热 味咸	身热 恶热	温和	面赤 颧红	息粗	口渴 饮冷	唇舌干红	脉细数疾 无力

第五节 气血津液阴阳兼病辨证

气血津液阴阳密切相关,在生理上维持协调平衡,在病理上亦常互相影响,相兼为病,可产生诸多复合证候。

一、气血两虚证

【概念】指以气虚与血虚症状共见为主要表现的证候。

【临床表现】神疲乏力,少气懒言,气短自汗,颜面、口唇、舌、爪甲等颜色淡白,手足麻木,月经量少,头晕目眩,心悸,多梦,舌淡,脉细无力。

【证候分析】本证多因素体虚弱,或久病不愈,或劳累过度等原因,导致气血两亏,或先有气虚,气不生血,或先有血虚,化气乏源,均可导致气血两虚证。多见于慢性久病。

气虚不足,推动无力,固摄乏力,故见神疲乏力,少气懒言,气短自汗。血虚不濡,官窍、组织失养,故见颜面、口唇、舌、爪甲等颜色淡白,手足麻木,月经量少。气血两虚,心神失养,头面失充,故见头晕目眩,心悸,多梦。脉细无力为气血两亏之征象。

【辨证要点】气虚证与血虚证同时存在,以神疲乏力,气短自汗,月经量少,面舌色淡,脉细无力等为辨证要点。

二、气虚血瘀证

【概念】指气虚运血无力,致血行瘀滞所表现的证候。

【临床表现】倦怠乏力,声低懒言,气短自汗,身体局部刺痛,固定不移,拒按,女子经血紫暗有块,舌淡紫或有瘀斑瘀点,脉涩无力。

【证候分析】本证多因素体气虚,或久病伤气,或过劳耗气,或年老元气亏虚等原因所致,气虚运血无力,以致血行不畅而瘀滞。本证气虚为先,血瘀为后,属本虚标实之证。

正气亏虚,推动乏力,固摄无权,故倦怠乏力,声低懒言,气短自汗,舌淡,脉虚无力。血行瘀滞，不通则痛，故身体局部刺痛，固定不移，拒按。女子经血紫暗有块，舌紫或有瘀斑瘀点，脉涩，亦为血行瘀滞之象。

【辨证要点】气虚证与血瘀证同时存在，以神疲乏力，气短自汗，刺痛，舌质淡紫为辨证要点。

三、气不摄血证

【概念】指气虚不能统摄血液所表现的证候。

【临床表现】体倦乏力，气短懒言，自汗，便血，尿血，肌衄，齿衄，经血量多，血色浅淡，面色淡白，舌质淡白，脉弱或芤。

【证候分析】本证多因素体气虚，或病久、过劳伤气，或年高气亏等原因所致，气虚摄血无力，以致血溢脉外。本证气虚为因，出血为果，属虚证范畴。

气虚，推动、固摄乏力，故见体倦乏力，气短懒言，自汗。气虚血失统摄，故见便血、尿血、肌衄、齿衄、经血量多等各种慢性出血、血色浅淡。气虚血亏，官窍、组织、肌肤失充，则面色淡白，舌质淡白，脉弱或芤。

【辨证要点】以体倦乏力，气短自汗，慢性出血、色淡，舌淡，脉弱为辨证要点。

四、气滞血瘀证

【概念】指气滞导致血瘀，或血瘀导致气滞所表现的证候。

【临床表现】胸胁、少腹、乳房胀痛或窜痛，情绪抑郁，胁下痞块，刺痛，拒按，女子可见经闭，或痛经，经色紫暗，或夹有血块，舌质紫暗或有紫斑，脉弦涩。

【证候分析】本证多因情志不遂，或闪挫外伤，或痰湿、寒邪等邪气阻滞，使气机郁滞，血行不畅而成。气行则血行，气滞则血瘀，故本证大多气滞在先、为因，血瘀在后、为果。本证属实证范畴。

肝主疏泄，气机郁滞，疏泄失职，故胸胁、小腹、乳房胀痛或窜痛，情绪抑郁。气为血之帅，气滞则血行不畅，瘀血内停，故见胁下痞块，刺痛，拒按，女子经闭，痛经，经色紫暗，或夹有血块，舌紫暗或有紫斑。脉弦涩，亦是气滞血瘀之象。

【辨证要点】气滞证与血瘀证同时存在，以身体局部胀痛，情绪抑郁，胁下痞块，女子痛经，舌质紫暗为辨证要点。

五、气随血脱证

【概念】指大量出血引起气随之暴脱所表现的危重证候。

【临床表现】大量出血（吐血、崩漏、产后大出血、外伤出血等），气少息微，面色苍白，大汗淋漓，四肢厥冷，舌淡，脉微欲绝，或散脉，或芤脉。

【证候分析】本证多因外伤，或妇女血崩、产后，或内脏破损等突然大量出血所致。本证发病急、病情重，易致气血虚脱、亡阴亡阳。

血为气之母，血脱而气无以依附，亦随之外脱。正气虚脱，推动无力，故见气少息微，脉微欲绝或散脉。气血虚脱，不能上荣，可见面色苍白，舌淡。气脱失于固摄，故大汗淋漓。气脱亡阳，阳气不达四末，则四肢厥冷。脉道失于气血鼓动与充盈，可见芤脉。

【辨证要点】大量出血与气脱证同时存在，以出血量大，气少息微，面色苍白，大汗淋漓，脉微为辨证要点。

六、气随津脱证

【概念】指大量津液丢失引起气随之暴脱所表现的危重证候。

【临床表现】大汗不止，严重吐泻，气息微弱，面色苍白，大汗淋漓，四肢厥冷，舌瘦而干，脉微欲绝。

【证候分析】本证多因大汗不止，或严重吐泻，以致津液大量丢失，气失依附而外脱所致。本证发病急、病情重，易致津液脱失，正气暴脱，亡阴亡阳。

津为气之舟，津脱而气无以依附，亦随之外脱。气随津脱，推动乏力，故气息微弱，脉微欲绝。正气虚脱，失于上荣，可见面色苍白。气脱失摄，故大汗淋漓。阳气亡脱，四末失煦，则四肢厥冷。舌瘦而干，为津气大伤之征象。

【辨证要点】津液大量丢失与气脱证同时存在，以大汗大吐大泻，气息微弱，四肢厥冷，脉微为辨证要点。

七、津血亏虚证

【概念】指以津液亏虚与血虚症状共见为主要表现的证候。

【临床表现】口、鼻、唇、舌、咽喉、皮肤干燥，颜面淡白，头晕眼花，心悸，多梦，手足麻木，四肢拘急，形体消瘦，舌淡嫩瘦，脉细数。

【证候分析】津血同源，彼此可以相互资生、转化。津亏可致血虚，血虚亦可致津亏，均可形成津血亏虚证。

津液亏损，脏腑、组织、官窍失于滋润、濡养，故见口、鼻、唇、舌、咽喉、皮肤干燥。血液亏虚，肌肤、官窍失濡，故见颜面淡白，头晕眼花；心神失养，故心悸，多梦。津血亏虚，组织、筋脉失养，可见手足麻木，四肢拘急。形体消瘦，舌淡嫩瘦，脉细数，均为津血不足之征象。

【辨证要点】津液亏虚证与血虚证同时存在，以官窍、皮肤干燥，颜面淡白，舌淡，脉细为辨证要点。

八、痰瘀互结证

【概念】指痰浊和瘀血相互搏结而停滞于人体某一部位所引起的证候。

【临床表现】头目胀痛，痴呆，癫狂，偏瘫，或心胸闷痛，绞痛，或咳喘，喉中痰鸣，或腹部癥积，坚硬难消，刺痛拒按，或关节肿大变形，肢体麻木，面色晦暗，舌紫暗或有瘀斑瘀点，苔厚腻，脉弦滑或沉涩。病势缠绵，反复发作。

【证候分析】痰阻脉道，血行不畅，形成瘀血，或瘀血阻滞，津失输布，津凝成痰。痰浊与瘀血胶结不解，终致痰瘀互结证候。痰、瘀均为阴邪，其性阴秽黏滞，一旦留驻体内，导致疾病缠绵难愈，反复发作。

痰瘀互结于脑，蒙蔽清窍，可见头目胀痛，痴呆，癫狂。阻闭心胸，可见心胸闷痛，或绞痛。蕴结于肺，则咳喘，喉中痰鸣。互结于腹，则腹部癥积，坚硬难消，刺痛拒按。流窜关节、经络，则关节肿大变形，肢体麻木，偏瘫。面色晦暗，舌紫暗或有瘀斑瘀点，苔厚腻，脉弦滑或沉涩，均为痰瘀互结之征象。

【辨证要点】痰证与血瘀证同时存在，以持续性疼痛，拒按不移，肿块坚硬难消，舌紫暗，苔厚腻,脉弦滑,缠绵难愈为辨证要点。

九、气阴两虚证

【概念】指气虚与阴虚症状共见为主要表现的证候。

【临床表现】神疲乏力,气短自汗,口燥咽干,五心烦热,潮热盗汗,形体消瘦,腰酸耳鸣,头晕目眩,舌红少苔,脉细数无力。

【证候分析】本证多因温热病邪,耗气伤阴,或久病不愈,气阴两伤所致。常见于外感温病和内伤杂病的中后期。

正气亏虚,推动无力,失于固摄,故见神疲乏力,气短,自汗,脉虚无力。阴液不足,失于濡养,虚热内生,故五心烦热,口燥咽干,潮热盗汗,形体消瘦,腰酸耳鸣,舌红少苔,脉细数。气阴两虚,头目失养,故头晕目眩。

【辨证要点】气虚证与阴虚证同时存在,以神疲乏力,气短自汗,五心烦热,潮热盗汗等为辨证要点。

十、阴阳两虚证

【概念】指阴虚与阳虚症状共见所表现的证候。

【临床表现】五心烦热,口燥咽干,潮热耳鸣,自汗盗汗,精神萎顿,气短懒言,倦怠乏力,形寒肢冷,形体羸弱,头晕目眩,舌淡少苔,脉微细而数。

【证候分析】阴阳互为根本,相互为用。阴虚日久,无阴则阳无以生;阳虚日久,无阳则阴无以化,均可导致阴阳两虚。常见于慢性病的后期。

阴液亏少,凉润、濡养失司,故五心烦热,口燥咽干,潮热耳鸣,盗汗。阳气亏虚,机体失于推动、温煦、固摄,则精神萎顿,气短懒言,倦怠乏力,形寒肢冷,自汗。形体羸弱,头晕目眩,舌淡少苔,脉微细而数,均是阴阳两虚之征象。

【辨证要点】阴虚证与阳虚证同时存在,以五心烦热,口燥咽干,自汗盗汗,倦怠乏力,形寒肢冷等为辨证要点。

小 结

病性辨证主要包括气血津液辨证、阴阳病辨证、气血津液阴阳兼病辨证等。

气血津液辨证中,气病证候主要表现在气的亏虚和气的运行失常两个方面。其中气的亏虚,主要包括气虚证、气陷证、气不固证、气脱证,属虚证的范畴;气的运行失常,主要有气滞证、气逆证、气闭证,属实证的范畴。气虚和气滞往往是气病虚证和实证的基础,其他证型常是在气虚或气滞的基础上发展而来。血病证候主要表现在血液亏虚和血液运行失常两个方面。其中血液亏虚,主要包括血虚证、血脱证,属虚证的范畴;血的运行失常,主要有血瘀证、血热证、血寒证,属实证的范畴。津液病证候包括津液亏虚证和水液停聚而成的痰证、饮证、水停证。应分别掌握各证的临床表现、辨证要点,熟悉各相关证候间的转变。

阴阳病辨证在本章主要论述阴阳虚损病的辨证,包括阳虚证、阴虚证、亡阴证、亡阳证。应分别掌握各证的临床表现、辨证要点和鉴别。

气血津液阴阳兼病辨证中,临床常见的证候有气血两虚证、气虚血瘀证、气不摄血证、气滞血瘀证、气随血脱证、气随津脱证、津血亏虚证、痰瘀互结证、气阴两虚证、阴阳两虚证等。

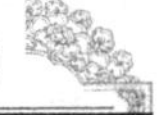

其中，气血两虚证、气滞血瘀证、痰瘀互结证、气阴两虚证、津血亏虚证、阴阳两虚证的病机常常是互为因果；气虚血瘀证、气不摄血证，一般是气虚在先，为因、为本，而出血、瘀血在后，为果、为标，但其证候表现则不一定是前重后轻；气随血脱证、气随津脱证则是大失血或严重耗津在先，然后元气随之消亡，病势危急。应熟悉各证的临床表现、辨证要点和相互转化规律。

复习思考题

1. 气不固证的临床表现如何？
2. 导致血瘀证的常见原因有哪些？临床表现如何？
3. 痰、饮、水、湿有何区别与联系？
4. 如何鉴别亡阴证与亡阳证？
5. 气不摄血证与气随血脱证有何异同？

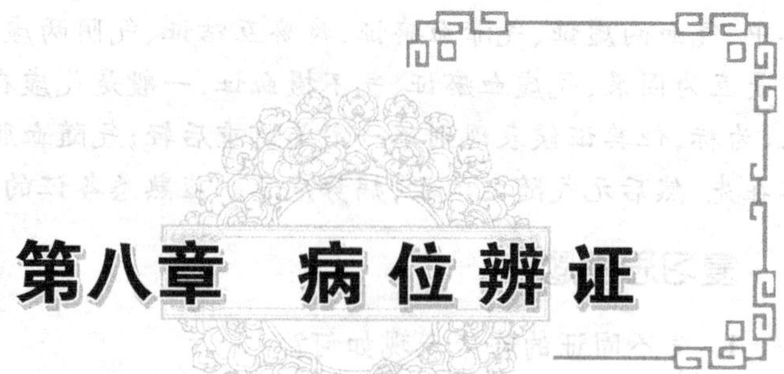

第八章 病位辨证

病位辨证是在中医理论指导下，对患者所表现的各种症状、体征等，进行分析、判断，从而确定疾病现阶段证候所在部位的辨证方法。

辨病证的部位，对了解疾病涉及的有关脏腑、经络，进一步分析病因病机，以及遣方用药，均具有重要意义。八纲辨证中的表里辨证，是较为笼统的对表、里位置的辨别。因此须在八纲辨证的基础上，进一步辨别病证部位的属脏属腑，在经在络。

常用的病位辨证方法有脏腑辨证、六经辨证、卫气营血辨证、三焦辨证、经络辨证。其中脏腑辨证主要用于内伤杂病辨证；六经辨证、卫气营血辨证、三焦辨证主要用于外感病辨证；经络辨证是对脏腑辨证的补充和辅助，适用范围较广，而在针灸、推拿、骨伤等专科诊治中尤为常用。

第一节 脏腑辨证

脏腑辨证是在熟悉和掌握脏腑生理功能、病理变化的基础上，将四诊所收集的症状、体征及有关病情资料，进行综合分析，从而判断疾病所在的脏腑部位、病因、病性等的辨证方法。

脏腑的生理功能、病理变化和脏腑间的关系是脏腑辨证的依据。因此，要掌握和灵活运用脏腑辨证，首先应熟悉和掌握每个脏腑的生理功能、病理变化，以及脏腑之间的传变规律。

由于每一个脏腑均有独特的生理功能、病理特点及其传变规律，因此脏腑辨证的体系比较完整，内容具体，纲目清楚，是中医辨证体系中的重要组成部分，是其他辨证方法的基础，也是中医临床各科辨证的必备基本方法。

脏腑辨证在临床上的应用范围颇广，可用于内、外、妇、儿等科的内伤杂病。

脏腑辨证包括脏病辨证、腑病辨证及脏腑兼病辨证。其中五脏病证是辨证的重点，六腑病证通常归纳在脏病之中。脏腑的病变复杂，证候多种多样，本节以脏腑表里关系为纲，仅介绍临床常见的一些证候。

一、肝与胆病辨证

肝位于右胁，胆附于肝。肝开窍于目，在体合筋，其华在爪，在志为怒，在液为泪。足厥阴肝经绕阴器，循少腹，布胁肋，络胆，系目，上额，交巅顶，与胆互为表里。肝主疏泄，又主藏血。胆为中精之腑、中正之官，主贮藏、排泄胆汁，主决断，与情志活动有关。

肝的病变主要以疏泄与藏血功能异常为主，临床以情志抑郁，或烦躁易怒，胸胁、乳房、

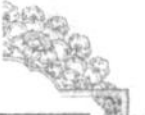

少腹胀痛、窜痛，巅顶痛，肢体震颤，手足抽搐，以及头晕目眩，目疾，月经不调，睾丸疼痛等为常见症状。胆的病变主要以决断及贮藏排泄胆汁功能失司为主，临床以胆怯易惊、惊悸失眠、黄疸、口苦等为常见表现。

肝病证候有虚、实和虚实夹杂之分。实证多由情志所伤，或感受热邪、寒邪等而致肝郁气滞、肝火炽盛、寒滞肝脉等证，虚证多由久病失血，或他脏病变所累，而致肝血虚、肝阴虚等证，虚实夹杂证多因肝肾阴虚，阴不制阳，阳亢于上，而致肝阳上亢、肝阳化风等证。胆病证候多为实证，因痰热内扰于胆，胆失疏泄而致胆郁痰扰证。若湿热侵袭肝胆，肝胆失于疏泄，可致肝胆湿热证。

（一）肝血虚证

【概念】指肝血亏虚，肝及所系组织、器官失于濡养所表现的虚弱证候。

【临床表现】头晕目眩，视物模糊，夜盲，肢体麻木，手足震颤，关节拘挛，肌肉瞤动，皮肤瘙痒，失眠多梦，妇女月经量少、色淡，甚则闭经，面唇淡白，爪甲不荣，舌淡，苔白，脉弦细。

【证候分析】本证多因生血不足，或失血过多，或久病耗伤肝血，肝及所系组织、器官失于濡养所致。

肝开窍于目，肝血亏虚，头目失于濡养，故头晕目眩，视物模糊，夜盲。肝主筋，筋失血养，故肢体麻木，手足震颤，关节拘挛，肌肉瞤动，爪甲不荣。肝血虚少，肌肤失养，则皮肤瘙痒。肝血不足，神魂不安，故失眠多梦。女子以肝为先天，肝血不足，冲任失养，血海空虚，故妇女月经量少、色淡，甚则闭经。面唇淡白，舌淡，苔白，脉细，为血虚失养之象。肝血不足，疏泄失职，故见弦脉。

【辨证要点】以眩晕，视物模糊，肢体麻木，月经量少，与血虚症状共见为辨证要点。

（二）肝阴虚证

【概念】指肝之阴液亏虚，肝失濡润，阴不制阳，虚热内扰所表现的虚热证候。

【临床表现】头晕目眩，视物模糊，两目干涩，或胁肋隐隐灼痛，口咽干燥，两颧潮红，五心烦热，潮热盗汗，舌红少苔，脉弦细数。

【证候分析】本证多由情志不遂，气郁化火，耗伤肝阴，或热病后期，或久病虚损，耗伤肝阴，或肾水不足，水不涵木，累及肝阴等，均可致肝阴亏虚，阴不制阳，虚热内扰，肝失濡养，头目、筋脉失润。

肝阴不足，头目失濡，故头晕目眩，两目干涩，视物模糊。虚火内灼，肝络失养，则胁肋隐隐灼痛。阴液亏虚，不能上承，则口咽干燥。阴虚不能制阳，虚热内蒸，故两颧潮红，五心烦热，潮热。阴虚内热，阴不敛阳，迫津外泄，则为盗汗。舌红少苔，脉弦细数，为肝阴不足，虚热内炽之征象。

【辨证要点】以目眩，目涩，胁痛，与阴虚症状共见为辨证要点。

表 8-1 肝血虚证与肝阴虚证鉴别表

证候	共同症状	不同症状	舌脉象
肝血虚证	头晕目眩，视物模糊	肢体麻木，妇女月经量少、色淡，甚则闭经，面唇淡白，爪甲不荣	舌淡苔白，脉弦细
肝阴虚证		胁肋隐隐灼痛，口咽干燥，两颧潮红，五心烦热，潮热盗汗	舌红少苔，脉弦细数

（三）肝郁气滞证

【概念】指肝失疏泄，气机郁滞所表现的证候。

【临床表现】情志抑郁或易怒，善太息，胸胁、少腹胀满疼痛或窜痛，或见梅核气，或瘿瘤、瘰疬，女子可见乳房胀痛或见乳癖，月经不调，痛经甚至闭经，舌苔薄白，脉弦。病情轻重与情绪变化密切相关。

【证候分析】本证多因精神刺激或情志不遂，郁怒伤肝，或病邪侵扰，遏阻肝脉，或其他脏腑病变及肝，肝失条达疏泄所致。

肝主疏泄，性喜条达而恶抑郁，气机郁滞，经气不利，故情志抑郁或易怒，善太息，胸胁、少腹或乳房疼痛或窜痛。肝气郁结，气不行津，津聚为痰，或气郁化火，灼津为痰，肝气夹痰循经上行，搏结于咽喉，可见咽部有异物感，吞之不下，吐之不出。痰气搏结于颈部，则为瘿瘤、瘰疬。痰气结于乳房，则为乳癖。女子以血为本，冲任隶属于肝，肝气郁滞，血行不畅，冲任失调，故见痛经，月经不调。脉弦，为肝气郁滞之象。

【辨证要点】以情志抑郁，胸胁、少腹胀痛，女子月经失调等为辨证要点。

（四）肝火上炎证

【概念】指火热炽盛，内扰于肝，气火上逆所表现的证候。又名肝火炽盛证、肝经实火证。

【临床表现】头晕胀痛，痛势剧烈，面红目赤，急躁易怒，口苦口干，耳鸣如潮，甚或突发耳聋，失眠，或恶梦纷纭，或胁肋灼痛，吐血，衄血，小便短黄，大便秘结，舌红苔黄，脉弦数。

【证候分析】本证多因情志不遂，肝郁化火，或他脏火热，累及于肝，或火热之邪内侵，以致肝经气火上逆所致。

肝气郁结，气郁化火，肝火循经上扰，故头晕胀痛，痛势剧烈，面红目赤。肝火内炽，肝失条达，故急躁易怒。肝热及胆，胆气上溢，故口苦。热盛伤津，则口干，小便短黄，大便秘结。肝热移胆，循胆经上冲于耳，则耳鸣如潮，甚或突发耳聋。肝藏魂，心藏神，肝火扰心，神魂不宁，故失眠，或噩梦纷纭。火灼肝经，故胁肋灼痛。火伤血络，迫血妄行，则见吐血、衄血。舌红苔黄，脉弦数，均为肝经实火内炽之征。

【辨证要点】以头痛，烦躁，耳鸣，胁痛与实热症状共见为辨证要点。

（五）肝阳上亢证

【概念】指肝肾阴亏于下，肝阳亢扰于上所表现的下虚上实证候。

【临床表现】眩晕耳鸣，头目胀痛，面红目赤，急躁易怒，失眠多梦，头重脚轻，腰膝酸软，舌红少津或少苔，脉弦或弦细数。

【证候分析】本证多因肝肾阴虚，肝阳失潜，或忧思恚怒，化火伤阴，阴不制阳，致使肝肾亏虚，肝阳亢逆所引起，故为本虚标实，上实下虚之证。常因情志刺激、嗜酒、劳累等因素，使病情突然加重。

肝为刚脏，体阴用阳。肝肾阴虚，肝阳上亢，气血上冲，上扰头目，故头目胀痛，眩晕耳鸣，面红目赤。阴虚阳亢，扰动心神，则急躁易怒，失眠多梦。肾阴亏于下，肝阳亢于上，上盛下虚，故头重脚轻，步履不稳。腰为肾府，膝为筋府，肝肾阴虚，腰膝失养，故腰膝酸软。舌红少津或少苔，脉弦或弦细数，为肝肾阴亏，肝阳上亢之征。

【辨证要点】以眩晕耳鸣，头目胀痛，面红目赤，腰膝酸软，步履不稳等为辨证要点。

表 8-2 肝火上炎证与肝阳上亢证鉴别表

证候	共同症状	不同症状	舌脉象
肝火上炎证	头晕胀痛,面红目赤,口苦口干,急躁易怒,耳鸣,失眠(以头面部症状为突出)	胁肋灼痛,便秘尿黄等火热症	舌红苔黄,脉弦数
肝阳上亢证		腰膝酸软,头重脚轻等下虚症	舌红少津或少苔,脉弦或弦细数

(六)肝风内动证

《素问·至真要大论》谓:"诸风掉眩,皆属于肝"。在疾病过程中因风阳、火热、阴血亏虚等所致,出现以眩晕欲仆,肢体抽搐,震颤等具有"动摇"特点的风动症状的一类证候,即为肝风内动证。据其病因病性、临床表现的不同,常分为肝阳化风证、热极生风证、阴虚动风证和血虚生风证。

1. 肝阳化风证

【概念】指肝阳上亢,肝风内动所表现的证候。

【临床表现】眩晕欲仆,步履不稳,头摇或头胀痛,项强,肢体震颤,手足麻木,急躁易怒,面红目赤,耳鸣,甚至突然昏仆,口眼㖞斜,半身不遂,舌强语謇,喉中痰鸣,舌红苔腻,脉弦有力。

【证候分析】本证多由肝阳上亢证进一步发展而来,由素体肝肾阴液不足,或久病阴亏,或肝火内伤营阴等,导致阴虚不能制阳,阳亢无制,亢极化风。

阳亢化风,风动于上,阴亏于下,上实下虚,故眩晕欲仆,步履不稳,头摇。肝阳上亢,气血上壅头面,则头胀痛。肝风内动,筋脉挛急,则项强,肢体震颤,手足麻木。阴虚阳亢,扰动心神,则急躁易怒。肝火循经上扰,故面红目赤,耳鸣。若风阳夹痰,蒙蔽心神,则突然昏仆。风痰阻络,则半身不遂,口眼㖞斜。风痰阻滞舌脉,则舌强语謇。痰阻气道,故喉中痰鸣。阴虚阳亢,风痰内盛,故舌红苔腻,脉弦有力。

【辨证要点】以眩晕,肢麻震颤,头胀痛,甚至突然昏仆,口眼㖞斜,半身不遂等为辨证要点。

2. 热极生风证

【概念】指邪热炽盛,热极引动肝风所表现的证候。

【临床表现】壮热,颈项强直,两目上视,四肢抽搐,角弓反张,牙关紧闭,烦躁或神昏、谵语,口渴,舌质红绛,苔黄燥,脉弦数。

【证候分析】本证多因外感温热病邪,或寒邪入里化热,致邪热亢盛,热闭心神,燔灼筋脉,引动肝风所致。

邪热内盛,则壮热持续。邪热炽盛,燔灼肝经,伤津耗液,筋脉失养而拘挛,故颈项强直,四肢抽搐,两目上视,角弓反张,牙关紧闭。热扰心神,则烦躁。热闭心神,则神昏、谵语。热伤津液,故口渴。舌红绛,苔黄燥,脉弦数,为热邪炽盛,内灼营血之象。

【辨证要点】以壮热,与动风症状共见为辨证要点。

3. 阴虚动风证

【概念】指肝阴亏虚,筋脉失养,肝风内动所表现的证候。

【临床表现】手足蠕动、震颤,或肢体抽搐,瘛疭,眩晕耳鸣,口燥咽干,形体消瘦,五心烦热,潮热颧红,舌红少苔,脉弦细数。

【证候分析】本证多见于外感热病后期,肝肾阴液耗损,或久病内伤,耗伤肝阴,筋脉失养,虚风内动所致。

肝阴亏虚,筋脉失养,筋脉挛急,则见手足蠕动、震颤,或肢体抽搐,或瘈疭。眩晕耳鸣,口燥咽干,形体消瘦,五心烦热,潮热颧红,舌红少苔,脉弦细数,均为肝阴不足,虚热内盛之象。

【辨证要点】以手足震颤、蠕动等动风之象,与阴虚内热症状共见为辨证要点。

4. 血虚生风证

【概念】指肝血亏虚,虚风内动,筋脉失养所表现的证候。

【临床表现】肢体震颤、麻木,手足拘急,肌肉瞤动,皮肤瘙痒,头晕目眩,视力减退,夜盲,失眠多梦,面唇淡白,爪甲不荣,舌淡苔白,脉弦细。

【证候分析】本证因急、慢性失血,或久病血虚,而致肝血亏虚,不能濡养筋脉,而引动肝风。

肝血不足,筋失血养,筋脉拘急,则肢体震颤,手足拘急。血虚风动,则见麻木,肌肉瞤动。血虚不能濡养肌肤,故皮肤瘙痒。头晕目眩,视力减退,夜盲,失眠多梦,面唇淡白,爪甲不荣,舌淡苔白,脉弦细为肝血亏虚,失于濡养之象。

【辨证要点】以肢体震颤,麻木,手足拘急,肌肉瞤动,与血虚症状共见为辨证要点。

表 8-3 肝风内动四证鉴别表

证候	性质	主 症	兼 症	舌脉象
肝阳化风证	上实下虚	眩晕欲仆,肢体震颤,手足麻木,头胀痛,甚至突然昏仆,口眼㖞斜,半身不遂,舌强语謇	兼肝阳上亢证的表现	舌红,苔腻,脉弦有力
热极生风证	实、热	颈项强直,两目上视,四肢抽搐,角弓反张,牙关紧闭,壮热,烦躁或神昏谵语	兼高热等热证的表现	舌质红绛,苔黄燥,脉弦数
阴虚动风证	虚、热	手足蠕动、震颤,或肢体抽搐,瘈疭	兼阴虚证的表现	舌红少苔,脉弦细数
血虚生风证	虚	肢体震颤、麻木,手足拘急,肌肉瞤动,皮肤瘙痒	兼血虚证的表现	舌淡,苔白,脉弦细

(七) 寒滞肝脉证

【概念】指寒邪侵袭,凝滞肝脉所表现的证候。

【临床表现】少腹冷痛,牵引阴部坠胀作痛,或阴器收缩引痛,或巅顶冷痛,遇寒痛甚,得温痛减,形寒肢冷,舌淡苔白,脉沉紧或弦紧。

【证候分析】本证多由淋雨涉水、房事受寒等,导致肝经寒凝气滞,或因素体阳气不足,由外寒所引发。

足厥阴肝经绕阴器,循少腹,布胁肋,上巅顶。寒性收引、凝滞,寒邪凝滞肝脉,经脉收引挛急,气血运行不畅,则见少腹冷痛,或牵及阴部坠胀疼痛,或阴器收缩引痛,或巅顶冷痛。遇冷则寒凝加重,得温则寒凝缓解,故疼痛遇寒则甚,得温痛减。寒邪凝滞,阳气被遏,形体失于温煦,故形寒肢冷。舌淡苔白,脉沉紧或弦紧,均为肝经寒盛之象。

【辨证要点】以少腹、阴部、巅顶冷痛与实寒症状共见为辨证要点。

(八) 肝胆湿热证

【概念】指湿热蕴结,肝胆气机郁滞,失于疏泄所表现的证候。

【临床表现】胁肋胀痛,身目发黄,黄色鲜明,口苦纳呆,厌食油腻,泛恶欲呕,腹部胀满,大便不调,小便短黄,或阴部瘙痒、湿疹、潮湿,阴器肿痛,带下黄稠臭秽,发热或寒热往来,舌质红,苔黄腻,脉弦滑数。

【证候分析】本证多因感受湿热之邪,或嗜食肥甘厚味,酿生湿热,或脾运失健,湿浊内生,郁而化热等,使湿热蕴结肝胆或侵犯肝经,阻滞气机所致。

湿热蕴结,肝胆疏泄失职,气机不畅,故胁肋胀痛。湿热内阻,胆汁不循常道而行,外溢于肌肤,则身目发黄,黄色鲜明。湿热郁蒸,胆气上溢,故口苦。湿热内阻,肝胆失于疏泄,碍及脾胃,使脾失健运,胃失和降,故见纳呆,厌食油腻,泛恶欲呕,腹部胀满,大便不调。湿热下注,膀胱气化失司,则小便短黄。足厥阴肝经绕阴器,湿热循经下注,则阴部瘙痒、湿疹、潮湿,或阴器肿痛,或带下黄稠臭秽。湿热郁蒸,则发热。邪居少阳胆经,枢机不利,邪正相争,则寒热往来。舌红苔黄腻,脉弦滑数,乃湿热内蕴之象。

临床上若以阴痒潮湿、带下黄臭等为主要表现者,亦可称肝经湿热下注证。

【辨证要点】以胁肋胀痛,身目发黄,或阴部瘙痒,与湿热症状共见为辨证要点。

(九) 胆郁痰扰证

【概念】指痰热或痰浊内扰,胆失疏泄,胆气不宁所表现的证候。

【临床表现】胆怯,易惊,惊悸,失眠,烦躁不安,胸胁胀闷,头晕目眩,口苦,呕恶,舌红,苔黄腻,脉弦滑数。

【证候分析】本证多因情志不遂,气机郁滞,化火生痰,痰热互结,内扰胆腑所致。

胆为中清之府,主决断,若痰热内扰,胆气不宁,失于决断,故胆怯易惊。痰热内扰心神,神不守舍,则惊悸,失眠,烦躁不安。胆失疏泄,经气不畅,故胸胁胀闷。痰热循胆经上扰头目,则头晕目眩。胆气犯胃,胃失和降,故呕恶。热迫胆气上溢,则口苦。舌红,苔黄腻,脉弦滑数,则为痰热内蕴,胆气郁滞之征。

【辨证要点】以胆怯易惊,失眠,口苦,与痰热症状共见为辨证要点。

二、心与小肠病辨证

心居胸中,心包络护卫于外。心开窍于舌,在体合脉,其华在面,在志为喜,在液为汗。手少阴心经循臂内侧后缘,下络小肠,与小肠互为表里。心主血脉,又主藏神。小肠主受盛化物,泌别清浊。

心的病变主要反映于主血脉功能及心神的异常,临床以心悸(惊悸、怔忡),心痛,心烦,胸闷,失眠,多梦,健忘,口舌生疮,神昏,神识错乱,脉结或代或促等为心病的常见症状。小肠的病变主要以泌别清浊功能失司(小肠受盛化物功能失司所致腹胀、腹痛、腹泻等参见“脾与胃病辨证”)为主,临床可见小便赤涩灼痛,尿血等。

心病证候有虚实之分。虚证多因禀赋不足、思虑劳神、年高体弱、久病伤正等因素,导致心血虚、心阴虚、心气虚、心阳虚、心阳暴脱等证;实证多由痰阻、血瘀、寒凝、气滞、火扰等原因,导致心脉痹阻、心火亢盛、痰蒙心神、痰火扰神及瘀阻脑络等证。小肠病证候则以小肠实热证多见。

(一) 心血虚证

【概念】指血液亏虚,心失濡养所表现的虚弱证候。

【临床表现】心悸,失眠,多梦,健忘,头晕眼花,面色淡白或萎黄,口唇淡白,舌淡苔白,脉细。

【证候分析】多因禀赋不足,心血亏虚,或劳神过度,耗伤心血,或脾失健运,血化乏源,或失血、久病伤及营血等所致。

血液不足,心失所养,心动不安,故心悸。心血亏虚,神失濡养,神不守舍,则失眠,多梦。血虚不能上荣于头、面,故见头晕眼花,面色淡白或萎黄,唇舌色淡。血液亏虚,脉道失充,故见脉细。

【辨证要点】以心悸,失眠,多梦,与血虚症状共见为辨证要点。

(二) 心阴虚证

【概念】指阴液亏虚,心失濡养,虚热内扰所表现的虚热证候。

【临床表现】心烦,心悸,失眠,多梦,口燥咽干,手足心热,两颧潮红,潮热盗汗,形体消瘦,舌红少苔,脉细数。

【证候分析】多因思虑劳神,暗耗心阴,或热病日久,灼伤心阴,或肝肾阴亏,累及于心,或禀赋不足,心阴亏虚,或年高体衰,阴液衰减,使心失濡养,虚热内扰所致。

阴液亏虚,心失濡养,心动失常,故心悸。虚火扰神,心神不安,神不守舍,可见心烦,失眠,多梦。阴虚失濡,故口燥咽干,形体消瘦。阴液亏少,不能制阳,则见手足心热,潮热,盗汗,颧红。舌红少苔,脉细数,亦为阴虚内热之象。

【辨证要点】以心烦,心悸,失眠,与阴虚症状共见为辨证要点。

表 8-4 心血虚证与心阴虚证鉴别表

证候	共同症状	不同症状	舌脉象
心血虚证	心悸,失眠,多梦	头晕眼花,面色淡白,口唇色淡	舌淡苔白,脉细
心阴虚证		心烦,口燥咽干,手足心热,两颧潮红,潮热盗汗,形体消瘦	舌红少苔,脉细数

(三) 心气虚证

【概念】指心气虚弱,鼓动乏力所表现的虚弱证候。

【临床表现】心悸,胸闷,气短懒言,神疲乏力,自汗,动则尤甚,面色淡白或萎黄,舌淡白苔白,脉虚。

【证候分析】多由素体虚弱,或先天不足,或年高脏气减弱,或久病失养,心气虚弱所致。

心气不足,鼓动乏力,故心悸。心气虚弱,宗气运转乏力,故气短懒言,胸闷。心气亏虚,功能活动减弱,故神疲乏力。气虚卫外不固,故自汗。动则气耗,故活动劳累后诸症加剧。气虚运血无力,血失充荣,故见面色淡白,舌淡白苔白,脉虚。

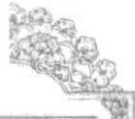

【辨证要点】以心悸,胸闷,与气虚症状共见为辨证要点。

(四) 心阳虚证

【概念】指心阳亏虚,鼓动无力,虚寒内生所表现的虚寒证候。

【临床表现】心悸,心胸憋闷或痛,神疲乏力,气短,自汗,畏寒肢冷,面色㿠白,或面唇暗淡,舌质淡胖或紫暗,苔白滑,脉迟,或弱,或结代。

【证候分析】多因心气虚进一步发展,或素体虚弱,或先天不足,或年高脏气减弱,久病耗伤,或其他脏腑阳虚波及心阳,或阴寒伤及心阳所致。

心阳亏虚,鼓动无力,心动失常,则心悸。心阳虚弱,宗气衰减,胸阳失展,故心胸憋闷,气短。心阳亏虚,阴寒内生,心脉痹阻不通,则心胸疼痛。阳虚内寒,温运乏力,血行不畅,故面唇暗淡,舌质紫暗。阳虚温煦失职,则畏寒肢冷。阳虚卫外不固,则自汗。面色㿠白,舌质淡胖,苔白滑,为阳虚寒盛,水湿不化之象。阳虚阴盛,推动血行乏力,脉失鼓动,或脉气不续,则见脉迟,或弱,或见结代。

【辨证要点】以心悸,心胸憋闷疼痛,与阳虚症状共见为辨证要点。

(五) 心阳暴脱证

【概念】指心阳衰竭已极,阳气欲脱所表现的危重证候。

【临床表现】在心阳虚证的基础上,突然冷汗淋漓,四肢厥冷,面色苍白,呼吸微弱,或心悸,心胸剧痛,神志模糊或昏迷,口唇紫暗,舌质青紫,脉微欲绝。

【证候分析】本证常是心阳虚证进一步发展的结果,亦可因寒邪暴伤心阳,阻滞心脉,或痰瘀闭遏心阳,痹阻心脉,或因亡血失津,心阳外脱所致。

心阳衰竭已极,不能固外,则冷汗淋漓。不能温煦四肢,故手足厥冷。心阳大衰,宗气外泄,不能上走息道,助肺以行呼吸,故呼吸微弱。阳气外脱,运血乏力,血不上充,故面色苍白。心阳虚衰,心神失养,可见心悸。阳气衰竭,阴寒内盛,血行不畅,闭阻心脉,则心胸剧痛。血运不畅,血脉瘀阻,可见口唇青紫。阳衰外脱,心神涣散,则神志模糊,甚则昏迷。脉微欲绝,为阳气暴脱之象。

【辨证要点】以心悸,心胸疼痛,冷汗淋漓,肢厥,脉微欲绝等表现为辨证要点。

表 8-5 心气虚证、心阳虚证、心阳暴脱证鉴别表

证候	相同症状	不同症状	舌脉象
心气虚证	心悸,胸闷,气短,乏力,自汗,动则尤甚	面色淡白或萎黄	舌淡白苔白,脉虚
心阳虚证		心胸疼痛,畏寒肢冷,面色㿠白,或面唇暗淡	舌质淡胖或紫暗,苔白滑,脉迟,或弱,或结代
心阳暴脱证		突然冷汗淋漓,四肢厥冷,面色苍白,呼吸微弱,心胸剧痛,神志模糊或昏迷,口唇青紫	舌质青紫,脉微欲绝

(六) 心脉痹阻证

【概念】指瘀血、痰浊、阴寒、气滞等因素阻滞于内,心脉痹塞所表现的证候。由于发病原因的不同,临床又有瘀阻心脉证、痰阻心脉证、寒凝心脉证、气滞心脉证之分。

【临床表现】心胸憋闷疼痛,痛引肩背内臂,甚则胸痛彻背,背痛彻胸,伴心悸,气短,喘息不能平卧。或以刺痛为主,疼痛夜间为甚,面色青灰,舌质紫暗,有瘀斑、瘀点,脉细涩,或结代,或以心胸憋闷疼痛为主,体胖痰多,身重困倦,舌暗苔白腻,脉沉滑或沉涩,或疼痛较剧,遇寒加重,得温痛减,畏寒肢冷,舌淡暗苔白,脉沉迟或沉紧,或以胀痛为主,与情志变化有关,胁胀,善太息,舌淡暗苔白,脉弦。

【证候分析】本证多因年高体衰,胸阳不振,因虚致实,阻滞心脉,或过食肥甘厚味,痰浊内生,阻闭心脉,或阴寒内盛,痹阻气机,凝滞心脉,或情志不遂,气机失畅,气滞胸中所致。

瘀血、痰浊、阴寒、气滞等因素,闭遏胸阳,阻滞心脉,故心胸憋闷疼痛,甚则胸痛彻背、背痛彻胸。手少阴心经之脉横出腋下,循肩背、内臂后缘,故痛引肩背内臂。心阳不振,心神失养,故心悸。胸中气机痹阻不畅,故气短、喘息不能平卧。

瘀阻心脉的疼痛,以刺痛为特点,多于夜间发作,或疼痛加剧,并伴面色青灰,舌质紫暗,或有瘀斑、瘀点,脉细涩,或结或代等瘀血内阻的症状。

痰阻心脉的疼痛,以心胸憋闷疼痛为特点,多伴体胖痰多,身重困倦,舌暗苔白腻,脉沉滑或沉涩等痰浊内盛的症状。

寒凝心脉的疼痛,以痛势剧烈,遇寒发作,得温痛减为特点,伴见畏寒肢冷,舌淡暗苔白,脉沉迟或沉紧等阴寒内盛的症状。

气滞心脉的疼痛,以胀痛为特点,其发作往往与精神因素有关,常伴见胁胀,善太息,舌淡暗苔白,脉弦等气机郁滞的症状。

【辨证要点】以心胸憋闷疼痛,痛引肩背内臂,甚则胸痛彻背,背痛彻胸为辨证要点。由于致痛之因有别,故应分辨疼痛特点及兼症以审证求因(表8-6)。

表8-6 心脉痹阻证各证候鉴别表

证候	病因病机	共同症状	不同症状	舌脉象
心脉痹阻证	瘀阻心脉	心胸憋闷疼痛,牵及肩臂内臂,甚则胸痛彻背,背痛彻胸,心悸,气短,喘息不能平卧	刺痛、夜间发作,面色青灰	舌质紫暗,或有瘀斑、斑点,脉细涩,或结代
	痰阻心脉		憋闷疼痛,体胖痰多,身重困倦	舌暗苔白腻,脉沉滑或沉涩
	寒凝心脉		痛势剧烈,遇寒发作,得温痛减,伴见畏寒肢冷	舌淡暗苔白,脉沉迟或沉紧
	气滞心脉		胀痛,发作往往与精神因素有关,伴见胁胀,善太息	舌淡暗苔白,脉弦

(七)心火亢盛证

【概念】指心火内炽,扰乱心神,上炎口舌,下移小肠所表现的实热证候。

【临床表现】心烦失眠,发热汗出,面赤口渴,便秘溲黄,或口舌生疮、赤烂疼痛,或小便短赤、灼热涩痛,甚或见狂躁谵语,神识不清,舌尖红绛,苔黄,脉数有力。

【证候分析】本证多因七情郁结化火,或火热之邪内犯,或过食辛辣温补之品,内蕴化火,内炽于心所致。

心火炽盛,扰乱心神,神不守舍,故心烦失眠,甚或狂躁谵语,神识不清。热邪内盛,蒸达

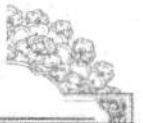

于外，故发热汗出。里热炽盛，伤灼津液，故口渴，便秘，溲黄。心火内炽，火热炎上，故面赤，口舌生疮、赤烂疼痛，舌尖红绛。心火炽盛，气血运行加速，则脉数有力。心火循经下移于小肠，故见小便短赤、灼热涩痛。

临床上若以口舌生疮、赤烂疼痛为主症者，常称为心火上炎证。若兼小便短赤、灼热涩痛者，常称为心火下移证。若以狂躁谵语，神识不清为主症者，常称为热扰心神证。

【辨证要点】以心烦，舌赤生疮，尿赤灼痛等症为辨证要点。

（八）痰迷心窍证

【概念】指痰浊内蕴，蒙蔽心神，神志失常所表现的证候。又名痰蒙心神证。

【临床表现】神情痴呆，意识模糊，朦胧昏昧，甚则昏不知人，或精神抑郁，表情淡漠，喃喃独语，多疑善虑，举止失常，或突然昏仆，不省人事，口吐涎沫，喉中痰鸣。并见面色晦滞，胸闷痰多，脘痞呕恶，舌苔白腻，脉滑。

【证候分析】本证多因禀赋不足，痰湿内蕴，阻遏气机，或因情志不遂，气郁生痰，或肝风夹痰，蒙蔽心窍所致。

痰浊上蒙心窍，神明失司，故神情痴呆，意识模糊，朦胧昏昧，甚则昏不知人。情志不畅，气郁生痰，痰气蒙蔽心窍，故精神抑郁，表情淡漠，喃喃独语，多疑善虑，举止失常。肝风夹痰，蒙蔽心神，则可表现为突然昏仆，不省人事，口吐涎沫。痰随气升，气过痰声，故喉中痰鸣。痰浊内蕴，浊气上泛，气血不畅，故面色晦滞。痰浊内阻，气机阻滞，胸阳失展，胃失和降，则胸闷痰多，脘痞呕恶。舌苔白腻，脉滑，均为痰浊内盛之象。

【辨证要点】以精神抑郁，朦胧昏昧，与痰浊内蕴症状共见为辨证要点。

（九）痰火扰心证

【概念】指痰火内盛，扰乱心神，神志异常所表现的证候。又名痰火扰神证。

【临床表现】心烦失眠，烦躁不安，甚则神昏谵语，或狂躁妄动，打人毁物，不避亲疏，胡言乱语，哭笑无常。并见发热面赤，口干喜饮，胸闷气粗，咯吐黄痰，喉中痰鸣，便秘溲黄，舌质红，苔黄腻，脉滑数。

【证候分析】本证多因长期精神刺激，气郁生痰，久郁化火，或气郁化火，灼津为痰，痰火内盛，或外感温热邪气，热邪炼液为痰，痰火内扰所致。

痰火壅盛，扰乱心神，故见心烦失眠，烦躁不安，甚则神昏谵语，或狂躁妄动，打人毁物，不避亲疏，胡言乱语，哭笑无常。痰火内盛，里热蒸腾，故见发热面红，呼吸气粗。痰火内蕴，故见吐痰黄稠，或喉间痰鸣。痰阻气机，则胸闷不舒。热灼津伤，故见口干喜饮，便秘溲黄。舌红，苔黄腻，脉滑数，均为痰火内盛之象。

【辨证要点】以心烦，狂躁，神昏谵语，与痰火内盛症状共见为辨证要点。

（十）瘀阻脑络证

【概念】指瘀血阻滞脑络，脑失所养所表现的证候。

【临床表现】头晕，头痛，痛如锥刺，痛处固定，经久不愈，或头部外伤后，短暂性昏不知人，或健忘，失眠，心悸，面色晦暗。舌质紫暗，或有瘀斑、瘀点，脉细涩。

【证候分析】本证多由头部外伤，或久病入络，瘀血内停，上犯清窍，阻塞脑络所致。

瘀血内停，阻滞脑络，不通则痛，故见头痛，痛如针刺，痛处固定。脑络阻塞，气血不畅，脑失所养，则头晕。瘀血内阻，心神失养，故见健忘，失眠，心悸。瘀血停滞，血不荣面，故面色晦暗。舌质紫暗,或有瘀斑、瘀点,脉细涩,均为瘀血内阻之象。

【辨证要点】以头痛,头晕,与瘀血内阻症状共见为辨证要点。

(十一) 小肠实热证

【概念】指小肠里热炽盛,泌别清浊功能失司所表现的证候。

【临床表现】小便短赤、灼热、涩痛,或尿血,心烦,失眠,面赤,口渴喜饮,口舌生疮,舌红苔黄,脉数。

【证候分析】本证多由心火亢盛,下移小肠所致。亦可见于脾胃积热,下移小肠者。

心火炽盛,下移小肠,故小便短赤、灼热、涩痛。小肠热盛,灼伤阴络,故见尿血。心火内盛,热扰心神,则心烦,失眠。热邪内盛,灼伤津液,故口渴喜饮。心火内炽,火热炎上,故面赤,口舌生疮。舌红苔黄,脉数均为里热炽盛之象。

【辨证要点】以小便短赤、灼热、涩痛,或尿血与实热症状共见为辨证要点。

三、脾与胃病辨证

脾胃同属中焦,经脉互为络属,具有表里关系。脾开窍于口,在体合肉,其华在唇,在志为思,在液为涎。脾主运化,主统血,主升清,输布精微于上,胃主受纳、腐熟,通降食物残渣于下。两者一阴一阳,一升一降,脾喜燥胃喜润,燥湿相济,共同完成饮食物的消化、吸收与输布,共为气血生化之源,后天之本。

脾的病变主要反映为运化、升清、统血功能失常,常见症状为纳食减少,腹胀腹痛,便溏腹泻,肢体浮肿,脏器下垂,出血等。胃的病变表现在受纳、腐熟功能失常,以及胃失和降方面,常见症状有食少,胃脘胀痛,恶心,呕吐,嗳气,呃逆等。

脾病证候有虚实之分。虚证多因饮食失节,劳倦伤中,思虑过度,或病后失调等,损伤脾气,而致脾气虚、脾阳虚、脾虚气陷及脾不统血等证;实证多因外感湿邪,或饮食不慎,导致湿邪内蕴,而湿邪又因从化,出现湿热蕴脾、寒湿困脾等证。胃病证候亦分虚实。虚证包括胃气虚、胃阳虚和胃阴虚等证;实证常见有食滞胃脘、胃火炽盛、寒滞胃脘等证。

(一) 脾气虚证

【概念】指脾气亏虚,运化功能减退所表现的证候。

【临床表现】食少纳呆,腹胀,食后益甚,大便稀溏,或先干后溏,倦怠乏力,少气懒言,面色萎黄,消瘦或浮肿,舌淡苔白,脉缓弱。

【证候分析】本证多因饮食不节,饥饱失常,或劳倦过度,或忧思日久,或素体脾胃虚弱,或病后失于调养,或年老体衰等,致脾气亏虚,运化功能失常。

脾气亏虚,运化失职,故食少纳呆。脾气亏虚,运化迟滞,精微不布,脾气反困,故见腹胀。脾气既虚,纳食不运,脾气益损,故食后胀甚。脾运呆顿,水湿不化,流注肠中,则大便溏薄,或先干后溏。脾主四肢肌肉,脾气不足,肢体失养,可见倦怠乏力。中气亏虚,宗气亦衰,故少气懒言。脾胃乃后天之本,脾气亏虚,气血生化乏源,形体、面部失去气血充养,可致消瘦,面色萎黄。脾虚失运,水湿浸淫肌肤,则现浮肿。舌淡苔白,脉缓弱,乃脾气虚弱之象。

本证是脾病中较轻的证候,同时又是形成其他脾病证候的基础。

【辨证要点】以食少,腹胀,便溏和气虚证共见为辨证要点。

（二）脾阳虚证

【概念】指脾阳亏虚，虚寒内生所表现的证候。

【临床表现】纳少腹胀，腹痛，喜温喜按，大便溏薄，畏寒肢冷，或周身浮肿，肢体困重，小便不利，或白带量多质稀，舌淡胖嫩，苔白滑，脉沉迟无力。

【证候分析】本证多由脾气亏虚，迁延日久，损伤脾阳，或恣食生冷，暴伐脾阳，或因肾阳不足，火不燠土所致。

脾阳不足，运化失健，则纳少腹胀。中阳亏虚，阴寒凝滞，故腹痛，且喜温喜按。阳气亏虚，水湿不化，流注肠中，则大便溏薄。脾阳亏虚，形体失温，故畏寒肢冷。中阳虚衰，水湿内停，泛溢肌肤，则全身浮肿，肢体困重，小便不利。水湿下趋带脉，则白带清稀量多。舌淡胖嫩，苔白滑，脉沉迟无力，皆为阳虚湿盛之征。

【辨证要点】以食少，腹胀（痛），便溏和阳虚表现共见为辨证要点。

（三）脾虚气陷证

【概念】指脾气亏虚，升举无力，气陷于下所表现的证候。又称中气下陷证、气陷证。

【临床表现】脘腹坠胀，食后尤甚，或便意频数，肛门重坠，或久泄久痢，甚或脱肛，或阴挺，或小便浑浊如米泔，伴见肢体倦怠，声低懒言，少气乏力，头晕目眩，面色萎黄，形体消瘦，食少便溏，舌淡苔白，脉缓弱。

【证候分析】本证多由脾气虚进一步发展而来，或因久泄久痢，或劳伤过度，或妇女产后失于调护所致。

脾气主升，生理状态下，能升发清阳，举托内脏。脾气亏虚，运化乏力，精微化生不足，脾气举托无力，气陷于下，故内脏下垂。胃腑下垂，故脘腹坠胀，食入气陷益甚，脘腹更觉不舒。“中气不足，溲便为之变”（《灵枢·口问》），中气下陷，故时有便意，肛门重坠，或久泄久痢不止。脾气散精，脾虚气陷，则精微不能正常转输，反下注膀胱，故小便浑浊如米泔。脾气升举无力，妇女可见阴挺。中气不足，全身功能活动减退，故肢体倦怠，声低懒言，少气乏力等气虚之象。清阳不升，头目失养，故头晕目眩。脾虚气亏，上不能濡头面，外不能充肌肤，故面色萎黄，形体消瘦。脾虚运化乏力，水湿下趋，故食少便溏。舌淡苔白，脉缓弱，均为脾虚气弱的表现。

【辨证要点】以脘腹坠胀，内脏下垂，伴见脾气虚证为辨证要点。

（四）脾不统血证

【概念】指脾气亏虚，血失统摄所表现的证候。又称气不摄血证。

【临床表现】便血，尿血，肌衄，齿衄，鼻衄，或妇女月经过多、崩漏等慢性出血，伴食少便溏，神疲体倦，少气懒言，面色少华，舌淡苔白，脉细。

【证候分析】本证多由久病脾气亏虚，或思虑、劳倦过度，损伤脾气而致。

脾具有统摄血液在脉管中运行的功能，即《难经》所谓“脾裹血”。脾气健旺，运化如常，则血循脉行。脾气亏虚，统摄无权，则血溢脉外，出现各种慢性出血症状。血从胃肠外溢，则便血；渗于膀胱，则尿血；血从毛孔渗出，则为肌衄；由齿龈而出，则为齿衄；血从鼻外溢，则为鼻衄；冲任失固，则妇女月经过多，甚或崩漏。脾气虚弱，运化失职，故食少便溏。化源不足，气血亏少，头面失养，功能衰减，故神疲体倦，气短懒言，面色少华。舌淡苔白，脉细，为脾气虚弱，气血亏虚之象。

【辨证要点】以各种慢性出血，伴见脾气虚证表现为辨证要点。

表 8-7 脾气虚证、脾阳虚证、脾虚气陷证、脾不统血证鉴别表

证候	相同症状	不同症状
脾气虚证	食少腹胀，便溏，体倦神疲，少气懒言，面色少华，舌淡脉弱	消瘦或浮肿
脾阳虚证		腹痛，喜温喜按，畏寒肢冷，或周身浮肿，肢体困重，小便不利，或可见舌淡胖嫩，苔白滑，脉沉迟无力
脾虚气陷证		脘腹坠胀，或便意频数，肛门重坠，或脱肛，或阴挺等
脾不统血证		便血，尿血，肌衄，齿衄，鼻衄，或妇女月经过多、崩漏等慢性出血

（五）寒湿困脾证

【概念】指寒湿内困，中阳被遏，脾胃纳运失常所表现的证候。又称寒湿中阻证。

【临床表现】脘腹痞闷胀痛，食少纳呆，便溏不爽，泛恶欲吐，口淡不渴，头身困重，面色晦黄，或妇女白带量多，或肢体浮肿，小便短少，舌淡白，苔白腻，脉濡缓。

【证候分析】本证多由饮食不节，或过食生冷，或淋雨涉水，或居处潮湿等因素，使寒湿内困中阳所致。

寒湿内侵，中阳被遏，胃纳呆顿，运化失司，故脘腹痞闷胀痛，食少纳呆。湿注肠中，气机不畅，则便溏不爽。胃失和降，气逆于上，故泛恶欲吐。寒湿属阴邪，阴不消水，故口淡不渴。寒湿滞于经脉，阻遏清阳，故头身困重。湿阻气滞，气血不能外荣肌肤，故面色晦黄不泽。若寒湿下注，损伤带脉，带脉失约，妇女可见白带量多。水湿泛溢肌肤，可见肢体浮肿，小便短少。舌淡白，苔白腻，脉濡缓，为寒湿内盛之象。

【辨证要点】以脘腹痞闷胀痛，便溏不爽，泛恶欲吐，与寒湿症状共见为辨证要点。

表 8-8 寒湿困脾证与脾阳虚证鉴别表

证候	性质	病机	主症	兼症	舌象	脉象
寒湿困脾证	里实寒证	寒湿内困，中阳被遏	脘腹痞胀，纳呆，泛恶欲吐，便溏不爽	头身困重，面色晦黄，肢肿尿少	舌淡白，苔白腻	濡缓
脾阳虚证	里虚寒证	脾胃阳虚，虚寒内生	食少纳呆，腹胀，便溏	畏寒肢冷，肢肿尿少	舌淡嫩，苔白滑	沉迟无力

（六）湿热蕴脾证

【概念】指湿热内蕴中焦，脾胃纳运失常所表现的证候。又称脾胃湿热证。

【临床表现】脘腹痞闷胀痛，食少纳呆，呕恶，便溏不爽，肢体困重，小便色黄，或身热起伏，汗出热不解，舌红苔黄腻，脉滑数或濡数。

【证候分析】本证多因外感湿热，或过食肥甘，嗜饮酒醇，酿生湿热，内蕴中焦所致。

湿热蕴结脾胃，受纳运化失职，气机阻滞，故脘腹痞闷胀痛，食少纳呆。胃失和降，气逆于上，故恶心呕吐。湿滞中阻，水湿下趋，故便溏不爽。脾主四肢，湿困中州，则肢体困重。湿热下注，膀胱气化失常，故小便色黄。湿遏热伏，热处湿中，蕴郁不解，故身热起伏，汗出而热不解。舌红苔黄腻，脉滑数或濡数，均为湿热内盛之象。

【辨证要点】以脘腹痞闷胀痛，呕恶，便溏不爽，与湿热症状共见为辨证要点。

表 8-9　肝胆湿热证与湿热蕴脾证鉴别表

证候	共同症状	不同症状	舌脉象
肝胆湿热证	腹胀，纳呆，呕恶，口苦，发热，舌质红，苔黄腻，脉滑数	胁肋胀痛，黄疸，或阴部瘙痒、湿疹、潮湿，阴器肿痛，带下黄稠臭秽，寒热往来	脉弦
湿热蕴脾证		肢体困重，或身热起伏，汗出热不解	脉濡数

（七）胃气虚证

【概念】指胃气虚弱，胃失和降所表现的证候。

【临床表现】胃脘痞胀，或隐隐作痛，按之觉舒，食欲不振，嗳气，面色萎黄，身倦乏力，气短懒言，舌淡苔白，脉弱。

【证候分析】本证多由饮食失节，饥饱无常，或劳倦内伤，或久病失养所致。

胃气亏虚，胃失和降，故胃脘痞胀。胃络失养，则胃脘隐痛。胃气不足，受纳、腐熟功能减退，故见食欲不振。气逆于上，故见嗳气。胃气亏虚，气血生化乏源，形体失充，故面色萎黄，身倦乏力，气短懒言。舌淡苔白，脉弱，为胃气不足之象。

【辨证要点】以胃脘痞胀或痛，食少，嗳气，与气虚之象共见为辨证要点。

（八）胃阳虚证

【概念】指胃阳不足，胃失温养所表现的证候。

【临床表现】胃脘冷痛，绵绵不已，喜温喜按，食少脘痞，泛吐清水，畏寒肢冷，倦怠乏力，舌淡胖嫩，苔白润，脉沉迟无力。

【证候分析】本证多由饮食失节，嗜食生冷，或中州素弱，胃阳自衰，或寒凉伤中，损伤胃阳所致。

胃阳亏虚，胃络失于温养，则胃脘冷痛，绵绵不已，喜温喜按。胃阳亏虚，受纳、腐熟功能减退，胃气失和，故食少脘痞。胃气不降，反逆于上，故泛吐清水。胃阳不足，形体失于温养，则见畏寒肢冷，倦怠乏力。舌淡胖嫩，苔白润，脉沉迟无力，均为阳气亏虚之象。

【辨证要点】以胃脘冷痛，泛吐清水，与虚寒症状共见为辨证要点。

（九）胃阴虚证

【概念】指胃阴亏虚，濡润失职所表现的证候。

【临床表现】胃脘隐痛，饥不欲食，或脘痞不舒，或干呕呃逆，口燥咽干，大便干结，小便短少，舌红少苔，脉细数。

【证候分析】本证多由胃病久延不愈，或素食辛辣，或情志不遂，气郁化火，耗伤胃阴，或外感热病，久耗胃阴所致。

胃阴不足，濡润失职，胃络失养，故胃脘隐痛。胃阴亏虚，胃失濡润，虚火内扰，故饥不欲食。胃体失濡，胃气失和，则脘痞不舒。胃气上逆，则干呕呃逆。胃阴亏虚于中，上不能滋，下不能濡，则口燥咽干，大便干结，小便短少。舌红少苔，脉细数，为阴虚之象。

【辨证要点】以胃脘隐痛，饥不欲食，或脘痞不舒，或干呕呃逆，与阴虚症状共见为辨证要点。

（十）食滞胃脘证

【概念】指食滞胃脘，受纳、腐熟功能失常所表现的证候。

【临床表现】胃脘胀闷、疼痛，厌食，嗳气酸腐，或呕吐酸腐食物，吐后胀痛得减，或矢气酸臭，泻下物酸腐臭秽，舌苔厚腻，脉滑。

【证候分析】本证多由饮食不节，暴饮暴食，或脾胃素弱，食入难消所致。

胃主受纳，其气以降为顺。饮食停滞胃脘，气机郁滞不畅，故胃脘胀闷疼痛，厌食。食入不消，胃失和降，浊气充斥，随胃气而逆，故嗳气酸腐，或呕吐酸腐食物。吐后实邪得去，腑气通畅，故胀痛得减。食浊下趋，积于肠道，可致矢气频频，臭如败卵，泻下物酸腐臭秽。苔厚腻，脉滑为食浊内积之征。

【辨证要点】多有伤食病史，以胃脘胀闷、疼痛、嗳腐吞酸等为辨证要点。

（十一）胃火炽盛证

【概念】指胃中实火内炽，受纳、腐熟功能失常所表现的证候。又称胃热证、胃火证。

【临床表现】胃脘灼痛，嘈杂吞酸，或消谷善饥，或口臭，或牙龈肿痛，齿衄，吐血，渴喜冷饮，小便短赤，大便秘结，舌红苔黄，脉滑数。

【证候分析】本证多因平素嗜食辛辣温燥，或肥甘之品，化热生火，或情志不遂，气郁化火，侵扰于胃，或感受热邪，内犯胃腑所致。

热炽胃中，壅阻胃络，气机不畅，故胃脘灼痛。郁火蕴结于胃，则吞酸嘈杂。胃火内盛，腐熟功能亢进，则消谷善饥。胃火炽盛，浊气上逆，故口臭。龈为胃之络，胃火循经上熏，气血壅滞，故牙龈肿痛。热灼血络，迫血妄行，可见齿衄，或吐血。胃热炽盛，伤津耗液，则渴喜冷饮。热邪内盛，伤津耗液，故大便秘结，小便短赤。舌红苔黄，脉滑数为胃热内盛之象。

【辨证要点】以胃脘灼痛，嘈杂吞酸，或消谷善饥，或口臭，或牙龈肿痛，与热象共见为辨证要点。

表 8-10 胃火炽盛证与胃阴虚证鉴别表

证候	性质	病机	主症	兼症	舌象	脉象
胃火炽盛证	里实热证	胃中实火内炽	胃脘灼痛，嘈杂吞酸，或消谷善饥，或口臭，或牙龈肿痛，齿衄，吐血	渴喜冷饮，小便短赤，大便秘结	舌红苔黄	滑数
胃阴虚证	里虚热证	胃阴亏虚，濡润失职	饥不欲食，脘痞，干呕，呃逆	口燥咽干，大便干结，小便短少	舌红少苔	细数

（十二）寒滞胃脘证

【概念】指寒邪侵犯胃脘，阴寒凝滞所表现的实寒证候。又称胃寒证。

【临床表现】胃脘冷痛，痛势急暴，遇寒痛剧，得温则减，口不渴，泛吐清水，形寒肢冷，舌苔白润，脉弦或沉紧。

【证候分析】本证多由外感寒邪，胃腑受凉，或过食生冷，寒凉伤中所致。

寒邪在胃，郁遏胃阳，阻滞胃络，凝滞气机，故胃脘冷痛，痛势急暴。遇寒则阴邪愈盛，得温则阴寒气散,故遇寒痛增而得温则减。寒不消水,故口不渴。阴寒凝滞,水停不化,随胃气上逆,可见口泛清水。寒性收引,形体不温,故形寒肢冷。舌苔白润,脉弦或沉紧,均为实寒在里的表现。

【辨证要点】以胃脘冷痛,伴见实寒见症为辨证要点。

四、肺与大肠病辨证

肺居胸中,为相傅之官。上通喉咙,开窍于鼻,外合皮毛,不耐寒热而为娇脏,在志为悲(忧),在液为涕。其经下络大肠,与大肠相表里。肺的主要生理功能有主气、司呼吸,主宣发、肃降,通调水道,朝百脉,主治节。大肠主传化糟粕。

肺的病变主要反映为宣发和肃降功能的失常,常表现在主气、司呼吸和通调水道功能的异常两方面,肺病的常见症状为咳嗽,气喘,咯痰,胸闷胸痛,以及肺系症状如咽喉疼痛,声音嘶哑,喷嚏,鼻塞,鼻干,鼻痛,流涕等,其中以咳、喘、痰为特征表现。大肠病变则表现在传导功能的失常,临床可见便秘,或泄泻等。

肺病证候有虚实之分。肺病虚证多因久染咳喘等肺疾,或他脏久病,累及于肺,常致肺气虚和肺阴虚,或肺之气阴两虚等证;肺病实证多因风、寒、热、燥等邪气侵犯,或由痰饮聚肺而成,出现风寒犯肺、风热犯肺、燥邪犯肺、肺热炽盛、痰热壅肺、寒痰阻肺、痰湿阻肺等证。大肠病则多因邪热炽盛,或阴津不足,或暑湿侵袭,积于大肠所致,可见大肠湿热、肠热腑实、肠燥津亏、肠虚滑泻等证。

(一)肺气虚证

【概念】指肺脏功能减退,主气、卫外功能失司所表现的证候。

【临床表现】咳喘无力,咯痰清稀,少气懒言,语声低怯,动则尤甚,神疲体倦,面色淡白,或自汗,畏风,易于感冒,舌淡苔白,脉弱。

【证候分析】本证多因久患肺疾,耗损肺气,或脾虚致肺气化源不足,或肾虚摄纳无权而致肺气亏虚。

肺气亏虚,宣肃功能失职,气逆于上,故咳喘。肺气既虚,津液不布,聚为痰浊,故咯痰清稀。肺气亏虚,宗气生成减少,故少气懒言,语声低怯。劳则耗气,稍事活动,则肺气益虚,故上述诸症加重。肺气亏虚,气不摄津,故而自汗。气不固表,则畏风易感。神疲体倦,面色淡白,舌淡苔白脉弱,均为气虚之象。

【辨证要点】以咳喘痰稀,或易于感冒,自汗,兼气虚症状为辨证要点。

(二)肺阴虚证

【概念】指肺脏阴液亏虚,宣肃失司所表现的证候。

【临床表现】干咳无痰,或痰少而黏,痰中带血,口干咽燥,或声音嘶哑,形体消瘦,五心烦热,潮热盗汗,两颧潮红,舌红少苔,脉细数。

【证候分析】本证多因久咳、燥热,耗阴伤肺,或痨虫蚀肺,消烁肺阴,或热病后期,肺阴耗伤,或肾阴亏虚,累及肺阴所致。

肺体喜润,肺阴不足,宣肃失司,气逆于上,故见干咳。虚热内生,炼津为痰,则痰少而黏。火热灼伤肺络,则痰中带血。肺为声音之门,阴虚火旺,火灼肺系,咽喉失濡,则现声音嘶哑。肺阴亏虚,机体失濡,故口干咽燥,形体消瘦。五心烦热,潮热盗汗,两颧潮红,则为阴虚内热之征。舌红少苔,脉细数,亦属阴虚内热之象。

【辨证要点】以干咳无痰,或痰少而黏,与阴虚症状共见为辨证要点。

（三）风寒犯肺证

【概念】指风寒侵袭肺系,肺卫失宣所表现的证候。

【临床表现】咳嗽,痰稀色白,或有气喘,恶寒发热,鼻塞流清涕,头身疼痛,无汗,苔薄白,脉浮紧。

【证候分析】本证多因外感风寒邪气,侵犯肺系,肺卫失宣所致。

肺为娇脏,不耐寒热,风寒之邪经皮毛内合犯肺,肺气失宣,则生咳嗽、气喘。宣肃失职,津液不布,聚生痰饮,故痰稀色白。风寒袭肺,卫阳被遏,肌表失于温煦,故恶寒。郁遏之阳与邪气相争,则发热。鼻为肺窍,风寒侵犯肺卫,寒束肺气,宣发不利,故鼻塞流清涕。寒邪凝滞经脉,气血运行不畅,故头身疼痛。寒性收引,腠理闭塞,则无汗。苔薄白,脉浮紧,乃风寒在表之象。

【辨证要点】以咳痰清稀,兼见风寒表证为辨证要点。

本证应与风寒表证相鉴别。风寒表证是风寒邪气从皮毛、口鼻侵犯人体肌表所引起的证候,进一步发展可转为风寒犯肺证。风寒表证,病位在表,以恶寒发热为主,一般无咳嗽或咳嗽较轻;风寒犯肺证,病在肺卫,表里同病,但重点在肺,以咳嗽为主,兼见表证。

（四）风热犯肺证

【概念】指风热侵犯肺系,肺卫失宣所表现的证候。

【临床表现】咳嗽,痰稠色黄,或有气喘,发热微恶风寒,鼻塞流浊涕,口干微渴,咽喉肿痛,舌尖红苔薄黄,脉浮数。

【证候分析】本证多因外感风热邪气,侵犯肺系,肺卫失宣所致。

风热犯肺,肺失清肃,肺气上逆,故咳嗽、气喘。肺气失宣,津液不布,热邪灼津,故生黄稠痰。风热内袭于肺,卫阳被遏,邪正相争,则恶寒发热。热为阳邪,郁遏卫阳较轻,故热重寒轻。风热自外而侵,肺窍不利,故鼻塞涕浊。风热在表,伤津不甚,故口干微渴。邪客肺系,咽喉不利,故咽喉肿痛。舌尖红苔薄黄,脉浮数,乃风热犯表之征。

【辨证要点】以咳痰黄稠,兼见风热表证为辨证要点。

本证应与风热表证相鉴别。风热表证是风热邪气从皮毛、口鼻侵犯人体肌表所引起的证候,进一步发展可转为风热犯肺证。风热表证,病位在表,以发热恶寒、咽痛为主,一般无咳嗽或较轻;风热犯肺证,病在肺卫,表里同病,但重点在肺,以咳嗽为主,兼见表证。

（五）燥邪犯肺证

【概念】指燥邪侵犯肺系,肺失清润所表现的证候。

【临床表现】干咳无痰,或痰少而黏,难以咯出,唇、舌、鼻、咽、皮肤干燥,伴发热恶寒,少汗或无汗,苔薄而干,脉浮数或浮紧。

【证候分析】本证多因秋季外感燥邪,侵犯肺系,肺失清润所致。燥是秋天的主气,燥邪伤人,多从口鼻而入,其病常从肺卫开始。外感燥邪,肺失清润,而致咳嗽、少痰或无痰。“燥胜则干”,燥邪犯肺,津伤不润,故唇、舌、鼻、咽、皮肤干燥。燥邪犯肺,卫表失宣,故发热恶寒。燥分温凉,温燥者,夹有夏热之余气,故少汗,脉象浮数;凉燥者,夹有近冬之寒气,故无汗,脉象浮紧。

【辨证要点】以干咳无痰或痰少而黏,唇、舌、鼻、咽、皮肤干燥欠润,兼表证为辨证要点。

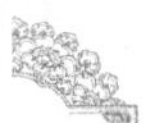

表 8-11 燥邪犯肺证与肺阴虚证鉴别表

证 候	相同症状	不同症状	舌脉象
燥邪犯肺证	干咳无痰,或痰少而黏	肺系干燥少津症状,兼表证。有明显的季节性	苔薄而干,脉浮数或浮紧
肺阴虚证		五心烦热,潮热盗汗,两颧潮红	舌红少苔,脉细数

表 8-12 风寒犯肺证、风热犯肺证和燥邪犯肺证鉴别表

证候	主症	兼 症	舌脉象
风寒犯肺证	咳嗽痰稀色白	恶寒微发热,鼻塞涕清,身痛无汗	舌淡红苔薄白,脉浮紧
风热犯肺证	咳嗽痰稠色黄	发热微恶寒,鼻塞流浊涕,口干微渴,咽喉肿痛	舌尖红苔薄黄,脉浮数
燥邪犯肺证	干咳少痰,痰黏难咯	唇、舌、鼻、咽、皮肤干燥,发热恶寒,少汗或无汗	苔薄而干,脉浮数或浮紧

(六) 肺热炽盛证

【概念】指热邪壅肺,肺失清肃所表现的证候。又称热邪壅肺证。

【临床表现】咳嗽,气喘,气息灼热,胸痛,咽喉红肿疼痛,发热,口渴,大便秘结,小便短赤,舌红苔黄,脉数。

【证候分析】本证多因外感风热入里,或风寒之邪,入里化热,蕴结于肺所致。

热邪壅肺,肺失清肃,气逆于上,故咳嗽,气喘。肺热炽盛,热盛气壅,故气息灼热,胸痛。肺热上熏咽喉,气血壅滞,故咽喉肿痛。内热壅盛,故发热。热盛伤津,故口渴,大便秘结,小便短赤。舌红苔黄,脉数,乃里实热炽盛之象。

【辨证要点】以咳喘急性发作,伴见里实热证为辨证要点。

本证应与风热犯肺证相鉴别。肺热炽盛证与风热犯肺证均属肺病之实热证,均以咳嗽为主症,伴见热象。但前者属里实热证,表现为咳嗽、气喘,内热之象明显;后者病在肺卫,表里同病,但以咳嗽为主,兼有风热表证。

(七) 痰热壅肺证

【概念】指痰热胶结,壅滞于肺,肺失清肃所表现的证候。

【临床表现】咳嗽,咯痰黄稠量多,气喘,息粗,或咳吐脓血腥臭痰,胸闷胸痛,或喉中痰鸣,咽喉红肿疼痛,壮热,口渴,小便短赤,大便秘结,舌红苔黄腻,脉滑数。

【证候分析】本证多因外邪犯肺,郁而化热,热伤肺津,炼液成痰,或宿痰内蕴,日久化热,痰与热结,壅阻于肺所致。

痰热壅肺,肺失清肃,气逆于上,故咳嗽,气息喘促。痰热胶结,随气而逆,故痰黄稠量多,或喉中痰鸣。若痰热壅滞肺络,火炽血败,肉腐成痈,则咳吐脓血腥臭痰。肺热蕴郁,胸中气机不利,故胸闷胸痛。里热熏蒸肺系,气滞血壅,故咽喉肿痛。里热蒸腾,阳盛则热,故壮热。内热伤津,故口渴,大便秘结,小便短赤。舌红苔黄腻,脉滑数,乃痰热内蕴之象。

【辨证要点】以咳痰黄稠,气喘息促,或咳吐脓血腥臭痰,或喉中痰鸣,伴见里实热证为辨证要点。

（八）寒痰阻肺证

【概念】指寒痰交阻于肺，肺失宣降所表现的证候。

【临床表现】咳嗽气喘，或喉中哮鸣，痰多、质稠浊，或清稀色白，胸闷，形寒肢冷，舌淡苔白腻或白滑，脉濡缓或滑。

【证候分析】本证多因素有痰疾，复感寒邪，内客于肺，或因寒湿外邪，侵袭于肺，或因中阳受困，寒从内生，聚湿成痰，上干于肺所致。

寒痰阻肺，宣降失司，肺气上逆，故咳嗽、气喘。肺不布津，津聚为痰，则痰多色白。痰气搏结，上涌气道，故喉中哮鸣。寒痰凝滞于肺，肺气不利，故胸闷。阴寒凝滞，阳气郁而不达，肌肤失于温煦，故形寒肢冷。舌淡苔白腻或白滑，脉濡缓或滑，均为寒痰内盛之象。

【辨证要点】以咳喘痰白，或喉中哮鸣，并见寒痰内盛为辨证要点。

（九）痰湿阻肺证

【概念】指痰湿壅阻肺气，宣降失司所表现的证候。

【临床表现】咳嗽，痰多色白，质黏易咯，胸闷，甚则气喘痰鸣，舌淡苔白腻，脉滑。

【证候分析】本证多因脾气亏虚，津液输布失常，聚湿成痰，或寒湿外袭，侵扰于肺，或久咳伤肺，肺津不布，津聚为痰，蕴阻于肺所致。

痰湿阻肺，宣降失司，肺气上逆，故咳嗽，咯痰，气喘。痰湿阻滞，肺气不利，故胸闷，痰鸣。舌淡苔白腻，脉滑，为痰湿内生之象。

【辨证要点】以咳嗽，痰白量多、质黏易咯为辨证要点。

（十）大肠湿热证

【概念】指湿热壅阻肠道，大肠传导失常所表现的证候。又称肠道湿热证。

【临床表现】腹痛，泄泻，色黄味臭，或下痢赤白脓血，里急后重，肛门灼热，口渴，尿短赤，或伴恶寒发热，或但热不寒，舌红苔黄腻，脉滑数或濡数。

【证候分析】本证多因时令暑湿侵袭，或饮食不洁，蕴生湿热，积于大肠，伤及肠道气血所致。

湿热侵袭大肠，壅阻气机，故腹痛。湿热蕴积大肠，津为热迫而下注，可见便次增多，泻如黄水。湿热熏灼肠道，脉络损伤，血腐成脓，则下痢脓血。热蒸肠道，功能亢奋，时欲排便，故腹中急迫感；湿阻大肠，气机壅滞，大便排泄不畅，故肛门滞重。湿热内蕴，下注大肠，故肛门灼热。水液从大便而泄，故小便短少黄赤。热盛伤津，则口渴。表邪未解，则恶寒发热。热盛于里，则但热不寒。舌红苔黄腻，脉象滑数或濡数，皆为湿热内蕴之象。

【辨证要点】以腹痛，泄泻，或下痢赤白脓血，与湿热内蕴之象共见为辨证要点。

（十一）肠热腑实证

【概念】指邪热入里，与肠中糟粕相搏，燥屎内结所表现的里实热证候。即六经辨证中的阳明腑实证。

【临床表现】壮热，或日晡潮热，腹部硬满疼痛，拒按，大便秘结，或热结旁流，气味恶臭，汗出口渴，甚则神昏谵语、狂乱，小便短黄，舌质红，苔黄厚而燥，或焦黑起刺，脉沉数有力，或沉迟有力。

【证候分析】本证多因邪热炽盛，汗出过多，或误用汗剂，津液外泄，致肠中干涩，燥屎内结而成。

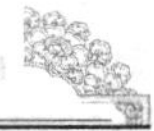

热结肠道，气机壅滞，肠中燥屎内结，腑气不通，津液耗伤，肠道失润，故腹部硬满、疼痛、拒按，大便秘结。大肠属阳明经，其气旺于日晡之时，故日晡潮热。若燥屎内结，加之邪热迫津下泄，故泻下稀水，气味恶臭，即所谓“热结旁流”。邪热与燥屎胶结，火热愈炽，上扰心神，故神昏谵语。里热蒸达，迫津外泄，故壮热，汗出。热盛津伤，故口渴，小便短黄，舌红，苔黄厚而干燥，或焦黑起刺。燥热内盛，血行加速，故脉沉数有力。燥屎与邪热结聚，阻滞血行，故迟而有力。

【辨证要点】以腹满硬痛，便秘，与里热炽盛之象共见为辨证要点。

（十二）肠燥津亏证

【概念】指津液亏损，肠失濡润，传导失职所表现的证候。又名大肠津亏证。

【临床表现】大便干燥，状如羊屎，数日一行，腹胀作痛，或见左少腹包块，口干，或口臭，或头晕，舌红少津，苔黄燥，脉细涩。

【证候分析】本证多因素体阴津不足，或年老阴津亏损，或嗜食辛辣之物，或汗、吐、下太过，或温热病后期，耗伤阴液所致。

阴津损伤，肠道失濡，传导不行，则大便干结难解。燥屎结聚，气机阻滞，则腹胀作痛，或左下腹触及包块。腑气不通，秽浊之气上逆，则口气秽臭，甚至上扰清阳而见头晕。阴津亏损，濡润失职，则口干。舌红少津，苔黄燥，脉细涩，乃为阴津亏损之象。

【辨证要点】以大便燥结与津亏症状共见为辨证要点。

（十三）肠虚滑泻证

【概念】指大肠阳气虚衰，失于固摄所表现的证候。

【临床表现】利下无度，或大便失禁，甚则脱肛，腹痛隐隐，喜热喜按，畏寒神疲，舌淡苔白滑，脉弱。

【证候分析】本证多因泻、痢久延不愈所致。

久泻久痢，阳气虚衰，大肠失其固摄，因而下利无度，甚则大便失禁或脱肛。大肠阳气虚衰，阳虚则阴盛，寒从内生，寒凝气滞，故腹部隐痛，喜热喜按，畏寒神疲。舌淡苔白滑，脉弱，均为阳虚阴盛之象。

【辨证要点】以利下无度，大便失禁及虚寒见症为辨证要点。

五、肾与膀胱病辨证

肾位于腰部，左右各一，膀胱位于小腹，与肾直接相通。肾开窍于耳及二阴，在体合骨，其华在发，在志为恐，在液为唾。足少阴肾经自足上股贯脊，与膀胱互为表里。肾藏精，主水，主纳气，为先天之本、水火之宅。膀胱为州都之官，主气化，司开阖。

肾的病变主要反映在人体生长发育和生殖功能障碍、水液代谢失常、呼吸功能减退等方面的异常，临床以腰膝酸软或疼痛，齿摇，阳痿遗精，精少不育，经少或经闭不孕，耳鸣耳聋，发脱，水肿，呼吸气短而喘，二便异常等为肾病的常见症。膀胱病变主要反映在排尿方面异常，临床常见尿频、尿急、尿痛、尿闭、遗尿、小便失禁等症。

肾病证候多虚证，多因先天禀赋不足，或幼年精气未充，或老年精气亏虚，或房事不节，或他脏病久及肾等，使肾的阴、阳、精、气亏虚，导致肾精不足、肾阴虚、肾阳虚、肾气不固、肾不纳气等证。膀胱病证候多为实证，因热邪或湿热蕴结膀胱，气化不利，导致膀胱湿热证。

（一）肾阳虚证

【概念】指肾阳亏虚，温煦失职，气化失权所表现的证候。

【临床表现】腰膝酸冷疼痛，男子阳痿精冷，滑精早泄，女子宫寒不孕，性欲减退，面色㿠白或黧黑，形寒肢冷，下肢尤甚，精神萎靡，小便频数清长，夜尿频多，或癃闭，或久泄不止，完谷不化，五更泄泻，或水肿，腰以下尤甚，或腹部胀满，或见心悸气短，咳喘痰鸣，舌淡胖，苔白滑，脉沉迟无力，尺脉尤甚。

【证候分析】本证多因素体阳虚，或年高肾亏，或久病伤肾，或房劳过度，或他脏及肾，以致命门火衰，气化失司，温煦失职所致。

腰为肾之府，肾主骨，肾阳虚衰，不能温煦腰府及骨骼，故腰膝酸冷疼痛。肾阳不足，命门火衰，性功能减退，则男子阳痿精冷，滑精早泄，女子宫寒不孕，性欲减退。肾阳虚惫，温运失职，阴寒上泛，则面色㿠白，或面色黧黑。肾阳虚衰，不能温煦形体，故形寒肢冷，下肢尤甚。阳虚则机体失于激发、推动、振奋，故见精神萎靡。阳虚气化失职，肾气不固，膀胱失约，则小便频数清长，夜尿频多。阳虚火衰，气化无力，则尿少癃闭。肾阳不足，火不暖土，脾失健运，则久泄不止，完谷不化，五更泄泻。肾阳不足，失于蒸腾气化，水湿内停，泛溢肌肤，故水肿；水湿趋下，故腰以下肿甚。水湿内停，气机阻滞，则腹部胀满。阳虚水泛，凌心射肺，则心悸气短，咳喘痰鸣。舌淡胖，苔白滑，脉沉迟无力，尺脉尤甚，为肾阳亏虚，水湿内停之征。

若以水肿，心悸，咳喘为主者，常称为肾虚水泛证。

【辨证要点】以腰膝酸冷，性欲低下，夜尿频多，久泄不止，水肿，与阳虚症状共见为辨证要点。

（二）肾阴虚证

【概念】指肾阴亏虚，失于滋养，虚热内扰所表现的证候。

【临床表现】腰膝酸痛，眩晕耳鸣，失眠多梦，健忘，男子阳强易举，遗精，早泄，女子经少、经闭或崩漏，形体消瘦，颧红咽干，五心烦热，潮热盗汗，尿黄便干，舌红苔少，脉细数。

【证候分析】本证多因先天禀赋不足，或年老体弱，或久病伤肾，或房事不节，或热病伤阴，或过服温燥之品，耗伤肾阴，阴不制阳所致。

肾阴为真阴，是一身阴液的根本，能滋养、濡润脏腑组织和抑制阳亢火动。肾阴亏虚，腰膝失养，故腰膝酸痛。阴虚精亏髓减，上不能濡养脑窍，则眩晕耳鸣，健忘。阴不制阳，虚火上炎，上扰心神，故失眠多梦。肾阴亏损，相火妄动，则性欲亢进，男子阳强易举。虚火扰动精室，则遗精，早泄。肾阴不足，精血亏虚，冲任失充，则妇女经少、经闭；虚火迫血妄行，则崩漏。肾阴不足，形体失养，则消瘦。阴虚津亏，阴虚不能制阳，虚热内生，故颧红咽干，五心烦热，潮热盗汗，尿黄便干。舌红少苔，脉细数，为阴虚内热之象。

【辨证要点】以腰膝酸痛，眩晕耳鸣，遗精，月经不调，与阴虚症状共见为辨证要点。

（三）肾精不足证

【概念】指肾精亏虚，生长、发育与生殖功能减退所表现的虚弱证候。

【临床表现】小儿生长发育迟缓，身体矮小，囟门迟闭，智力低下，骨骼痿软，动作迟钝，或成人早衰，腰膝酸软，足痿无力，耳鸣耳聋，齿摇发脱，健忘恍惚，神情呆钝，或男子精少不育，女子经少不孕，性功能低下，舌淡，脉弱。

【证候分析】本证多因先天禀赋不足，或后天失养，肾精失充，或因虚劳久病，房劳不节，耗伤肾精所致。

小儿肾精不足，不能主骨生髓充脑，生长发育功能减退，故生长发育迟缓，身体矮小，囟门迟闭，智力低下，骨骼痿软，动作迟钝。成人肾精不足，生长发育功能减退，故早衰。肾精不足，腰府及骨骼失养，则腰膝酸软，足痿无力。肾开窍于耳，齿为骨之余，肾之华在发，精少髓亏，则耳鸣耳聋，齿摇发脱。肾精亏损，无以充髓填脑，清窍失养，则健忘恍惚，神情呆钝。肾精不足，生殖之源匮乏，则性功能减退，男子精少不育，女子经少不孕。舌淡，脉弱，为虚弱之象。

【辨证要点】以生长发育迟缓，生育功能低下，早衰，与精亏症状共见为辨证要点。

表 8-13　肾阴虚证与肾精不足证鉴别表

证候	共同症状	不同症状	舌脉象
肾阴虚证	腰膝酸软，耳鸣耳聋，齿摇发脱，女子经少、经闭	男子阳强易举，遗精早泄，女子崩漏，并见虚热表现	舌红苔少，脉细数
肾精不足证		小儿生长发育迟缓，成人生育功能低下，早衰，男子精少，无虚热表现	舌淡，脉弱

（四）肾气不固证

【概念】指肾气亏虚，封藏、固摄失职所表现的虚弱证候。

【临床表现】腰膝酸软，男子滑精早泄，女子月经淋漓不尽，或带下清稀量多，或胎动易滑，小便频数清长，夜尿频多，尿后余沥不尽，遗尿，尿失禁，耳鸣耳聋，神疲乏力，舌淡，苔白，脉细弱。

【证候分析】本证多因禀赋不足，肾气未充，或年高体弱，肾气衰退，或虚劳久病，房事不节，耗伤肾气，致肾气不足，精液、经带、胎元、膀胱失固所致。

肾气亏虚，腰膝失养，故腰膝酸软。肾气不足，精关不固，则滑精早泄；冲任不固，故月经淋漓不尽；带脉失约，则带下清稀量多；任脉失养，胎元不固，故胎动易滑。肾气虚，固摄无权，封藏无力，膀胱失约，则小便频数清长，夜尿频多，尿后余沥不尽，遗尿，尿失禁。肾气亏虚，脑神、耳窍失养，则耳鸣耳聋，神疲乏力。舌淡，苔白，脉细弱，乃肾气亏虚之象。

【辨证要点】以腰膝酸软，小便频数，滑精，月经淋漓，胎元不固等，与肾气虚症状共见为辨证要点。

（五）肾不纳气证

【概念】指肾气虚衰，摄纳无权，气不归元所表现的虚弱证候。

【临床表现】久病咳喘，呼多吸少，气不得续，动则益甚，甚则尿随咳出，腰膝酸软，声音低怯，自汗神疲，舌淡苔白，脉弱。或喘息加剧，冷汗淋漓，肢冷面青，脉浮大无根或浮数无根。或气短息促，颧红心烦，口干咽燥，舌红苔少，脉细数。

【证候分析】本证多因久病咳喘，肺损及肾，或劳损伤肾，或先天不足，或年老肾亏，以致肺肾气虚，气失摄纳而发。

肾气亏虚，失于摄纳，气不归元，则咳喘不已，呼多吸少，气不得续。劳则耗气，故动则喘咳益甚。肾气不足，膀胱失约，则尿随咳出。肾气亏虚，腰膝失养，故腰膝酸软。肺肾气虚，宗气不足，则声音低怯，神疲。气虚卫表不固，故自汗。舌淡苔白，脉弱为气虚之征。若阳气虚衰欲脱,则喘息加剧,冷汗淋漓,肢冷面青。虚阳外浮,脉见浮大无根或浮数无根。肾气不足,气损及阴,而致气阴两虚者,除气短息促外,因阴虚内热,虚火上炎,伤津扰神,故见颧红心烦,口干咽燥。舌红,脉细数,为阴虚内热之象。

【辨证要点】以久病咳喘,呼多吸少,气不得续,动则尤甚,与肺肾气虚症状共见为辨证要点。

(六)膀胱湿热证

【概念】指湿热蕴结膀胱,气化不利所表现的证候。

【临床表现】尿频,尿急,尿道灼热、涩痛,小便黄赤短少,或浑浊,或尿血,或尿有砂石,或见小腹、腰部胀痛、掣痛,可伴有发热,舌红苔黄腻,脉滑数或濡数。

【证候分析】本证多因外感湿热之邪,蕴结膀胱,或饮食不节,湿热内生,下注膀胱,膀胱气化不利所致。

湿热蕴结膀胱,气化不利,则尿频,尿急,小便黄赤短少。湿热下迫尿道,则尿道灼热、涩痛。热灼湿蕴,故小便浑浊。湿热损伤膀胱血络,迫血妄行,则尿血。湿热煎熬尿液,日久成砂,则尿有砂石。膀胱位于小腹下部,湿热阻滞膀胱,气机不利,则小腹胀痛。湿热循经侵袭于肾,则腰部胀痛、掣痛。湿热蕴蒸,则见发热。舌红苔黄腻,脉滑数或濡数,为湿热内蕴之象。

【辨证要点】以尿频,尿急,尿涩灼痛,与湿热症状共见为辨证要点。

六、脏腑兼病辨证

凡两个或两个以上脏腑的病证同时并见者,称为脏腑兼病。

发生兼病的脏腑常在生理和病理上有着密切的联系。一般而言,具有表里关系、生克关系,以及在气血津液运行代谢方面关系密切的脏腑容易发生兼病,并且存在着由脏及脏、由脏及腑、由腑及腑、由腑及脏等多种形式。因此,辨证时必须注意脏腑之间的生理病理联系,辨析各相关症状的有无、主次、先后、因果等关系,进一步明确其复杂的病理机制,以便指导临床论治。

脏腑兼病在临床上甚为多见,这里仅介绍脏腑病证相兼的常见证型。

(一)心肾不交证

【概念】指肾阴亏于下,心火亢于上,心肾水火既济失调所表现的阴虚阳亢证候。

【临床表现】心烦失眠,惊悸多梦,头晕,耳鸣,腰膝酸软,梦遗,口燥咽干,五心烦热,潮热盗汗,舌红少苔,脉细数。

【证候分析】本证多由思虑劳神太过,或情志抑郁,郁而化火,或虚劳久病,房事不节,耗伤心肾之阴,虚阳亢动,上扰心神所致。

心阴亏虚,心火偏亢,扰动心神,故心烦失眠,惊悸多梦。肾阴亏虚,脑髓失养,故头晕、耳鸣。肾虚不能荣养腰膝,故腰膝酸软。虚火扰动精室,则见梦遗。阴虚失濡,虚热内蒸,故口燥咽干,五心烦热,潮热盗汗。舌红少苔,脉细数,为虚热之象。

【辨证要点】以心烦,失眠,耳鸣,腰酸,或梦遗等,与虚热症状共见为辨证要点。

(二)心肾阳虚证

【概念】指心肾阳气亏虚,温运无力,血行不畅,水湿内停所表现的虚寒证候。

【临床表现】心悸怔忡,畏寒肢冷,肢体浮肿,小便不利,神疲乏力,腰膝酸冷,唇甲青紫,

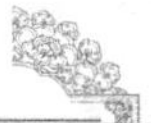

舌淡紫,苔白滑,脉弱。

【证候分析】本证多因心阳虚衰,病久及肾,肾阳亦虚,或肾阳亏虚,气化无权,水气凌心所致。

心阳虚衰,鼓动无力,故心悸怔忡。温运无力,血行不畅,故见唇甲青紫,舌紫。肾阳亏虚,气化失司,水湿内停,外泛肌肤,故肢体浮肿,小便不利。肾阳不足,不能温养腰膝,故腰膝酸冷。心肾两脏阳虚,形体失于温养、激发,脏腑功能衰退,故畏寒肢冷,神疲乏力。舌淡苔白滑,脉弱,为虚寒之征。

【辨证要点】以心悸怔忡,肢体浮肿等,与虚寒症状共见为辨证要点。

表 8-14 心肾阳虚证与肾阳虚证鉴别表

证候	共同症状	不 同 症 状	舌脉象
心肾阳虚证	肢体浮肿,小便不利,畏寒肢冷,腰膝酸冷,神疲乏力	心悸怔忡,唇甲青紫	舌淡紫,苔白滑,脉弱
肾阳虚证		男子阳痿早泄、滑精精冷,女子宫寒不孕,或久泄不止,完谷不化,五更泄泻,或小便频数清长,夜尿频多	舌淡胖嫩,苔白润,脉弱

(三)心肺气虚证

【概念】指心肺两脏气虚,功能减退所表现的虚弱证候。

【临床表现】心悸胸闷,咳喘气短,吐痰清稀,神疲乏力,声低懒言,自汗,动则尤甚,面色淡白,舌淡苔白,或唇舌淡紫,脉弱或结、代。

【证候分析】本证多因久病咳喘,耗伤肺气,累及于心,或年老体虚,劳倦太过,耗伤心肺之气所致。

心气亏虚,鼓动无力,气机不畅,故心悸胸闷。心气不足,血行不利,则见唇舌淡紫,脉结或代。肺气亏虚,宣降失职,呼吸功能减弱,故咳喘气短。津液输布无力,停聚为痰,故吐痰清稀。气虚失于激发推动,全身功能减弱,故神疲乏力,声低懒言。气虚失于固摄,故自汗。劳则耗气,故动后诸症加重。面色淡白,舌淡苔白,脉弱等,均为气虚之征。

【辨证要点】以心悸胸闷,咳喘无力,与气虚症状共见为辨证要点。

(四)心脾两虚证

【概念】指心血不足,脾气虚弱,致心神失养,脾失健运,统血无权所表现的虚弱证候。亦称心脾气血虚证。

【临床表现】心悸怔忡,失眠多梦,食欲不振,腹胀便溏,神疲乏力,头晕健忘,面色萎黄或淡白,或皮下紫斑,月经色淡、淋漓不尽,舌淡白,脉细弱。

【证候分析】本证多因思虑过度,耗伤心血,或饮食劳倦,损伤脾气,生化不足,或慢性失血,气血亏耗,导致心脾气血两虚。

心血不足,心神失养,则心悸怔忡,失眠多梦。脾气亏虚,运化失职,则食欲不振,腹胀便溏。气血亏虚,不能上荣,故头晕健忘。气血生化不足,则神疲乏力,面色萎黄或淡白。脾虚不能统血,可见皮下紫斑,或月经色淡、淋漓不尽。舌淡白,脉细弱,均为气血亏虚之征。

【辨证要点】以心悸失眠,食少腹胀,或兼慢性失血等,与气血亏虚症状共见为辨证要点。

（五）心肝血虚证

【概念】指心肝两脏血虚，所系组织器官失养所表现的虚弱证候。

【临床表现】心悸怔忡，失眠健忘，头晕目眩，视物模糊，肢体麻木、震颤、拘挛，爪甲不荣，或月经量少色淡，甚则闭经，面色淡白，舌淡白，脉细。

【证候分析】本证多因思虑过度，或失血过多，或脾虚化源不足所致。

心血亏虚，心神失养，则心悸怔忡，失眠健忘。肝血亏虚，头目失养，则头晕目眩，视物模糊。肝血不足，筋脉、爪甲失养，则肢体麻木、震颤、拘挛，爪甲不荣。肝虚血少，血海不充，则月经量少色淡，甚则闭经。面白舌淡，脉细，皆为血虚之征。

【辨证要点】以心悸失眠，目、筋、爪、冲任失充，与血虚症状共见为辨证要点。

表 8-15　心脾两虚证与心肝血虚证鉴别表

证候	共同症状	不同症状	舌脉象
心脾两虚证	心悸怔忡，失眠多梦，头晕健忘，面色淡白，神疲乏力，月经色淡	食欲不振，腹胀便溏，面色萎黄，或见皮下紫斑，月经淋漓不尽	舌淡白，脉细弱
心肝血虚证		视物模糊，肢体麻木、震颤、拘挛，爪甲不荣，或月经量少，甚则闭经	舌淡白，脉细

（六）脾肺气虚证

【概念】指脾肺两脏气虚，脾失健运，肺失宣降所表现的虚弱证候。

【临床表现】久咳不止，气短而喘，咯痰清稀，食欲不振，腹胀便溏，声低懒言，神疲乏力，或兼面部虚浮，下肢微肿，面白少华，舌淡，苔白滑，脉弱。

【证候分析】本证多因久病咳喘，耗伤肺气，子病及母，脾运失健，或饮食劳倦，脾胃受损，母病及子，伤及肺气所致。

肺气亏虚，宣降失职，气逆于上，则久咳不止，气短而喘。肺脾气虚，津失运化、输布，聚湿生痰，故咯痰清稀量多。脾气亏虚，运化失健，故食欲不振，腹胀便溏。水湿不化，泛溢肌肤，则面浮肢肿。声低懒言，神疲乏力，面白少华，舌淡苔白，脉弱，均为气虚之征。

【辨证要点】以咳喘气短，痰液清稀，食少便溏等，与气虚症状共见为辨证要点。

（七）肺肾阴虚证

【概念】指肺肾两脏阴液亏虚，濡润失司，虚热内扰所表现的证候。

【临床表现】干咳痰少，或痰中带血，或声音嘶哑，腰膝酸软，口燥咽干，骨蒸潮热，盗汗，颧红，形体消瘦，男子遗精，女子经少，舌红少苔，脉细数。

【证候分析】本证多因燥热、痨虫、久病咳喘等损伤肺阴，病久及肾，或房劳太过，肾阴耗伤，肺失濡润所致。

肺肾阴液相互资生，为金水相生之脏。肺阴亏虚，虚火内生，清肃失职，则干咳痰少。虚火灼伤肺络，可见痰中带血。虚火熏灼，咽喉失于滋润，则声音嘶哑。肾阴亏虚，腰膝失养，故腰膝酸软。虚火扰动精室，则遗精。阴精不足，冲任空虚，故月经量少。肺肾阴虚，虚热内蒸，故口燥咽干，骨蒸潮热，颧红盗汗。阴液亏虚，濡润失职，则形体消瘦。舌红少苔，脉细数，为阴虚内热之征。

【辨证要点】以干咳痰少，腰酸，遗精等，与阴虚内热症状共见为辨证要点。

（八）肝火犯肺证

【概念】指肝经气火上逆犯肺，肺失清肃所表现的实热证候。

【临床表现】胸胁灼痛，急躁易怒，头胀头晕，面红目赤，烦热口苦，咳嗽阵作，痰黄黏稠，甚则咳血，舌质红，苔薄黄，脉弦数。

【证候分析】本证多因郁怒伤肝，气郁化火，或邪热内蕴肝经，上犯于肺所致。

肝经气火内郁，经气不利，则胸胁灼痛，急躁易怒，烦热口苦。气血上逆，则头胀头晕，面红目赤。肝火犯肺，失于清肃，肺气上逆，故咳嗽阵作。火热灼津成痰，则痰黄黏稠。火热灼伤肺络，则咳血。舌红，苔薄黄，脉弦数，均为肝火内炽之征。

【辨证要点】以胸胁灼痛，急躁，咳嗽痰黄，与实热症状共见为辨证要点。

（九）肝胃不和证

【概念】指肝气郁结，或气郁化火，横逆犯胃，胃失和降所表现的证候。

【临床表现】胁肋、胃脘胀痛或窜痛，呃逆，嗳气，呕吐，食欲不振，情志抑郁，善太息，舌淡红，苔薄白，脉弦，或见脘、胁灼痛，烦躁易怒，吞酸嘈杂，舌红苔黄，脉弦数。

【证候分析】本证多因情志不舒，肝气郁结，横逆犯胃，而成肝气犯胃证。若肝气郁久化热，侵扰及胃，则成肝火犯胃证。

肝失疏泄，胃气郁滞，故胁肋、胃脘胀满疼痛，走窜不定。胃气上逆，则呃逆，嗳气，呕吐。胃纳失司，故食欲不振。肝失条达，故情志抑郁，善太息。舌淡红，苔薄白，脉弦，为肝气郁滞之象。肝气郁久化火，肝火犯胃，故脘胁灼痛。气郁化火，肝失条达，故烦躁易怒。气火内郁犯胃，故吞酸嘈杂。舌红苔黄，脉数，为气郁化火之征。

【辨证要点】以脘胁胀痛，嗳气，呃逆，呕吐，情志抑郁等症状共见为辨证要点。

（十）肝郁脾虚证

【概念】指肝失疏泄，横逆犯脾，脾失健运所表现的证候。

【临床表现】胁肋胀满窜痛，情志抑郁，善太息，或急躁易怒，纳呆腹胀，便溏不爽，肠鸣矢气，或大便溏结不调，或腹痛欲泻，泻后痛减，舌苔白，脉弦缓。

【证候分析】本证多因情志不遂，郁怒伤肝，肝失条达，横犯脾土，或饮食劳倦，损伤脾气，脾失健运，土虚木乘所致。

肝失疏泄，经气郁滞，故胁肋胀满窜痛。肝喜条达而恶抑郁，肝气郁滞，情志不畅，则情志抑郁，善太息。若气郁化火，则急躁易怒。肝气横犯脾土，脾失健运，气滞湿阻，则纳呆腹胀，便溏不爽，肠鸣矢气，或大便溏结不调。肝气犯脾，气机郁滞，运化失调，则腹痛欲泻。泻后气机暂得调畅，故痛减。舌苔白，脉弦缓，为肝郁脾虚之象。

【辨证要点】以胁肋胀痛，情志抑郁，腹胀便溏等症状共见为辨证要点。

表 8-16 肝胃不和证与肝郁脾虚证鉴别表

证候	共同症状	不同症状	舌脉象
肝胃不和证	胁肋胀满窜痛，情志抑郁，善太息，或急躁易怒，纳呆	胃脘胀痛或窜痛，呃逆嗳气，吞酸嘈杂，或见脘胁灼痛	舌淡红，苔薄白，脉弦，或舌红苔黄，脉弦数
肝郁脾虚证		腹胀，便溏不爽，肠鸣矢气，或大便溏结不调，或腹痛欲泻，泻后痛减	舌苔白，脉弦缓

（十一）肝肾阴虚证

【概念】指肝肾阴液亏虚，失于濡润，虚热内扰所表现的证候。

【临床表现】腰膝酸软，胁肋隐痛，头晕目眩，耳鸣健忘，失眠多梦，口燥咽干，五心烦热，潮热颧红，男子遗精，女子月经量少，舌红少苔，脉细数。

【证候分析】本证多因年老久病，或情志内伤，或房事不节，或温病日久等，耗伤肝肾之阴所致。

肝肾阴虚，腰膝失养，故腰膝酸软。肝阴亏虚，肝络失滋，而胁肋隐痛。肝肾阴亏，水不涵木，肝阳偏亢，髓海不足，故头晕目眩，耳鸣健忘。虚火上扰心神，故失眠多梦。虚火扰动精室，则见遗精。阴精不足，冲任失养，故月经量少。口燥咽干，五心烦热，潮热颧红，舌红少苔，脉细数等，皆为阴虚失濡，虚热内炽之征。

【辨证要点】以腰膝酸软，胁痛，眩晕耳鸣等，与虚热症状共见为辨证要点。

表 8-17 心肾不交证、肺肾阴虚证、肝肾阴虚证鉴别表

证候	共同症状	不同症状
心肾不交证	腰膝酸软，头晕耳鸣，男子遗精，女子月经量少，口燥咽干，五心烦热，潮热盗汗，颧红，形体消瘦，舌红少苔，脉细数	心烦失眠，惊悸多梦
肺肾阴虚证		干咳痰少，或痰中带血，或声音嘶哑
肝肾阴虚证		胁肋隐痛，头晕目眩，失眠多梦

（十二）脾肾阳虚证

【概念】指脾肾阳气亏虚，温化无权所表现的虚寒证候。

【临床表现】腰膝、下腹冷痛，久泻久痢不止，或五更泄泻，完谷不化，便质清冷，或全身水肿，小便不利，畏寒肢冷，面色㿠白，舌淡胖，苔白滑，脉沉迟无力。

【证候分析】本证多因久泻久痢，耗伤脾阳，不能充养肾阳，或水邪久踞，损伤肾阳，不能温煦脾阳所致。

脾肾阳虚，不能温煦周身，尤以腰膝、下腹为著，故见畏寒肢冷，腰膝、下腹冷痛。虚寒内生，水谷腐熟、运化及二便排泄功能失职，故久泻久痢不止，完谷不化。命门火衰，阴寒凝滞，寅卯之交，阴气极盛，故黎明前腹痛泄泻，便质清冷。脾肾阳虚，水失温化，泛溢肌肤，故全身水肿，小便不利。阳虚水气上泛，故面色㿠白。舌淡胖，苔白滑，脉沉迟无力，皆为虚寒之征。

【辨证要点】以腰腹冷痛，久泻久痢，水肿等，与虚寒症状共见为辨证要点。

表 8-18 心肾阳虚证与脾肾阳虚证鉴别表

证候	共同症状	不同症状	舌脉象
心肾阳虚证	腰膝酸冷，肢体浮肿，小便不利，畏寒肢冷，面色㿠白，神疲乏力	心悸怔忡，唇甲青紫	舌淡紫，苔白滑，脉弱
脾肾阳虚证		下腹冷痛，久泻久痢不止，或五更泄泻，完谷不化，便质清冷	舌淡胖，苔白滑，脉沉迟无力

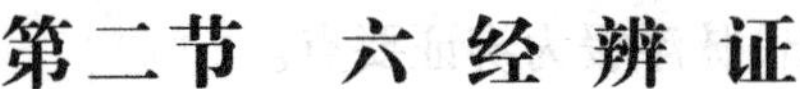

第二节 六经辨证

六经辨证源于《伤寒杂病论》，是张仲景在《素问·热论》六经分证理论的基础上，根据伤寒病的证候特点和传变规律总结而创立的一种辨证方法。

六经，即太阳经、阳明经、少阳经、太阴经、少阴经、厥阴经。六经辨证，即以六经所系脏腑、经络的生理、病理为基础，将外感病过程中所出现的各种证候，综合归纳为太阳病证、阳明病证、少阳病证、太阴病证、少阴病证、厥阴病证六类证型，是从病变部位、疾病性质、病势进退、邪正斗争、体质因素等多方面，阐述外感病各个不同阶段的病变特点，用以指导临床的诊断和治疗。

六经辨证把八纲辨证的内容落实到脏腑经络之上，以经络、脏腑病变为病理基础，使八纲辨证与脏腑辨证有机地结合起来。以阴阳为纲，用三阳、三阴的阴阳两纲总统六经。凡病位偏表在腑、正气强盛、病势亢奋者，为三阳病证，以六腑及阳经病变为基础；病位偏里在脏、正气不足、病势虚弱者，为三阴病证，以五脏及阴经病变为基础。

六经辨证的临床应用，不限于外感病，也可用于内伤杂病。但由于其重点在于分析外感风寒所引起的一系列病理变化及其传变规律，因此主要用作外感病的辨证纲领。

一、六经病证的基本内容

（一）太阳病证

太阳病证是外感伤寒病初期所表现的证候。太阳主一身之表，为人体的藩篱，外邪侵袭人体，太阳首当其冲，奋起抗邪，因此首先表现出太阳病证。

太阳经脉循行于项背，统摄营卫之气，外应皮毛，主一身之表；太阳之腑为膀胱，贮藏水液。风寒之邪侵袭人体，正邪抗争于肌表所出现的证候，即为太阳经证，经证有中风证和伤寒证之分；若太阳经证不愈，病邪循经内入而出现太阳腑证，腑证又有蓄水证和蓄血证之别。

1. 太阳经证

【概念】指风寒之邪侵袭肌表，邪正相争，营卫失和所表现的证候。

【临床表现】恶寒，头项强痛，脉浮。

【证候分析】本证为风寒邪气侵犯太阳经脉所致，为伤寒病的初期阶段。风寒侵袭，卫阳被郁，肌表失于温煦，故见恶寒。足太阳经脉从头走足，行于项背，寒滞经脉，失其柔和，故头项强痛。风寒侵袭肌表，正气抗邪于外，故脉亦应之为浮。

【辨证要点】以恶寒，头痛，脉浮为辨证要点。

上述见症为太阳经证的主脉主症。根据患者受邪的不同和体质的差异，又可分为太阳中风证和太阳伤寒证。

（1）太阳中风证

【概念】指外感风邪，营卫失调，卫强营弱所表现的证候。临床又称中风表虚证。

【临床表现】发热，恶风，头痛，自汗出，脉浮缓。或见鼻鸣干呕。

【证候分析】太阳主表，统摄营卫，风邪外袭，营卫失调，肌表失于温煦，则恶风。阳气外浮与邪相争，则发热。风邪伤表，卫外不固，营阴不能内守，则汗出。此即“阳浮者热自发，阴弱者汗自出”之意。风邪袭表，汗出肌腠疏松，营阴不足，故脉浮缓。至于鼻鸣干呕，乃是风邪壅滞，肺胃失于宣降之象。

【辨证要点】以恶风，汗出，脉浮缓为辨证要点。

（2）太阳伤寒证

【概念】指寒邪侵袭，卫阳被束，营阴郁滞所表现的证候。临床又称伤寒表实证。

【临床表现】恶寒，发热，头项强痛，身体疼痛，无汗而喘，脉浮紧。

【证候分析】外感寒邪，束于肌表，卫阳被郁，温煦失职，故见恶寒。卫阳被遏，郁滞化热，是以发热。表伤于寒者，多恶寒发热同时并见。卫阳既遏，寒凝收引，营阴郁滞，筋骨失于温煦，故见头项、肢体骨节疼痛。寒束于表，腠理闭塞，故而无汗。呼吸喘促，乃为邪闭于外，肺气不利之象。正气欲驱邪于外而寒邪紧束于表，故脉见浮紧。

【辨证要点】以恶寒，无汗，头身疼痛，脉浮紧为辨证要点。

表 8-19 太阳中风证与太阳伤寒证鉴别表

证候	共同症状	不同症状	舌脉象
太阳中风证	恶风寒，发热，脉浮	恶风，自汗出，或见鼻鸣干呕	舌如常，脉浮缓
太阳伤寒证		恶寒，头项强痛，身体疼痛，无汗而喘	舌如常，脉浮紧

2. 太阳腑证 指太阳经邪不解，病邪循经内传入腑，膀胱气化失司所表现的证候。因其病机和临床表现的不同，又有蓄水证和蓄血证的区别。

（1）太阳蓄水证

【概念】指太阳经邪不解，邪与水结，膀胱气化不行，水气停蓄所表现的证候。

【临床表现】发热，恶寒，汗出，小腹满，小便不利，口渴，或水入则吐，脉浮或浮数。

【证候分析】太阳经邪未解，故恶寒，发热，脉浮等表证仍在。邪热内传入腑，与水内结于膀胱，水气不化，故小腹满，小便不利。邪水互结，气不化津，津不上承，故见口渴欲饮。水停不化，反蓄于胃，故见水入即吐的“水逆”之候。太阳表邪不解，脉气鼓动于外，故见脉浮或浮数。

【辨证要点】以太阳经证，与小腹满、小便不利并见为辨证要点。

（2）太阳蓄血证

【概念】指太阳经邪化热内传，邪热与瘀血结于少腹所表现的证候。

【临床表现】少腹急结或硬满，小便自利，如狂或发狂，善忘，大便色黑如漆，脉沉涩或沉结。

【证候分析】太阳经证不解，邪热内传，血热搏结，阻于下焦少腹，故致少腹急结，硬满胀痛。邪在血分，膀胱气化如常，所以小便自利。瘀热互结，上扰心神，轻则如狂，善忘，重则发狂。瘀热下行，随大便而出，故见便黑似漆。脉沉涩或沉结，乃瘀热内阻，脉道不畅所致。

【辨证要点】以少腹急结或硬满，小便自利，如狂便黑为辨证要点。

太阳蓄水与蓄血二证，均由太阳病经邪不解，内传于腑所致，但有传入气分和血分之不同。蓄水者为膀胱气化受阻，津液内停；蓄血者为经热入里，瘀血在下焦。前者小便不利而渴，后者小便自利而便黑，是两证的主要区别。

（二）阳明病证

阳明病证是指伤寒病发展过程中，阳热亢盛，胃肠燥热所表现的证候。其特点是阳热炽盛，性质属里实热证，为正邪剧争，邪从热化的极期阶段。

阳明病证的发病，多因太阳病或少阳病失治内传入里，或因素体阳盛，外邪入里化热而致。主要病机为“胃家实”。“胃家”指胃与大肠，“实”指邪盛，即邪气亢盛，正盛邪实。由于其证候及病机的不同，又分为经证和腑证两大类。

1. 阳明经证

【概念】指邪热亢盛，充斥阳明之经，弥漫全身，而肠中尚未结成燥屎所表现的证候。

【临床表现】身大热，大汗出，大渴引饮，面赤心烦，舌苔黄燥，脉洪大。

【证候分析】阳明经证多由邪在太阳、少阳不解，内传阳明，无形热邪亢盛，充斥内外所致。邪入阳明，正邪交争，燥热亢盛，充斥阳明经脉，故周身大热。热迫津液外泄，故大汗出。热灼津伤，汗出津更耗，故口大渴而喜冷饮。热势上腾，扰动心神，故见面赤心烦。热盛津亏，故舌苔黄燥。热壅阳明之经，气血充溢脉道，故脉洪大。

【辨证要点】以大热，大汗，大渴，脉洪大为辨证要点。

2. 阳明腑证

【概念】指邪热内传，与肠中糟粕相搏，燥屎内结所表现的证候。

【临床表现】日晡潮热，手足濈然汗出，脐腹胀满硬痛而拒按，大便秘结，甚则谵语、狂乱、不得眠，舌苔黄厚干燥，边尖起刺，甚则焦黑燥裂，脉沉迟而实，或滑数。

【证候分析】阳明腑证往往因阳明经证大热汗多，或误用汗法，使津液外泄，以致热邪与肠中燥屎互结，腑气不通而形成。阳明气旺于日晡，实热弥漫，故身热日晡尤甚。四肢为阳明所主，热蒸津泄，故手足濈然汗出。邪热与糟粕互结肠中，腑气闭阻不通，故脐腹胀满硬痛而拒按，大便秘结。邪热蒸腾，扰动心神，则见谵语、狂乱、不得眠。邪热内结而津液被劫，故舌苔黄厚干燥，边尖起刺，甚则焦黑燥裂。燥热内结于肠，脉道壅滞，则见脉沉迟而实；若邪热迫急，亦可见滑数。

【辨证要点】以日晡潮热，手足濈然汗出，便秘，腹胀满硬痛，苔黄燥，脉沉实等为辨证要点。

（三）少阳病证

【概念】指邪犯少阳胆腑，正邪交争，枢机不利所表现的证候。临床又称半表半里证。

【临床表现】寒热往来，胸胁苦满，口苦，咽干，目眩，默默不欲饮食，心烦喜呕，脉弦。

【证候分析】少阳病证多系太阳经证不解，邪传少阳，或厥阴病转出少阳，或外邪直入少阳，胆气被郁，正邪交争所致。从其病位上看，少阳病证已离太阳之表，而未入阳明之里，处于表里之间。《伤寒论》以口苦，咽干，目眩为提纲，盖因少阳受病，邪热熏蒸，胆热上腾则口苦；津为热灼则咽干；少阳风火上逆，所以目为之眩。邪正相争于表里之间，邪出于表与阳争，正胜则发热；邪入于里与阴争，邪胜则恶寒，故见寒热往来，此亦为少阳病的重要特征之一。少阳之脉，布于胁肋，邪郁少阳，经气不利，故胸胁苦满。胆热木郁，横犯胃腑，胃气上逆，故默默不欲饮食，甚或时时欲呕。胆热上逆，内扰心神，故心中烦扰。胆气被郁，脉气紧张，是以脉弦。

【辨证要点】以寒热往来，胸胁苦满，口苦，咽干，目眩，脉弦等为辨证要点。

（四）太阴病证

【概念】指脾阳虚衰，邪从寒化，寒湿内生所表现的证候。

【临床表现】腹满欲吐，食不下，自利，口不渴，时腹自痛，舌淡苔白滑，脉沉缓而弱。

【证候分析】太阴病证多由三阳病失治、误治，损伤脾阳，邪传太阴，或脾阳素虚，风寒之邪直中太阴所致。脾属太阴，为三阴之屏障，病邪内入三阴，太阴首当其冲，故太阴病为三阴病证之初期阶段，以脾虚寒湿为病变特点。太阴脾土主湿，中焦虚寒则脾失健运，寒湿内生，气机郁滞，故腹部胀满。脾虚寒湿阻滞，则腹痛阵发。寒湿中阻，升降失司，故时欲吐，食不下。寒湿下注，水走肠间，则自利。脾阳失于温煦运化，寒湿内停，故口不渴，舌淡苔白滑。中阳不振，寒湿内阻脉道，故脉沉缓而弱。

【辨证要点】以腹满时痛，自利，口不渴等为辨证要点。

（五）少阴病证

少阴病证是对外感病后期阶段出现的全身性阴阳衰惫所表现证候的概括。少阴经属心肾，为水火之脏，人身之根本。病至少阴，已属伤寒病的危重阶段。由于人体阴阳有偏盛偏衰的不同，病邪从阴化寒则为少阴寒化证，从阳化热则为少阴热化证。

1. 少阴寒化证

【概念】指病邪深入少阴，从阴化寒，心肾阳气虚衰，阴寒独盛所表现的虚寒证候。

【临床表现】无热恶寒，脉微细，但欲寐，四肢厥冷，下利清谷，呕不能食，或食入即吐，脉微欲绝，甚则身热反不恶寒，面赤。

【证候分析】少阴寒化证多由素体阳弱，病邪直中少阴，或他经病久渐入少阴，损伤心肾之阳，阳虚阴盛所致。就伤寒病而言，少阴寒化证是少阴病过程中较为多见的一种类型。

少阴阳气衰微，阴寒独盛，故无热恶寒，此即病发于阴之明证。“阳气者，精则养神”（《素问·生气通天论》），阳气衰微，神失所养，故见但欲寐之神情衰惫之态。四肢为诸阳之本，阳虚失于温运，故四肢厥冷。肾阳虚衰，火不暖土，脾胃纳运、升降失调，故下利清谷，呕不能食，或食入即吐。若阴寒盛极，格阳于外，虚阳外浮，则表现出身热反不恶寒，或面红如妆的假热之象。心肾阳衰，不能鼓动血行，是以脉微细甚则欲绝。

【辨证要点】以无热恶寒，肢厥，下利，脉微为辨证要点。

2. 少阴热化证

【概念】指病邪深入少阴，从阳化热，心肾阴虚阳亢所表现的虚热证候。

【临床表现】心烦不得眠，口燥咽干，舌尖红少津，脉象细数。

【证候分析】本证与少阴寒化证阴寒内盛迥然不同。邪入少阴，从阳化热，灼耗真阴，不能上承，故口燥咽干。心肾不交，水火失济，水亏不能上济于心，心火独亢，心神不宁，故心烦不得眠。舌尖红少津，脉细数，均为阴虚阳亢之征象。

【辨证要点】以心烦不得眠及阴虚证候为辨证要点。

（六）厥阴病证

【概念】指伤寒病发展传变到较后阶段，邪入厥阴，表现为阴阳对峙、寒热交错、厥热胜复等的证候。

【临床表现】消渴，气上冲心，心中疼热，饥而不欲食，食则吐蛔。

【证候分析】厥阴为阴之尽，阳之始，阴中有阳。病至厥阴，已是伤寒病发展传变的较后阶段，常表现为阴阳交争，寒热错杂，其中以上热下寒为其提纲。

足厥阴肝经属肝络胆而挟胃，肝气上逆，阳热趋上，阳并于上则上热，故见气上冲心，心中疼热；热甚伤津，故消渴饮水。阴寒趋下，阴并于下则下寒，脾失健运，中焦气机逆乱，故见饥而不欲食，强食则吐。上寒下热，蛔虫不安，则可随呕吐而出。

【辨证要点】以心中疼热，饥而不欲食等上热下寒表现为辨证要点。

二、六经病证的传变

六经病证循着一定的趋向发展和变化，谓之传变。六经病证是否传变，以及如何传变，取决于正邪的盛衰、病体的强弱、治疗是否得当等因素。一般情况下，六经病证依据脏腑、经络的相互联系，可以相互传变，表现为传经、直中、合病、并病等几种方式。

（一）传经

病邪从外侵入，逐渐向里发展，由某一经证候转变为另一经证候，称为传经。传经方式有以下三种：

1. 循经传　即按六经的顺序相传。太阳病不愈，传入阳明，阳明不愈，传入少阳；三阳不愈，传入三阴，首传太阴，次传少阴，终传厥阴。但亦有按太阳→少阳→阳明→太阴→厥阴→少阴传变的说法。

2. 越经传　即不按循经传次序，隔一经甚或隔两经相传。如太阳病不愈，不传阳明，而直传少阳，或直传太阴。多由病邪亢盛，正气不足所致。

3. 表里传　即互为表里之经相传。如太阳传入少阴，阳明传入太阴等。从阳经传入阴经者，多为邪盛正虚，由实转虚，病情加重之恶兆；从阴经传出阳经者，则为正能胜邪，病情向愈之佳兆。

（二）合病

两经或三经的证候同时出现，称为合病。《伤寒论》中有太阳阳明合病、太阳少阳合病和三阳合病等。

（三）并病

一经证候未罢，又出现另一经证候，两经证候合并出现，称为并病。并病证候出现的次序有先后的不同。如太阳阳明并病、太阳少阳并病等，先出现太阳证候，而后出现阳明或少阳证候。

（四）直中

凡伤寒病初起，病邪不从阳经传入，而直接侵袭阴经发病者，称为直中。其特点是一发病就表现出三阴经的证候。

第三节　卫气营血辨证

卫气营血辨证是一种适用于外感温热病的辨证方法。卫气营血的概念，首见于《黄帝内经》，清代叶天士将《内经》卫气营血的生理概念加以引申，并以《伤寒论》六经辨证为基础，在所著的《温热论》中，创造性的将外感温热病发展过程中各阶段的病机、证候，借用卫气营血作了理论性的概括归纳，用以说明外感温热病的病位浅深、病势轻重及其传变规律，并有效地指导温热病的临床诊治。

卫气营血的证候，标志着温热病病程发展的不同阶段，也是反映病邪由表入里、病情由轻变重的四个层次。卫分主表，病位在肺与皮毛，病情轻浅；气分主里，病位在肺、胸膈、胆、三焦、胃、肠等脏腑,病情较重;营分为邪入心营,病位在心与包络,病情深重;血分为邪热深入心、肝、肾,重在耗血动血,病情危重。

一、卫气营血病证的基本内容

(一) 卫分证

【概念】指温热之邪侵犯肌表,卫气卫外功能失调,肺卫失宣所表现的表热证侯。常见于温热病的初期阶段。

【临床表现】发热,微恶风寒,头痛,鼻塞,口干微渴,咳嗽,咽喉肿痛,舌边尖红,脉浮数。

【证候分析】风热之邪,外袭肌表,卫为邪郁,故见发热,微恶风寒。热为阳邪,故多见发热重而恶寒轻。热邪上扰清窍,故见头痛。热伤津液,故口干渴。肺合皮毛,开窍于鼻,卫气被郁,肺气失宣,故鼻塞,咳嗽。肺脉上循咽嗌,热邪熏灼,故咽喉肿痛。风热炎上,故舌边尖红。热邪在表,脉气向外,故脉浮数。

【辨证要点】以发热,微恶风寒,舌边尖红,脉浮数为辨证要点。

(二) 气分证

【概念】指温热病邪内传脏腑,正盛邪实,正邪剧争,阳热亢盛所表现的里实热证候。

【临床表现】发热,不恶寒反恶热,心烦,口渴,汗出,尿赤,舌红苔黄,脉数。或兼咳喘,胸痛,痰稠色黄,或兼心烦懊侬,坐卧不安,或兼日晡潮热,腹满胀痛拒按,时或谵语、狂乱,便秘或纯利稀水,或兼胁痛,口苦,干呕,脉弦数等。

【证候分析】气分证多由卫分证不解,邪热内传入里,或温热病邪直入气分而成。温热病邪,入于气分,正邪剧争,阳热亢盛,故必发热。热邪从内蒸发,外灼肤腠,故不恶寒反恶热。热甚蒸腾,迫津外泄则汗出。热盛津亏故口渴。热扰心神则心烦。邪从里发,热炽脏腑,故舌红苔黄,脉数有力。

由于邪入气分所犯脏腑、部位的不同,而兼有不同的表现。若邪热壅肺,肺失清肃,肺气上逆,可兼见咳喘,胸痛,痰稠色黄等症。若热扰胸膈,郁而不宣,心神不宁,可兼见心烦懊侬,坐卧不安等症。若热结肠道,腑气不通,邪热盛实,可兼见日晡潮热,腹满胀痛拒按,便秘。燥屎结于肠中,热迫津液从旁而泄,则见纯利稀水。邪热上扰心神,则谵语、狂乱。若热郁于胆,枢机不利,胆火上逆,可兼胁痛,口苦,干呕,脉弦数等症。

【辨证要点】以发热,不恶寒反恶热,舌红苔黄,脉数有力为辨证要点。由于邪入气分所犯脏腑、部位不同,临床表现亦有别(表8-20)。

表8-20 邪入气分所犯脏腑、部位的鉴别

证候	病因病机	共同症状	不同症状	舌脉象
气分证	邪热壅肺	发热,不恶寒反恶热,心烦,口渴,汗出,尿赤	咳喘,胸痛,痰稠色黄	舌红苔黄,脉数
	热扰胸膈		心烦懊侬,坐卧不安	舌红苔黄,脉数
	热结肠道		日晡潮热,腹满胀痛拒按,便秘,或纯利稀水,谵语、狂乱	舌红绛干燥,苔黄燥或焦黑起刺,脉沉迟或滑数
	热郁于胆		胁痛,口苦,干呕	舌红苔黄,脉弦数

（三）营分证

【概念】指温热病邪内陷，劫伤营阴，心神被扰所表现的证候。

【临床表现】身热夜甚，口不甚渴，心烦不寐，甚或神昏谵语，斑疹隐现，舌红绛，脉细数。

【证候分析】营分证多由气分证不解，传变入营，或卫分证逆传直入营分，或营阴素亏，温热病邪乘虚内陷营分所致，是温热病发展过程中病邪内陷较为深重的阶段。温热病邪入营，灼伤营阴，阴虚阳亢，则身热夜甚。邪热入营，蒸腾营阴上承，故口不甚渴。营行脉中，内通于心，心神被扰，故心烦不寐，甚则神昏谵语。邪入于营，热窜血络，则斑疹隐隐。营分有热，舌络充盈，故舌质红绛。脉细数为热劫营阴之象。

【辨证要点】以身热夜甚，心烦或谵语，舌红绛为辨证要点。

（四）血分证

【概念】指温热病邪深入血分，热盛动血、耗血、伤阴、动风所表现的证候。热入血分是卫气营血病变的最后阶段，也是温热病发展过程中最为深重的极期阶段。

【临床表现】身热夜甚，烦热躁扰，甚则昏狂、谵妄，斑疹显露，色紫或黑，吐血、衄血、便血、尿血，舌质深绛，脉细数。或兼抽搐，颈项强直，角弓反张，目睛上视，牙关紧闭等，或见持续低热，暮热早凉，五心烦热，口干咽燥，神倦，耳聋，形瘦，或见手足蠕动，瘛疭等。

【证候分析】血分证多由营分证病邪不解，传入血分，或气分邪热，直入血分，或因温热病邪久羁，劫灼肝肾之阴而成。血分热盛，阴血受损，故见身热夜甚。血热扰心，心神不宁，则烦热躁扰。心神失守，则见昏狂谵妄。热盛迫血妄行，故见出血诸症。血热炽热，相搏煎熬，故舌质深绛或紫。血热伤阴耗血，故脉细数。

若血热燔灼肝经，引动肝风，则可见抽搐，颈项强直，角弓反张，目睛上视，牙关紧闭等"动风"诸症。若邪热久羁血分，劫灼肝肾之阴，阴虚阳热内扰，则可见持续低热，暮热早凉，五心烦热，口干咽燥，神倦，耳聋，形瘦等阴精亏损之症，甚则筋脉失养，虚风内动，出现手足蠕动，瘛疭等症。

血分证病位最深，病情危重。心主血，肝藏血，邪入血分，势必影响心肝两脏。若邪热久羁，耗血伤阴，真阴亏损，病常累及肝肾两脏。故血分证实热者多以心、肝血热神乱为主，虚热者则多以肝、肾阴亏为主。

【辨证要点】以身热夜甚，昏狂谵妄，斑疹紫暗，出血动风，舌深绛，脉细数为辨证要点。由于病变涉及心、肝、肾三脏，病证可有热灼肝经，引动肝风，或肝肾阴虚，虚风内动等表现，故应分辨其特点及兼症加以鉴别（表8-21）。

表8-21 血分证之热极生风、阴虚动风之鉴别

证候	病因病机	共同症状	不同症状	舌脉象
血分证	热灼肝经 引动肝风	身热夜甚，烦热躁扰，甚则昏狂、谵妄，斑疹显露，色紫或黑，吐血、衄血、便血、尿血	抽搐，项强，目睛上视，角弓反张，牙关紧闭	舌红绛苔黄，脉弦数
	肝肾阴虚 虚风内动		持续低热，暮热早凉，五心烦热，口干咽燥，神倦，耳聋，形瘦，手足蠕动，瘛疭	舌红少苔，脉细数

二、卫气营血病证的传变

温热病的传变规律，一般多起于卫分，渐次传入气分、营分、血分。但由于季节不同、病邪差异及体质强弱等，传变次序亦有不同。故叶天士《外感温热篇》曰"大凡看法，卫之后方言气，营之后方言血"，"温邪上受，首先犯肺，逆传心包。"概括来说，主要有顺传和逆传两种传变方式。

顺传：指温热病邪循卫、气、营、血的次序传变。由卫分开始，渐次内传入气，然后入营，最后入血。标志着邪气步步深入，病情逐渐加重。

逆传：指温热病邪不按上述次序及规律传变。具体表现为：一是不循次序传，如卫分证不经气分，而直接传入营分、血分；或发病初期未出现卫分证，即出现气分、营分或血分证等。二是证候兼夹。如卫分证未罢，又出现气分证，即"卫气同病"；气分证未罢，又出现营、血分证，即"气营（血）两燔"等。均反映机体邪热亢盛，传变迅速，正气虚衰，无力抗邪，病情重笃。

第四节 三焦辨证

三焦辨证是清代吴鞠通在其《温病条辨》中所创立的一种诊治温热病的辨证方法。吴氏根据《内经》及前贤关于三焦的论述，结合温热病的传变规律，将温热病证候归纳为上、中、下三焦病证，借以阐述三焦所属脏腑在温热病过程中的病理变化和证候特点，区分病邪所在病位的深浅、病程的不同阶段，并说明证候间的传变规律。

上焦病证包括手太阴肺经和手厥阴心包经的病变，其中手太阴肺经证候多为温热病的初期阶段。中焦病证主要包括足阳明胃经和足太阴脾经的病变，多为温热病的中期或极期阶段。下焦病证主要包括足少阴肾经和足厥阴肝经的病变，多为温热病的末期阶段。

一、三焦病证的基本内容

（一）上焦病证

【概念】指温热之邪，侵袭上焦手太阴肺和手厥阴心包所表现的证候。

【临床表现】发热，微恶风寒，头痛，咳嗽，微汗，口干，舌边尖红，脉浮数，或身热烦渴，咳嗽，气喘，汗出，口渴，苔黄，脉数，甚则高热，神昏谵语或昏愦不语，舌謇肢厥，舌质红绛。

【证候分析】温热之邪由口鼻而入，首先犯肺，逆传心包，故其病证有邪袭肺卫、邪热壅肺、热陷心包的不同。鼻通于肺，温热之邪上受，故肺常首先受邪。肺合皮毛，主表统卫，卫气被郁，肺失宣降，邪正交争，故见发热，微恶风寒，咳嗽。温热之邪上扰，则头痛；伤津则口干；腠理开泄则汗出。舌边尖红，脉浮数是为温热之邪在表之象。

若温热病邪入里，邪热壅肺，肺失宣降，气逆于上，则见咳嗽，气喘。里热亢盛则身热；迫津外泄则汗出。口渴，苔黄，脉数，均为里热炽盛之象。

若肺卫热邪不解，逆传心包，灼伤心神，神明内乱，故神昏谵语；舌失神明主宰，故舌謇或不语。邪热内闭，阳气被遏，故身热而肢厥。里热炽盛，则舌质红绛。

【辨证要点】邪袭肺卫者,以发热,微恶风寒,咳嗽,脉浮数为辨证要点。邪陷心包者,以神昏谵语,舌謇肢厥,舌质红绛为辨证要点。

(二)中焦病证

【概念】指温热之邪,侵袭中焦脾胃,邪从燥化或湿化所表现的证候。

【临床表现】但热不恶寒,日晡益甚,面目俱赤,呼吸气粗,口干唇裂,渴喜冷饮,腹满便秘,苔黄或焦黑,脉沉实,或身热不扬,头身困重,胸脘痞闷,泛恶欲吐,小便不利,大便不爽或溏泄,舌苔黄腻,脉濡数。

【证候分析】脾胃互为表里,然特性各异。胃喜润而恶燥,邪入阳明,则易化燥伤津,出现阳明燥热之证候;脾喜燥而恶湿,邪入太阴,则易抑脾生湿,出现太阴湿热的证候。

阳明主燥,温热之邪,传至阳明,燥热炽盛,故但热不恶寒,日晡益甚。阳热上炎,故面目俱赤。热阻气机,故呼吸气粗。热炽津伤,故口干唇裂,渴喜冷饮。胃肠失润,邪热与燥屎内结,腑气不通,故见便秘而腹满胀痛。苔黄或焦黑,脉沉实,均为邪实燥热,气机不畅之象。

太阴主湿,邪入中焦,脾气受困,升降失常,气机阻滞,故见胸脘痞闷,泛恶欲吐,小便不利,大便不爽或溏泄。湿遏热伏,郁于肌腠,故身热不扬。湿性重着,滞留肌腠,故头身重痛。舌苔黄腻,脉濡数,为湿热内蕴之象。

【辨证要点】阳明燥热者,以身热,腹满,便秘,渴饮,苔黄燥,脉沉实为辨证要点。太阴湿热者,以身热不扬,头身困重,脘痞呕恶,苔黄腻,脉濡数为辨证要点。

(三)下焦病证

【概念】指温热之邪,传入下焦,劫灼肝肾之阴所表现的证候。

【临床表现】身热,颧赤,手足心热甚于手足背,口干,舌燥,神倦,耳聋,舌绛少苔,脉虚数,或手足蠕动,或瘈疭,心中憺憺大动,甚则时时欲脱。

【证候分析】肾藏真阴,为五脏阴液之根本。温热之邪,深入下焦,最易耗损真阴。阴虚阳亢,虚热内扰,故见身热,颧赤,手足心热甚于手足背。阴虚津乏,则口干舌燥。阴精亏损,神失所养,则神倦。耳失所养,故耳聋。舌红少苔,脉虚数,为阴虚阳亢之象。肝脏体阴而用阳,属风木而主筋,赖肾水以涵养。邪热久羁,真阴被灼,水亏木枯,筋失所养,虚风内动,故见手足蠕动,或瘈疭,心中憺憺大动,甚则时时欲脱。

【辨证要点】以身热,颧赤,神倦,耳聋,手足蠕动,舌绛少苔,脉虚数为辨证要点。

二、三焦病证的传变

三焦病证的传变,临床常见的有“顺传”和“逆传”两种方式。一般多由上焦手太阴肺经开始,自上而下,传入中焦,进而传入下焦,此为“顺传”。这一传变,标志着温热病的病情由浅入深、由轻到重的病理过程。若感邪较重,体弱而抗病力较差者,病邪则从肺卫直入手厥阴心包经,称为“逆传”,说明邪热亢盛,正气不足,病情危重。

三焦病证的传变,取决于病邪的性质和正气的强弱等因素。在温病的发展过程中,三焦病自上而下的传变,是就一般情况而言。由于病邪的性质不一,感邪的轻重不同,患者的体质各异,所以,三焦病证的传变并非固定不变。如有的邪犯上焦,经治而愈,并无传变;有的可自上焦径传下焦;亦有上焦病证未罢,又见中焦病证者;还有发病之初即见中焦或下焦病证者；更有两焦病证互见或病邪弥漫三焦者。临证时，要知常达变，进行全面、综合地分析。

第五节 经络辨证

经络辨证是以经络理论为指导，根据经络的循行分布、功能特性、病理变化及其与脏腑的相互联系，对疾病所反映的症状、体征进行综合分析，以判断其病位、病性和病机的一种辨证方法。

经络循行全身，内联脏腑，外络肢节，沟通上下内外，协调各部功能，共同完成机体的各项生理活动。当机体患病时，经络又成了病邪传递的传变途径。外邪从肌表、口鼻侵入人体，首先导致经络之气失调，进而内传脏腑；反之，脏腑发生病变也可以通过经络反映于体表。可见经络既是经气流通之路，又是邪正交争之所。因此，每当疾病发生时，可在相应的经络上，尤其是经气聚集的腧穴之处，出现麻木、酸胀、疼痛等各种异常反应，如"肝病者，两胁下痛，引少腹"（《素问·脏气法时论》）。临床即可通过这些症状，推断疾病发生在何经、何脏、何腑，从而进一步确定其病变性质及发展趋势。

诊断十二经脉病证，应注意其临床表现的三个特点：一是经脉受邪，经气不利，出现的病证多与其循行部位有关。二是脏腑病候多与经脉所属部位的病状相兼出现。三是一经受病通过经脉联系可以影响其他经脉，而表现出相关的多经合病症状。

经络辨证是对脏腑辨证的补充和辅助，特别是在针灸、推拿、骨伤等专科中，经络辨证更为常用。经络辨证的内容主要包括十二经脉病证、奇经八脉病证。

一、十二经脉病证的基本内容

十二经脉包括手、足三阴经和手、足三阳经，古称"正经"，是人体内气血循行的通路。各经脉病证表现包括循行部位症状和经脉所属脏腑症状。

（一）手太阴肺经病证

【概念】指手太阴肺经循行部位及相关脏腑肺的病证。

【临床表现】肺胀，咳喘，缺盆中痛，甚则交两手而瞀，或汗出恶风，臑臂前廉痛厥，掌中热，心烦胸满，小便数而少，少气不足以息。

【证候分析】手太阴肺经起于中焦。肺主气，司呼吸，连喉咙。邪气犯肺，肺失宣肃，肺气不利，故肺胀，咳喘，循经牵引缺盆中疼痛。咳喘剧烈时，可致病人两手交叉护按于胸部，两目昏花，视物不清，因手太阴肺经循臑臂下行，故称此为"臂厥"。肺主皮毛，风寒之邪侵袭体表，风性疏泄，营不内守，故汗出。寒邪侵袭，肺经经气不利，故臑臂前廉痛而厥。肺气郁阻，故胸部胀满。外邪内扰，故心烦。肺失宣肃，通调水道失职，故小便数而少。肺气虚，故少气不足以息。肺阴不足，故手足心热。

【辨证要点】以肺胀，咳喘，胸部胀满，或汗出中风，缺盆中痛，臑臂前廉痛厥为辨证要点。

（二）手阳明大肠经病证

【概念】指手阳明大肠经循行部位及相关脏腑大肠的病证。

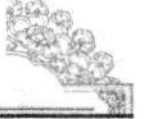

【临床表现】齿痛，颈肿，目黄，口干，鼽、衄、喉痹，肩前臑痛，大拇指、次指疼痛、麻木、不用。

【证候分析】大肠经多气多血，其经脉走颈部，入下齿龈。大肠经受邪，经气不利，气血壅滞，故齿痛，颈肿。大肠与肺相表里，大肠传导失职，津液内伤，火热壅盛，故目黄，口干，喉中肿痛。大肠经脉布于鼻孔两侧，热邪内郁，故鼻出血。手阳明大肠经起于大指次指之端，循指上廉，出合谷上行，上肩出前廉，大肠经受邪，经脉不利，故其循行部位肩前、上肢伸侧前缘疼痛，大拇指、次指疼痛、麻木、屈伸不利。

【辨证要点】以齿痛，颈肿，鼽、衄、喉痹，大拇指、次指疼痛不用为辨证要点。

（三）足阳明胃经病证

【概念】指足阳明胃经循行部位及相关脏腑胃的病证。

【临床表现】发热以身前为甚，咽痹，颈肿，鼻痛，鼽衄，齿痛，口眼㖞斜，膝膑肿痛，循膺、乳、气街、股、伏兔、胫外廉、足跗皆痛，中趾不用。胃脘痛，呕吐，消谷善饥，腹胀满，水肿，惊惕，发狂。

【证候分析】足阳明胃经多气多血，为水谷之海。阳明之经行于身前，阳明气盛，故发热身前为甚。阳明经脉起于鼻翼旁，循鼻外，还出挟口环唇，其支者循喉咙，入缺盆，下膈，其直者，从缺盆下乳内廉，下挟脐，入气街中，由股下足入中趾。胃火循经上炎，故咽痹，颈肿，鼻痛，鼻鼽，齿痛。热邪伤于经脉，故鼻衄不止。风邪中于经脉，故口眼㖞斜。邪气侵袭，经脉不利，故经脉循行部位胸腹及下肢外侧疼痛，足背痛，足中趾麻木，活动不利。气机郁滞胃腑，胃气上逆，故胃脘痛，呕吐。胃热亢盛，故消谷善饥。胃与脾为表里，胃病及脾，健运失司，水气泛滥，故腹胀满，水肿。胃热熏心，心神不宁，故惊惕，发狂。

【辨证要点】以发热身前为甚，鼻痛，鼽衄，齿痛，口眼㖞斜，膝膑肿痛，中趾不用为辨证要点。

（四）足太阴脾经病证

【概念】指足大阴脾经循行部位及相关脏腑脾的病证。

【临床表现】舌本强痛，食则呕，胃脘痛，腹胀善噫，身体皆重，或股膝内肿胀厥冷，足大趾麻木，活动欠佳，食不下，烦心，心下急痛，便溏，或泄泻，水肿，黄疸。

【证候分析】脾经之脉连舌本，散舌下。经脉受邪，风痰阻滞脾络，故舌体强硬、疼痛。脾与胃相表里，脾病及胃，运化失健，胃气上逆，故食则呕。气机阻滞，故胃脘痛。健运失职，升降失司，故腹胀善噫。湿困脾土，故身重乏力，活动不利。脾脉起于足大趾上行膝股内廉，经气不利，故股膝内肿胀厥冷，足大趾麻木。脾失健运，胃失和降，故食不下。脾经支脉上膈注心中，脾经郁热，上扰心神，故心烦不安。脾经经气不通，故心下急痛，又称脾心痛。脾虚水湿内停，传化失司，故大便溏薄或泄泻。水湿泛滥，故水肿。土壅木郁，肝失疏泄，胆汁横溢，故见黄疸。

【辨证要点】以舌本强痛，食则呕，胃脘痛，身体皆重，股膝内肿胀厥冷，足大趾麻木为辨证要点。

（五）手少阴心经病证

【概念】指手少阴心经循行部位及相关脏腑心的病证。

【临床表现】咽干，渴而欲饮，目黄胁痛，臑臂内后廉疼痛或厥冷，掌中热痛，心烦热，心痛,心悸,失眠。

【证候分析】手少阴心经支脉从心系上夹于咽部,心经有热,故咽干。热伤阴津,故渴而欲饮。心之经脉系目系,出腋下,少阳胆经亦从缺盆下行腋下,胆汁郁遏,循经上溢,使本经经气变动,故目黄胁痛。心经循臂臑内侧入掌内后廉,心经受邪,经气不利,或寒邪所伤,故臑臂内后廉疼痛或厥冷。心脉循掌中,心经郁火,故掌中热痛。心脉痹阻,不通则痛,故心痛。心失所养,心神不宁,故心悸,失眠。

【辨证要点】以咽干,心烦热,心痛,臑臂内后廉疼痛,掌中热痛为辨证要点。

(六) 手太阳小肠经病证

【概念】指手太阳小肠经循行部位及相关脏腑小肠的病证。

【临床表现】耳聋,目黄,咽喉肿痛,颊肿,颈项肩臑及肘臂外后廉痛,甚则肩似拔,臑似折。

【证候分析】手太阳小肠经其脉循咽下膈,其支脉循颈上颊,至目外眦入耳中,本经病则经气不通,故耳聋。经脉郁热,故目黄,咽喉肿痛,颊肿,颈项转侧不利。手太阳小肠经起于小指,循前臂外侧后缘上行,绕行肩胛交肩上,邪阻经脉,经气不利,故颈项肩臑及肘臂外后廉循经疼痛,甚则肩似拔,臑似折。

【辨证要点】以耳聋,咽喉肿痛,颊肿,颈项肩臑及肘臂外后廉痛为辨证要点。

(七) 足太阳膀胱经病证

【概念】指足太阳膀胱经循行部位及相关脏腑膀胱的病证。

【临床表现】寒热,鼻塞,鼻衄,头痛,目痛,目似脱,项似拔,腰似折,髀不可以曲,腘如结,踹如裂,足小趾不用,少腹胀满,小便不利,遗尿。

【证候分析】足太阳膀胱经主一身之表,外邪侵袭,本经受邪,故恶寒,发热,鼻塞,鼻衄。膀胱经之脉上额交巅络脑,邪气随经上逆,故头痛。膀胱经起于目内眦,下行项后,一支挟背抵腰,下行经股入腘窝,一支循背下行,至腘窝后又下行,至外踝折向前,至足小趾,经气不利,故目痛,项背、腰、臀部及下肢后侧疼痛,疼痛如被拉拔、折断、捆绑、撕裂一般,足小趾麻木不用。膀胱气化失司,故少腹胀满,小便不利,遗尿。

【辨证要点】以寒热,鼻塞,鼻衄,头痛,目痛,项背、腰、臀部及下肢后侧疼痛,足小趾不用为辨证要点。

(八) 足少阴肾经病证

【概念】指足少阴肾经循行部位及相关脏腑肾的病证。

【临床表现】脊股内侧后缘疼痛,足心热痛,口热舌干,咽干咽肿痛,饥不欲食,善恐,心惕惕如人将捕之,烦心,心痛,面色黧黑,咳唾有血,气喘。

【证候分析】足少阴肾经之脉起自足小趾斜趋足心,上股内后廉,贯脊属肾,本经病变,故脊股内侧后缘疼痛,足心热痛。足少阴肾经循喉咙,挟舌本,其支者从肺出络心,肾精亏虚,虚火灼阴,故口热舌干,咽干肿痛,烦心疼痛。虚火内动,子病犯母,故咳唾有血。肾为气之根,肾虚不能纳气,故气喘。肾虚气血流行不畅,故面色黧黑。肾水不能上滋于胃,故饥不欲食。肾在志为恐,肾气虚故惊恐不安,如人将捕之。

【辨证要点】以脊股内侧后缘疼痛,足心热痛,口热舌干,咽干痛,咳唾有血,气喘,善恐为辨证要点。

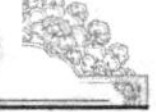

（九）手厥阴心包经病证

【概念】指手厥阴心包经循行部位及相关脏腑心包的病证。

【临床表现】手心热，臂肘挛急，腋肿，甚则胸胁支满，心痛，心中憺憺大动，面赤，烦心，喜笑不休。

【证候分析】手厥阴心包经起于胸中，出属心包络，循胸出胁，上行至腋窝，沿上肢内侧中线至掌中，本经病变，故手心热，臂肘挛急，腋下肿胀，甚则胸胁支满。包络受病，心脉瘀阻，故心痛，心中憺憺大动。心主血脉，其华在面，心包有热，故面赤。心主神明，心包受邪，故烦心，喜笑不休。

【辨证要点】以手心热，臂肘挛急，腋肿，甚则胸胁支满，心痛，烦心为辨证要点。

（十）手少阳三焦经病证

【概念】指手少阳三焦经循行部位及相关脏腑三焦的病证。

【临床表现】耳聋，耳后疼痛，咽喉肿痛，目外眦痛，面颊肿痛，肩、臂、肘外侧疼痛，小指、次指不用。

【证候分析】手少阳三焦经脉其支者，从膻中上出缺盆，上项系耳后，出走耳前，交颊，至目外眦，本经有病，经气不利，故耳聋，耳后疼痛，咽喉肿痛，目外眦痛，面颊肿痛。手少阳三焦之经脉起于小指、次指之端，上出两指之间，循腕背，出臂外两骨之间，上贯肘，循臑外，上肩，经脉有病，故肩、臂、肘外侧疼痛，小指、次指不用。

【辨证要点】以耳聋，耳后疼痛，咽喉肿痛，目外眦痛，肩、臂、肘外侧疼痛，小指、次指不用为辨证要点。

（十一）足少阳胆经病证

【概念】指足少阳胆经循行部位及相关脏腑胆的病证。

【临床表现】头痛，额痛，目外眦痛，缺盆中肿痛，腋下肿痛，胸胁、髀、膝外至胫绝骨、外踝前及诸节皆痛，足小趾、次趾不用。口苦，黄疸，善太息，寒疟，惊悸，虚怯，失眠。

【证候分析】足少阳胆经起于目外眦，上额，本经有病，经气不畅，故头痛，额痛，目外眦痛。足少阳胆经其支者绕耳经颈部喉结旁下行缺盆，经腋窝循胁肋，沿股、下肢外侧中线下行至足小趾、次趾之间，邪气阻滞，经气运行不利，故缺盆部肿痛，腋下肿痛，胸胁、股及下肢外侧痛，足小趾、次趾不用。胆主贮藏和排泄胆汁，胆病则胆汁横溢，故口苦，黄疸。胆气郁滞，疏泄不畅，故胁痛，善太息。少阳经为半表半里，少阳受邪，寒热往来，或为疟病。胆为中正之官，主决断，胆病则决断功能失常，故惊悸，虚怯，失眠。

【辨证要点】以头额痛，目外眦痛，缺盆中肿痛，胸胁、髀、膝外至胫绝骨、外踝前及诸节皆痛，足小趾、次趾不用，口苦，黄疸为辨证要点。

（十二）足厥阴肝经病证

【概念】指足厥阴肝经循行部位及相关脏腑肝的病证。

【临床表现】男子㿉疝，妇人少腹肿，巅顶痛，目尘，面尘，咽干，胁痛，狐疝，呕逆，飧泄。

【证候分析】足厥阴肝脉过阴器，抵小腹，故男子可患㿉疝，阴囊肿痛下坠，或狐疝（小肠气）阴囊时大时小，胀痛俱作，如狐之出没，妇人亦可患少腹部肿胀疼痛。肝脉上行者循喉咙，连目系，上出额至巅顶，布胁肋，肝经经气不利，故巅顶痛，咽干，胁痛。经气不能上荣，故面色暗黑，如蒙上灰尘。肝主疏泄，其经脉挟胃，肝气上逆，克犯胃腑，故呕吐气逆。肝气亏虚，不能助脾胃消谷运化，故见腹泻、完谷不化。

【辨证要点】以男子颓疝，妇人少腹肿，巅顶痛，胁痛，狐疝为辨证要点。

二、奇经八脉病证的基本内容

奇经八脉指督脉、任脉、冲脉、带脉、阳跷脉、阴跷脉、阳维脉、阴维脉八条经脉。因其循行部位与内脏的关系均有别于十二经脉，故曰“奇经”。

奇经八脉是经络系统中的重要组成部分，十二经脉气血满溢时，可流入奇经八脉蓄藏，十二经脉气血不足时，可由奇经八脉流出补充。故奇经八脉相对独立于十二经脉之外自成一个系统，具有联系和整合十二经脉，调节和平衡人体阴阳气血的作用。

奇经八脉的病证，是由所循行的部位和所具有的特殊功能所决定的，临床上亦十分常见，其主要内容如下：

（一）督脉病证

【概念】指邪气侵袭督脉或督脉精气亏虚所表现的病证。

【临床表现】邪犯督脉可表现为角弓反张，项背强直，牙关紧闭，头痛，四肢抽搐，甚或发热，神志昏迷，苔白或黄，脉弦或数。督脉亏虚可表现为头昏重胀，眩晕，健忘，耳鸣耳聋，腰脊酸软，佝偻形俯，舌淡，脉细弱。

【证候分析】督脉起于会阴，并于脊里，上风府，入脑，上巅，循额。邪犯督脉，气血壅滞，故角弓反张，项背强直，牙关紧闭，头痛，四肢抽搐，甚则发热，神志昏迷，苔白或黄，脉弦或数。督脉上行属脑，与足厥阴肝经会于巅顶，与肝肾关系密切，督脉之海空虚，不能上荣于脑，髓海不足，故头昏头重，眩晕，健忘。两耳通于脑，脑髓不足，故耳鸣耳聋。督脉沿脊上行，督脉虚衰，经脉失养，故腰脊酸软，佝偻形俯。舌淡，脉细弱为虚衰之象。

【辨证要点】邪犯督脉者以角弓反张，项背强直，牙关紧闭为辨证要点。督脉亏虚者以头重耳鸣，健忘，腰脊酸软，佝偻形俯为辨证要点。

（二）任脉病证

【概念】指任脉不通或任脉虚损所表现的病证。

【临床表现】任脉不通可表现为经闭不孕，小腹积块，胀满疼痛，游走不定，睾丸胀痛，带下色白。任脉虚衰可表现为胎动不安，小腹坠胀，阴道下血，甚或滑胎，月经愆期或经闭，或月经淋漓不尽，头晕目花，腰膝酸软，舌淡，脉细无力。

【证候分析】任脉起于胞中，行于身前，为“阴脉之海”。任脉阻滞不通，故经闭。气血失养，故宫寒不孕，带下色白。气滞瘕聚，故少腹积块，胀满疼痛，游走不定。任脉不通，肝经气滞，故睾丸胀痛。“任主胞胎”，任脉虚衰，不能妊养胞胎，故胎动不安，少腹坠胀，阴道下血，甚或滑胎。任脉虚衰，不能调节月经，故月经愆期或经闭，或淋漓不尽。任脉虚衰，气血失于濡养，故头晕目花，腰膝酸软。舌淡，脉细无力，亦为虚衰之象。

【辨证要点】任脉不通者以经闭不孕，小腹积块，胀满疼痛为辨证要点。任脉虚衰者以胎动不安，滑胎，月经愆期或经闭为辨证要点。

（三）冲脉病证

【概念】指冲脉气逆或冲脉虚衰所表现的病证。

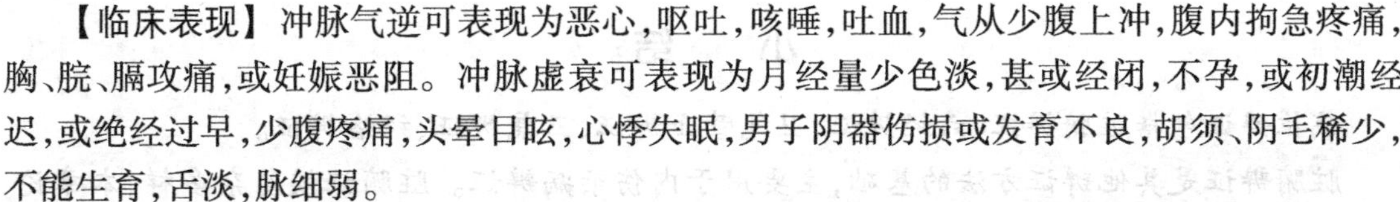

【临床表现】冲脉气逆可表现为恶心,呕吐,咳唾,吐血,气从少腹上冲,腹内拘急疼痛,胸、脘、膈攻痛,或妊娠恶阻。冲脉虚衰可表现为月经量少色淡,甚或经闭,不孕,或初潮经迟,或绝经过早,少腹疼痛,头晕目眩,心悸失眠,男子阴器伤损或发育不良,胡须、阴毛稀少,不能生育,舌淡,脉细弱。

【证候分析】冲脉具有调节十二经气血之作用,冲脉气逆,故气从少腹上冲,或呕吐,恶心,咳唾,吐血。冲脉起于胞中,升降失司,气机阻滞,故腹内拘急疼痛,胸、脘、膈攻痛,妊娠恶阻。"冲为血海",主生殖及月经。冲脉虚衰,血海不足,故月经量少色淡,甚或经闭,不孕,或初潮经迟,或绝经过早,少腹疼痛。血虚失养,故头晕目眩,心悸失眠。男子冲脉伤损,则阴器不用。血海不足,冲任失充,故发育不良,须毛稀少,不能生育。舌淡,脉细弱为虚衰之象。

【辨证要点】冲脉气逆者以气从少腹上冲,恶心,呕吐,腹部拘急疼痛为辨证要点。冲脉虚衰者以经少不孕,男子阴器伤损或发育不良,伴体质虚弱为辨证要点。

(四)带脉病证

【概念】指带脉虚损,失于约束所表现的病证。

【临床表现】带下色白,绵绵不断,阴挺,滑胎,腹部胀满,绕脐腰脊痛,腰部觉冷如坐水中,腰软无力,舌淡,苔白,脉弱。

【证候分析】带脉围腰一周,能约束全身直行之各条经脉,调节脉气,固护胎儿,主司妇女带下。带脉虚损,失于约束,故白带绵绵,子宫下垂,或滑胎。带脉气滞,故腹部胀满。带脉虚衰,经脉失养,故绕脐腰脊痛,腰部觉冷如坐水中,腰软无力。舌淡,苔白,脉弱,为虚衰之象。

【辨证要点】以带下色白,绵绵不断,阴挺,滑胎为辨证要点。

(五)阴跷、阳跷脉病证

【概念】指跷脉气血不和所表现的病证。

【临床表现】腿胫肌削,痿痹无力,行走欹斜,或两足瘛疭,嗜睡或失眠,眼睑下垂,或两目开合失常,舌淡,苔白,脉虚弱。

【证候分析】阴跷脉、阳跷脉行于下肢,维持下肢正常的生理活动。气血虚衰,跷脉失养,故腿胫肌削,痿痹无力,行走欹斜或两足瘛疭。跷脉上行至目内眦,阴跷脉、阳跷脉阴阳失调,故或嗜睡或失眠。跷脉虚衰,经脉失养,故眼睑开合功能失常,或眼睑下垂。舌淡,苔白,脉虚,为虚弱之象。

【辨证要点】以痿痹无力,行走欹斜,两目开合失常为辨证要点。

(六)阴维、阳维脉病证

【概念】指维脉不能自相维系,致阳气耗散,阴液耗损所表现的病证。

【临床表现】心胸时有隐痛,心神不宁,情志抑郁,精神疲乏,胁痛,腰痛,肢体痿弱无力,发热不退,热型不规则。

【证候分析】阴维脉、阳维脉具有维系联络全身经脉,调节气血的作用。阴维脉不足,心失所养,故心胸隐痛,心神不宁。阳维脉不足,阳经失调,故发热不退,热型不规则。阴维脉、阳维脉均不足,全身失养,故情志抑郁,精神疲乏,胁痛,腰痛,肢体软弱无力。

【辨证要点】以心胸时有隐痛,发热不规则为辨证要点。

小 结

病位辨证包括脏腑辨证、六经辨证、卫气营血辨证、三焦辨证、经络辨证。

脏腑辨证是其他辨证方法的基础，主要用于内伤杂病辨证。脏腑证候复杂多样，本章论述以五脏病证为重点。肝的病变主要反映在疏泄与藏血功能失常，证候表现为实证、热证较多，虚证、寒证较少。心的病变主要反映在主血脉功能及心神的异常，证候有虚实之分。脾的病变主要反映为运化、升清、统血功能失常，证候虚实均见，但以虚证居多。肺的病变主要反映在主气、司呼吸和通调水道功能的异常，证候虚实均见，但以实证居多。肾的病变主要反映在人体生长发育和生殖功能障碍、水液代谢失常、呼吸功能的异常，证候以虚证为多。

六经辨证、卫气营血辨证、三焦辨证、经络辨证，有其各自的特点和适用范围。前三种辨证方法均是外感病的辨证方法。六经辨证以三阴、三阳经为纲领，三阴病证以五脏病变为基础，三阳病证以六腑病证为基础，故六经辨证实际上涉及五脏六腑和十二经脉的病变，因此，其不仅主要适用于外感病的辨证，亦可作为内伤杂病辨证的借鉴。卫气营血辨证与三焦辨证均适用于外感温热病，两者在很大程度上有共同之处，但亦有区别。如上焦手太阴肺卫的病变，相当于邪在卫分，但热邪壅肺则属于气分范围；上焦热入心包证，虽可归入营分证，但其病理不尽相同，前者重在痰热内闭，后者主要是热损营阴。中焦的病变均属气分，但气分证则不限于中焦。下焦肝肾的病变和血分证亦有别，前者是热伤肝肾之阴，属虚证，后者则为血分热盛，有热盛动血、耗血、伤阴、动风之别，有虚有实。所以，三焦辨证是对卫气营血辨证的补充。经络辨证是依据患者的症状、体征，以视其所病与某一经脉、脏腑的关系，从而判断所患之病属于何经、何脏、何腑，而为疾病定位，更多地用于针灸、推拿、骨伤等专科诊治中。

临证应熟悉和掌握病位辨证中各证型的临床表现、辨证要点和相关鉴别。

复习思考题

1. 肝郁气滞证、肝火炽盛证、肝阴虚证、肝阳上亢证、肝阳化风证五证有何内在联系，临床如何鉴别？
2. 何谓肝胆湿热证？其临床表现如何？
3. 肝胆湿热证与湿热蕴脾证有何异同？
4. 心血虚证与心阴虚证在临床表现方面有何异同？
5. 怎样根据不同的主症而区分心脉痹阻证的病因？
6. 脾气虚证、脾虚气陷证、脾不统血证三者在病理上有何联系？如何鉴别？
7. 寒湿困脾证和脾阳虚证在临床表现上有何异同？
8. 风热犯肺、肺热炽盛、痰热壅肺三证如何鉴别？
9. 风寒犯肺证、风热犯肺证和燥邪犯肺证在证候表现上有何异同？
10. 肾气不固证的临床表现有哪些方面？
11. 肾精不足证与肾阴虚证在临床表现上有何异同？
12. 肝胃不和证与肝郁脾虚证在临床表现上有何异同？

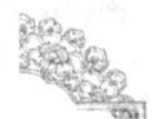

13. 试述心肾阳虚证与脾肾阳虚证在临床表现上的异同。
14. 太阳中风证与太阳伤寒证如何鉴别？
15. 厥阴病证的特点是什么？
16. 卫气营血辨证所病脏腑都有哪些？临床如何辨证和分析病机？
17. 三焦证候各有何特点？病机如何？
18. 卫气营血辨证、三焦辨证与六经辨证有何联系？

下　篇
诊断综合运用与病历

中医诊断的过程是一个复杂的思维过程。疾病临床表现有出现、未现、轻微、明显、真象、假象等差别，病、证有先后、标本、合病、并病等的不同。医生要在繁多、复杂的病情中，透过现象抓住疾病的本质，除了要掌握中医学的理论与知识外，还需具备对病情资料进行综合处理，辨证分析的能力。

医生在临床诊疗过程中，应对四诊、辨证、治疗和护理等有关医疗活动，形成文字、符号、图表等记录下来。其涉及病历书写，因此亦须掌握病历书写的要求和内容。研读历代中医病历，常可开阔视野，因此需了解中医病历的分类，学会合理选择，掌握研读思路与方法。

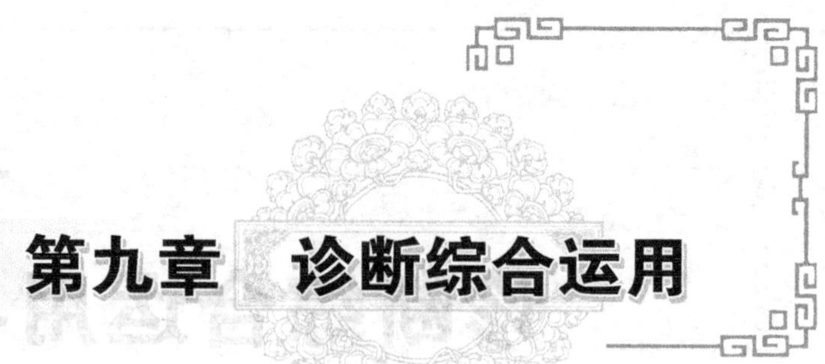

第九章　诊断综合运用

中医诊断、治疗疾病的过程就是辨证论治的过程，中医诊断包括病情资料的采集、分析、归纳和得出辨证的结论。应该说明的是，病情资料的采集整理与病情资料的分析、归纳和得出辨证的结论，不是截然分开的两个阶段。事实上病情资料采集开始时，辨证程序也已经启动了，并根据辨证的初步结论，有目的地采集有鉴别价值的阳性或阴性病情资料。

第一节　病情资料的综合处理

一、病情资料的收集

医生通过诊法所收集到的临床资料，如病史、症状和体征，以及与疾病有关的自然环境、社会环境、心理因素等资料，统称病情资料。

病情资料是诊病、辨证的依据。病情资料是否全面、准确，症状、体征的主次轻重是否清晰，是诊断准确与否的前提。

（一）主诉是切入点

主诉是指患者就诊时最感痛苦的症状或体征及其持续时间。主诉往往是疾病的主要矛盾和矛盾的主要方面，具有重要的诊断价值。主诉是了解、认识、分析、处理疾病的重要线索。主诉需要医生经过问诊或检查、分析思考后而确定。主诉的确定对临床具有重要的意义：①提示病情的轻重缓急及其救治原则，如以危及生命的症状、体征（如大出血、昏迷）等作为主诉者，应急救处理。②确定询问或检查的主次和顺序，因为询问和检查应围绕主诉进行。③确定病种和病证（病位、病性等）的主要依据，如寒热定时发作常为疟疾；胃脘痛多为病位在胃。④决定现病史与既往史书写的内容，因为两者一般是以主诉所定时间作为区分的界限。

因此，在收集病情资料时，应首先明确患者的主诉是什么，以主诉为切入点，围绕主诉进行询问。抓住了主诉，就是抓住了主要矛盾和矛盾的主要方面，然后围绕主要矛盾和矛盾的主要方面进行分析归纳，初步得出所有可能出现的疾病诊断，再进一步围绕可能的疾病诊断询问，以便最终得出确定的临床诊断。

一个正确的主诉，常常能反映病证的主要特点。所以医生要善于从患者或陪诊者的叙述中概括主诉。无论患者叙述多少症状或体征，只取与诊断病证关系密切的症状或体征作

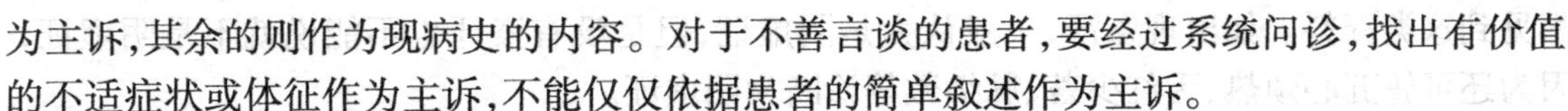

为主诉，其余的则作为现病史的内容。对于不善言谈的患者，要经过系统问诊，找出有价值的不适症状或体征作为主诉，不能仅仅依据患者的简单叙述作为主诉。

（二）重视常规问诊

一般将问诊内容分为重点问诊、常规问诊和全面问诊三大类。传世的"十问歌"就是把问诊完整内容编成歌赋形式，以便初学者掌握。在临床上，饮食、睡眠、二便、情志几乎是所有患者必不可少的问诊内容。因此，常把饮食、睡眠、二便、情志作为问诊常规。

虽然饮食主要反映脾胃等功能情况，睡眠主要反映心神等功能情况，二便主要反映脾胃、大肠、小肠、肾、膀胱等功能情况，情志主要反映心肝脾等的功能情况，但是饮食、睡眠、二便、情志还能反映人体全身的阴阳、气血、津精的盛衰和运行情况。因此，常规问诊对于医生把握患者总体情况，判断疾病的轻重、预后及转归等，均具有重要意义。

（三）四诊合参，不可偏废

望、闻、问、切四诊是医生从不同角度、不同途径收集临床资料的方法，各有其独特的临床意义。临床上运用四诊方法时，很难截然分开，经常是望诊时有闻诊和问诊，按诊时有望诊和问诊等。因此只有四诊合参，才能全面了解病情，掌握疾病变化，作出正确判断。

（四）边诊边断，边断边诊

中医诊断疾病时，往往不是病情资料全部采集完成之后再综合分析、判断，而是边采集病情资料，边对疾病加以分析辨证。采取类比的方法，与相同证的症状、体征加以对比，如缺少哪些方面的证据，则需进一步采集以补充完善，从而使诊法目的更加明确，做到详而不繁，简而不漏，搜集的病情资料全面正确。采集病情资料结束时，医生脑中就基本形成了一个清晰的印象诊断。

二、病情资料的属性分类与综合整理

（一）病情资料的属性分类

病情资料的属性，是根据每个症状、体征在辨病、辨证中的作用、意义而确定的。一般分为必要性资料、特异性资料、偶见性资料、一般性资料和否定性资料。在病情资料中，不仅有反映病证本质的阳性症状、体征，而且有鉴别作用的阴性症状、体征。病情资料的属性并非一成不变，可因疾病的不同阶段和不同病证而发生变化。

1. 必要性资料　指对某些病证诊断是必见的资料，缺少了就不能诊断为该病证。如"心胸闷痛"对于心脉痹阻证，"神志失常"对于痰蒙心神证和痰火扰神证，"咳嗽、气喘、发热"对于肺热炽盛证，"小便频急涩痛"对于膀胱湿热证等，均为必要性资料。这类资料多为病证的主症，要诊断为某证或某病，必有此症。但不等于有此症就一定是此病或此证。如"咳嗽"一般为肺病的主症，但水气凌心证等亦可见咳嗽。又如热扰胸膈证必见烦躁，无烦躁就不能诊断为该证，但并非凡见烦躁者都是热扰胸膈证。

因此，必要性资料并不是排他性资料，即某症对某病或某证的诊断为必有，但不等于此症只主此病或此证。

2. 特异性资料　特异性资料又称"特征性资料"，是指对某种病或某个证的诊断具有特异性意义的症状、体征。这种病情资料仅见于该种病证，而不见于其他的病证。因此，只要出现这种资料，即可诊断为该种病证。如"饥不欲食"对于胃阴虚证，"完谷不化"对于脾肾阳虚证等，均为特异性资料。临床上但见这类资料，即可诊断为该病证。但该种病证不一定都见到这类资料。如出现盗汗，一般认为是阴虚证，但是没有盗汗也不能说就不是阴虚证，因为还可凭五心烦热、舌红少苔、脉细数等诊断为阴虚证。

值得注意的是，特异性资料也可由“非特异性资料”组合而成。即该组症状、体征中的每个单一症对病证诊断并无特异性，但组合在一起，则可成为特征性资料。如“心痛，痛引肩臂”诊断心脉痹阻证，“恶寒，头项强痛，脉浮”诊断太阳病证，“脉微细，但欲寐”诊断少阴病证。又如阳明经证的大热、大汗、大烦渴、脉洪大等“四大症”，就每一症而言，对阳明经证诊断并无特异性，但当组合在一起时，则对阳明经证的诊断具有特异性。但它们又并非是“必要性资料”，即这些病证的诊断并非必须见到这些症状或体征。

3. 偶见性资料　指在该病证中出现频率较低，可现可不现的资料。偶见性资料的出现与个体差异有关，一般认为其对病证诊断的价值不大。

如《伤寒论》第96条载：“伤寒五六日，中风，往来寒热，胸胁苦满，嘿嘿不欲饮食，心烦喜呕，或胸中烦而不呕，或渴，或腹中痛，或胁下痞硬，或心下悸，小便不利，或不渴，身有微热，或咳者，小柴胡汤主之。”可见诊断少阳病小柴胡汤证的主要病情资料为“往来寒热，胸胁苦满，嘿嘿不欲饮食，心烦喜呕”，而自“或胸中烦而不呕”以下的症状描述，皆为或然见症，即为偶见性资料。又如脾气虚证或见低热（因气虚发热）等症，亦为偶见性资料。

但需注意的是，偶然性中可能隐藏着必然性，有些偶见性资料可以提示病证的转化等，因而亦不可忽视。如胃脘痛见大便色黑如柏油，则提示有络损出血；肺肾气虚证见“冷汗淋漓”常提示阳气虚衰。

4. 一般性资料　指仅具有一般性诊断意义的资料。大多数单一的症状或体征属于此类，如发热、咳嗽、胁痛、头晕、舌红、苔薄、脉细等，可在很多疾病中出现，甚至多数患者都有可能出现其中一、二个。当这些资料单独出现时，对病证的诊断意义不是很大，缺乏特异性。而当一般性资料与其他资料组合在一起的时候，便可显示出其临床意义。这类资料常可引导出某些有诊断意义的相关资料。如咳喘属一般性资料，若兼少气短息，则为肺气虚证；若兼见呼多吸少，则为肾不纳气证。多个一般性资料的组合可增强其诊断意义。如神疲、乏力、纳差、口不渴、苔薄白、脉虚，提示气虚证；发热、恶风寒、舌边尖红、脉浮数，提示卫分证；而大热、大汗、大烦渴、脉洪大等四大症状，可诊断为阳明经证。

5. 否定性资料　指对某些病证的诊断具有否定意义的资料，一般多为阴性资料。如不恶寒、无汗、口不渴、小便清利等。否定性资料对于病证的鉴别诊断有重要的意义，若能准确把握病证的否定性资料，往往能提高诊断准确率和效率。如太阳伤寒证“无汗”，是鉴别太阳中风证（“汗出”）的否定性资料；阳明病经证，常有“不恶寒”（以鉴别太阳病证）、“肠中无燥屎内结”（以鉴别阳明病腑证）等否定性资料。可见，阴性症状也是病情资料中的重要组成部分。

总之，必要性资料和特异性资料是诊断病证的主要依据；偶见性资料提示诊断的可能性；一般性资料具有综合定性的意义；否定性资料能为鉴别诊断提供依据。因此，在病情资料中，不仅有揭示病证的阳性症状或体征，而且有鉴别病证的阴性症状或体征，这些资料对病证都是有诊断意义的。

（二）病情资料的综合整理

为了使诊断结论准确、可靠，对病情资料进行综合处理非常重要。临证时应注意以下几个方面：

1. 资料的完整性和系统性　病情资料是诊断的证据，证据越充分，诊断结论越容易作出。因此，病情资料应力求完整而系统。

病情资料的完整性，即资料的全面性，要求对有关的病史、症状、体征等，全面收集。病情资料的系统性，就是病情资料的条理化，是评估病情资料是否集中反映某系统、某脏腑病证的特征。由于患者的陈述、病情的演变、症状的轻重缓急、体征的有无等，往往都是零乱无序，没有重点，缺乏连贯性和关联性。所以对病情资料需要有一个归纳整理，使之条理清晰、主次分明的综合处理过程。若病情资料杂乱无章、主次不明，忽视病情资料的系统性，则往往难以下结论。

完整、系统的病情资料是正确诊断的依据，而遗漏、简单、杂乱的病情资料，则是漏诊、误诊的主要原因。

要做到病情资料的完整性、系统性，首先要对四诊资料中病史、症状、体征、社会、环境、心理因素等均应全面、系统调查，做到察形与神、察机体与环境等的统一。某些病证，除运用一般的诊察方法外，还需结合实验室检查或专科检查，才能得出明确的诊断。其次，既要诊察局部，也要审察全身，整体察病，系统采集。故在收集临床资料时，要求从四诊合参的原则出发，不能只凭一个症状或体征便仓促作出诊断，不能片面强调或夸大某种诊法的作用，而必须诸种诊法综合运用，多层次、多角度、多方面收集病情资料。

2. 资料的准确性和客观性　病情资料的准确性和客观性是正确诊断的关键。患者的临床表现，往往错综复杂，如果有些病情资料不够准确和客观，便会影响诊断，错误的信息会导致错误的结论。

为了使病情资料准确、客观、可靠，必须注意：①正确运用四诊方法：望、闻、问、切四诊方法，必须经常训练，熟练掌握，才能测知病情。如切脉诊病，必须细心体察，用心体会，才能辨知。四诊时要尽量避免干扰因素的影响。②避免主观臆测或暗示诱导：带着某种设想去了解病情，或暗示患者“谈其所需”，均会影响病情资料的客观性和真实性。③采用症征分级量化或实验检测：对一些常见症状、体征，如能采取半定量分级量化，可以减少主观因素的影响；或借用一些实验检测手段，以提高所采症状的可靠性。④慎重取舍“反向资料”和“阴性资料”：对一些与整体病情不相符的症状或体征，要慎重分析，判断其意义，决定其取舍，不要轻易否定某个症状、体征。应注意某些“阴性资料”有时正是鉴别诊断的重要依据。⑤准确评价患者反映资料的真实性：患者可因年龄、文化程度、表达能力、神志状况、语言发音、对病情的关心程度，或对疾病的误解，或有某种目的等原因，而使病情资料不够准确，医生要及时发现，作出正确选择，保证资料的准确性。

3. 资料的一致性　在多数情况下，症状、体征等各种病情资料所提示的病理意义，即所主的病证是一致的，称为“脉症相应”“舌脉相应”“症舌相符”等。尤其是当疾病本质不太复杂，症状、体征又比较单纯、明显时，诊断比较容易，不会出错。如患者畏寒、大便稀溏、小便清长、面色淡白、舌体淡胖、舌苔白润、脉沉迟无力等，均主阳气亏虚的虚寒证；患者发热、口渴、大便秘结、小便短黄、面色赤、舌质红、舌苔黄、脉数等，其所反映的病理本质均是实热证。

但是当症状、体征等病情资料不一致，甚至存在着矛盾的情况，即所谓“脉症不相应”“舌脉不符”“症舌相反”时，则反映了疾病的特殊性和复杂性。如在八纲辨证中提到的寒热真假、虚实真假，所谓“热深厥深”“虚阳浮越”“至虚有盛候”“大实有羸状”等，就是典型的不一致性病情资料。

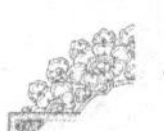

病情资料之所以不一致,可有多方面的原因。一是病情本来就很复杂,有多种病机存在,寒热错杂、虚实夹杂、多病同存等,不同的病情资料反映着不同的病理本质。如患者本有胃阳亏虚,复有湿热之邪从外而感,则可表现出胃脘冷痛,呕吐清涎,纳少腹胀等胃寒证候,又有尿频尿痛,小便短赤,脉滑数等膀胱湿热的表现。二是病情发展的特殊性,因果交替、标本相错,有些症状、体征已经发生了变化,而有些症状、体征尚无变化。三是可能受到治疗措施的影响,如热病由于大量输液而小便并不短黄;长期使用肾上腺皮质激素可致舌红而胖大;癌症患者经过放疗、化疗后会出现发热、恶心欲呕、脱发等。

对于不一致性病情资料的处理,前人虽有所谓"舍症从脉""舍脉从症","舍舌从脉""舍脉从舌","舍症从舌""舍舌从症"之说,但临床上切不可简单地舍弃某些病情资料。因为任何病情资料都有一定的临床意义,均反映着一定的病机,都可能是"真"而并不是"假"。即使是不一致,甚至是矛盾的资料,都有可能反映着不同的病机,关键在于能否用中医学理论去正确分析,认清其中的机理。要说"舍",只能说是医生未能了解其所提示的特殊的临床意义罢了。如有医生只知数脉主热,而不知心阳亏虚者亦常见数脉;只知阳虚者小便清长、自汗,而不知阳虚不能气化、蒸腾津液时亦可见尿少、口渴、无汗;只知舌有裂纹主阴津耗损,而不知其亦属生理变异。只知其常而不知其变,只知其一而不知其二,自然会对某些特殊现象不理解而误以为是假象。当然,病情资料的不一致,一般反映病情复杂、病机多端、有主有次、有因有果,给诊断带来了困难,这就要求医生认真询问、检查,全面掌握病情,熟悉中医学理论,并善于分析思考,方可从纷纭复杂的病情中把握病证的本质。

处理病情资料时,一般可采用以下三种方法:

(1) 分析病情:①病情资料所主病证一致,可用统一病机解释者,说明其疾病本质不复杂,是为顺证,易诊治。如发热、面赤、心烦、尿赤、舌红、苔黄、脉数,主热证;怕冷、面白、尿清、舌淡、苔白、脉迟,主寒证。②所主病证相反者,须当分析病机,探求本质。如"寒热真假""虚实真假",反映了疾病的复杂性,必须细心找出其病证的本质,作出正确诊断。

(2) 查找原因:①多种病机并存。如寒热错杂,虚实夹杂,表里同病,多病同存,致使不同病情资料反映着不同的病理变化。②病情特殊演变。如病变过程中,某些症征已变,某些症征未变;或症征之间有因果、标本关系,致使演变不一致。③治疗措施影响:如某些药物干扰,使某些症征与病证不符。

(3) 判断意义:不一致的病情资料,其各自均反映着一定的病机,都是疾病本质的反映。对此,不能轻易判之以"假"而予以"舍弃"。只能运用中医学理论,辨析其内在的因果关系、主次关系、先后关系,把握疾病的本质进行分析,才能作出正确的判断。

第二节 辨证的逻辑思维方法、内容与要求

诊断过程中的基本思维形式,主要有分析、综合、推理与判断。临床通过感性认识与理性认识之间的循环往复,逐渐达到对疾病本质作出正确判断的目的。中医诊断不仅是抽象(逻辑)思维,同时还存在着形象(直觉)思维、灵感(顿悟)思维等。

一、辨证的逻辑思维方法

辨证是医生的主观思维对客观存在的疾病本质的认识,是通过反复的司外揣内的思维

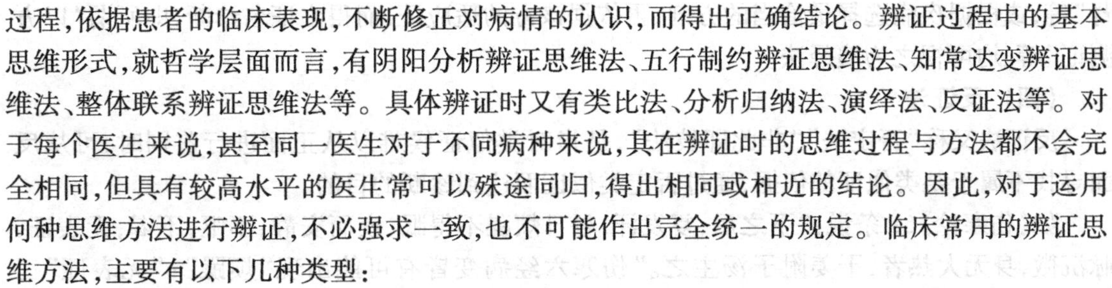

过程，依据患者的临床表现，不断修正对病情的认识，而得出正确结论。辨证过程中的基本思维形式，就哲学层面而言，有阴阳分析辨证思维法、五行制约辨证思维法、知常达变辨证思维法、整体联系辨证思维法等。具体辨证时又有类比法、分析归纳法、演绎法、反证法等。对于每个医生来说，甚至同一医生对于不同病种来说，其在辨证时的思维过程与方法都不会完全相同，但具有较高水平的医生常可以殊途同归，得出相同或相近的结论。因此，对于运用何种思维方法进行辨证，不必强求一致，也不可能作出完全统一的规定。临床常用的辨证思维方法，主要有以下几种类型：

（一）类比法

类比法又称"对比法""经验分析法""对号入座法"，即将患者的临床表现和医生所习得的或通过临床经验所获得的常见证型进行比较，找出与主要特征相吻合的证型，辨证诊断便可确立。如患者表现为恶寒、无汗、发热、头痛、身痛、骨节疼痛、脉浮紧，这与《伤寒论》所论述的太阳伤寒证的临床表现基本相符，据此便可诊断为太阳伤寒证。

熟练掌握各种常见证型的临床表现及辨证要点，是采用类比法的先决条件。类比法是一种直接的对应思维方式，具有迅速、简捷的特点，当病情不复杂而表现又很典型时，采用类比法可得出比较准确的诊断。临床上常根据主诉，首先对疾病作出病名诊断，然后依据此种疾病的常见证型，从中选择最符合患者病情的某证作为诊断，这样可以有效地提高工作效率。

（二）归纳法

归纳法是将患者表现的各种症状、体征，按照辨证的基本要素进行分类归纳，或按病类进行区分，即据症分组，有机结合，从而认识和抓住病变本质的思维方法。

当病情表现复杂，或者病情资料很多，诊断时如果只按记录的前后顺序，逐个症状地分析其临床意义，势必会杂乱无章，感到无所适从，或者丢三忘四，不得要领，甚至会本末倒置，得出错误的结论。此时最常用的简便方法是归纳法。

如某患者下肢水肿、尿少、舌胖、苔滑，知有水液内停；病程长、疲乏、畏冷、肢凉、苔白、脉弱等，属于阳虚之征；腹胀、不欲食、大便时溏等，是病位在脾的表现；腰膝酸软、性欲淡漠、余溺不尽等，又是肾虚之候；胸闷、心悸、喘不能卧、脉促等症，则是病位在心的表现。这样把各个症状按其可能的本质性因素进行归类，并估计其各自可能性的大小，从而可把似乎孤立的每个症状串连起来，并从中认识当前病变的本质。该病涉及水、阳虚、脾、肾、心等辨证，再按中医学理论进行分析，可归纳为脾肾阳虚证或水气凌心证。

（三）演绎法

演绎法是根据认识论对事物本质的认识由浅入深、由粗到精的原理，对病情进行层层深入的辨证分析方法。包括对医生所不熟悉的疾病运用中医理论进行推演辨证的方法。如某患者为新病突起，有感受外邪的病史，可知其属一般外感病范畴；症见发热明显，已不恶寒，并有咳嗽、气喘、咯黄黏痰、口渴、舌红、脉数、不恶寒说明表证已不存在，发热、口渴、舌红、脉数属里热之象；咳嗽、气喘、咯黄黏痰，则可测知病位在肺，故本证为肺热炽盛证。又如一患者煤气中毒，神昏抽搐。煤气中毒在中医古代医籍中没有相应证候，但从中医理论得知，心主神明，神昏则病位在心；经云："诸风掉眩，皆属于肝"，故抽搐属病位在肝，由此可知本病为毒入心包，肝风内动之证。

此外，根据经络、脏腑等的生理功能，而推导其病理变化规律，如"久病入络""久病及肾”等；或根据疾病选择最恰当的方剂，再依据该方的适应证，而得出证名诊断，即所谓“以方测证”等，均可视之为演绎法。

（四）反证法

反证法又称“否定法”“非此即彼法”，是指对类似证候难以从正面进行鉴别时，可从反面寻找不属于某类似证的依据，通过否定类似证而达到诊断的目的。

如《伤寒论》61条说：“下之后，复发汗，昼日烦躁不得眠，夜而安静，不呕，不渴，无表证，脉沉微，身无大热者，干姜附子汤主之。”伤寒六经病变皆有可能出现“烦躁”；“无表证”三字，否定其为太阳病证；“不呕”二字，否定其为少阳病证；“不渴”二字，否定其为阳明病证，于是其病变可能是在三阴，“身无大热”说明其不属有厥热胜复的厥阴病，“脉沉微”不属太阴病。通过否定法，最终可确认其为少阴寒化证，故用干姜附子汤治疗。

（五）其他辨证思维方法

1. 试探法　又称“试治法”，是指通过治疗而确定或否定某证。如便秘多日，不知属实属虚，可稍予小承气汤试攻之。如药后转矢气者为肠燥腑实，如药后便溏者属脾虚。

2. 推测法　通过采集到的资料对患者的周边环境、发病原因作出合理推测。如患者于九月发病，且长时间活动于野外，有表证表现，并见唇舌干燥，可推测其感受了温燥之邪。

3. 经验法　对于一些疑难杂病、疑似证的诊断，常无确切依据，不少有经验的医生常常用的是经验再现法。即回忆曾经所诊治的某病证与本病证相似，可暂按该病证方法诊疗。

4. 追索法　病情复杂而难以对病证作出判断时，可以对有可能的各种病证、线索，逐一进行排列、追溯，从而排除各种不可能的诊断，逐渐达到对疾病本质的认识。

对于一些疑难杂病、疑似病证、危急重症的诊断，还须运用特殊的思维方法。如对疑难杂证，常有经验再现、线索追溯、病因穷举等；对疑似病证的鉴别，要在相似的基础上运用求异的思维方法；对危急重症的诊断，应有准确、果断、迅速的思维，并注意诊治并举，急救为先。

总之，辨证的思维方法主要是应用中医辨证理论对病情资料进行分析、筛选、分类、归纳。从认定主症开始，深入剖析其特点，梳理证的初步线索，识别疾病的证候。如以疼痛为例，则要分析疼痛的部位、性质、程度、加重或缓解等因素；又如痛在胃脘，知其既痛且胀，痛势隐隐，得食可缓，喜暖恶冷者，即可得出“中虚胃寒气滞”的初步印象。然后全面回顾四诊所得，拓展思路，寻求对初步印象的支持。主症无典型线索可辨时，可采用反证、排除等方法。必要时还可试探性治疗，再作进一步分析和判断。

二、辨证的方法与思路

（一）辨证的方法

历代医家通过长期临床实践，逐渐发展形成了八纲辨证、病因辨证（六淫、疫疠辨证、情志内伤辨证、劳伤、食积、虫积、外伤、药邪辨证）、病性辨证（气血辨证、津液辨证、阴阳病辨证）、病位辨证（脏腑辨证、六经辨证、卫气营血辨证、三焦辨证、经络辨证）等辨证方法。

八纲是辨证的总纲，尽管疾病的临床表现是错综复杂的，但都可以用八纲来分析和归纳，八纲辨证可以从总体上反映证候的部位、性质和类别；病因辨证着重从病因角度去辨别证候；病性辨证着重辨别疾病过程中的病理性质，即气血、津液、阴阳的盛衰等变化；脏腑辨证、经络辨证着重从“空间”位置上辨别病变所在的脏腑、经络，脏腑辨证主要应用于内伤杂病，经络辨证是对脏腑辨证的补充，在针灸、推拿、骨伤等专科应用较多；六经辨证、卫气营血辨证、三焦辨证则主要是从“时间（层次）”上区分病情的不同阶段、层次，主要适用于外感病证。

以上辨证方法，虽有各自的特点和侧重，但常是相互联系、互相补充的。因为人体是一个统一整体，生理上密切相关，病理上亦相互影响。因此，在临床应用中，论病性离不开病变部位、所致原因，论病位离不开疾病性质、发病因素，论病因则必涉及病位与病性。八纲是辨证的总纲，是其他辨证方法的基础和指南。但它是一种分析疾病共性的方法，不能精细表达脏腑经络受邪以后的病理变化。这就需要结合其他辨证方法，才能完整地反映疾病的病理变化。如内伤杂病辨证，可以脏腑辨证为中心，若气血津液表现突出者，则须与气血津液辨证结合应用；若与十二经脉所过部位症状有关者，则须与经络辨证结合应用；若情志症状突出者，则须与情志内伤辨证结合应用。外感病辨证，可以六经辨证、卫气营血辨证、三焦辨证为中心，若脏腑症状明显，则须与脏腑辨证结合应用等。同时，由于辨证求因是辨证论治的原则之一，所以辨证时常须与病因辨证相结合。

（二）辨证的思路

1. 抓住主症，点面结合　辨证要善于掌握主症。所谓主症，可能是一个症状、体征，或是几个症状、体征，这一个或几个症状、体征常是疾病的中心环节。因此，抓住主症，然后以主症为中心，结合他症、舌、脉等，点面结合，便能准确地鉴别病因，辨清证候。如患者身肿而气喘，同时兼有其他症状，首先要求从肿和喘的先后来判别主症。假如先肿而后喘，则肿为主症，然后抓住水肿这个主症，围绕主症诊察其他兼症，从而辨别病位以肺、脾、肾哪一脏为主及水肿的寒热虚实。如果兼有面色㿠白，舌苔白润，小便短少，大便溏泻，腹胀，不思饮食，时吐涎沫，四肢无力，脉象濡缓等一系列症状，经过辨证分析可确定主要是脾的证候，而肺的证候居于次要地位。因此可以诊断本病是脾阳不振，运化失司，故聚水而成肿，水气上犯而为喘。由此可见，掌握主症并围绕主症进行辨证是很重要的一环。

2. 四诊合参，综合分析　望闻问切四诊是中医诊断的基本方法，通过对四诊所得的临床资料的分析和综合，一般能作出正确的诊断，但其前提是四诊并重，全面收集临床资料。疾病的发展过程是一个复杂的过程，其表现也是多方面的，因此只有四诊并重，才能全面、详细地获取所需临床资料。其次，四诊是从不同角度诊察病情和收集资料，各种诊法均具有各自的作用，不能互相取代。此外，在复杂病证、易出现“假象”的病证中，只有四诊并重，才能鉴别真假，去伪存真。因此，为了提高诊断的准确性，强调四诊并重是十分重要的。

四诊详细而准确，是辨证的基础。根据四诊合参的原则，辨证不能只凭一个症状或一个脉象，仓卒诊断，必须把望、闻、问、切四方面的资料结合起来，作为辨证的依据，以免出现偏差或造成误诊。在四诊的运用中，还要注意每一诊法是否做到详细、准确而无遗漏，否则四诊虽具而不完备，辨证的基础仍不牢固。

3. 病证结合，相得益彰　病和证两者有密切的关系，但病与证不同。病是人体在一定条件下，由致病因素引起的一种以正邪相争为基本形式的病理过程，反映了疾病在整个过程中的病理变化特点，而证则是指疾病在发生发展过程中某一阶段的病因、病性、病位、病势等方面情况的病理性概括。一个病可以有不同的证，相同的证亦可见于不同的疾病，这就是所谓的“同病异证”“异病同证”。如感冒病，其证有风寒证和风热证的不同，须用不同的治法；再如头痛与眩晕虽属不同之病，但均可出现血虚证，可采用相同的治法。因此，临证时既要辨证，又要辨病。

此外，病证结合、辨证辨病的概念，还涉及西医辨病的问题。利用现代医学检测手段和方法，进行西医辨病，可以弥补中医辨病（尤其在无证可辨时）的不足，同样对于西医无法确诊的一些疾病，采用中医辨证常可弥补西医辨病的不足。故西医辨病与中医辨证相结合也是必要的。

总之，病与证两者可互相补充，且侧重点各有不同。因此，临证诊疗，需病与证结合，辨病与辨证结合，则可相得益彰。

4. 三因制宜，互相补充　三因制宜，即因时、因地、因人制宜。由于疾病的发生、发展与转归，受多方面因素的影响，如时令气候、地理环境等。因此，根据三因制宜的观点，要求在临床辨证时，还须注重内外环境、气候、居住地区、生活习惯及饮食嗜好、性格情绪、体质类型、性别、年龄等与病证的关系，均须详察细辨，区别对待。

因时、因地制宜，强调了自然环境对人体的影响；因人制宜，强调在诊治疾病时，必须注意患者个体的特点。因时、因地、因人的三因制宜，充分体现了中医的整体观念和辨证论治在实际应用中的原则性和灵活性。只有全面地看问题，具体情况具体分析，善于因时、因地、因人制宜，才能辨证准确，取得较好的治疗效果。

5. 个别症状，也是关键　就一般的病证而言，四诊所得的症状、体征，比较统一，且具有相互补充的关系。但不典型、复杂、疑难的证候，识症、辨证就比较困难。八纲辨证中的寒热真假、虚实真假即是明证。如患者高热，渴喜冷饮，口鼻气热，胸腹灼热，大便干结，小便短赤，舌红苔黄干燥，又见四肢厥冷，脉滑实。在一派热象的同时，惟独四肢厥冷。这个不合逻辑、乖违常情的特异性症状，便是辨证的关键。亦即古人“独处藏奸”之谓。在病情危重、复杂难辨之际，个别症状每每蕴藏着病机的安危，医生更应慧眼独具，心思独到，细审底蕴。此时应注意现象与本质的关系，明察秋毫，辨清孰真孰假；应从四诊合参中，找到关键性指征，如《景岳全书·传忠录》强调脉象的重要性，曰：“察此之法，当专以脉之虚实强弱为主。”

6. 似症类证，必须鉴别　相似症状、相类证候鉴别诊断的目的，主要是为了病证的准确诊断。临床疾病现象和本质的关系不是机械的线性关系，把握本质需要认知症状内涵的病机意义，使症状从自然客观转化为带有主体认知逻辑的证候标志。证候是对疾病过程中当前所处阶段的病位、病性等病理本质所作的综合与概括，而病机决定了疾病的性质，由同一病机联系着的许多症状构成了证候。

临床上的疾病是千变万化的，症状表现也是错综复杂的。因此，只有认真研究各种常见症状、证候和病机，掌握症状、证候的病机分析方法，才能对不同疾病出现的相似症状、相类证候加以鉴别，而这也是辨证论治的关键环节之一。如肝郁脾虚证和肝胃不和证的鉴别，两者相同的病机为肝郁，而不同的病机在于脾失健运和胃失和降，故有食少、腹胀、便溏和嗳气、呃逆等症状之不同。

三、辨证的基本内容

辨证就是在中医理论的指导下，通过对症状、体征等各种临床资料进行分析、综合，从而对疾病当前的病因、病性、病位、病势等本质作出判断，并概括为完整证名的诊断思维过程。辨证的基本内容一般包括以下6项，其中最关键的是辨明疾病的病位、病性、病因，并给出准确的诊断。

1. 明确病位　即确定病变现阶段证候所在的位置。临床上一般是在辨清病证孰表、孰里的基础上，进一步明确相应病位。常可分为空间性病位和时间（层次）性病位。一般来说，内伤杂病常涉及空间性病位，如脏腑辨证中的肺、脾、肝等，而经络辨证则以十二正经、奇经八脉为主；外感病证可随病程的演变而呈现不同病理层次的病位，如六经辨证中的太阳、阳明；卫气营血辨证中的卫分、气分等。

（1）“空间”病位　心（含心包）、肺、脾、肝、肾、胃、胆、小肠、大肠、膀胱、三焦，以及胞宫、精室、清窍、咽喉、头、鼻、目、肌肤、筋骨、经络等。

（2）“时间”病位　太阳、阳明、少阳、太阴、少阴、厥阴；卫分、气分、营分、血分；上焦、中焦、下焦等。

2. 分辨病性　即区分寒热虚实病性及具体的水湿、痰饮、瘀、滞、虫、食、毒及气血津液与精髓盈亏等。辨别疾病现阶段证候的病理属性，有基本病性与具体病性之分。

（1）基本病性　以阴阳盛衰所表现的寒、热、虚、实为主。

（2）具体病性　即以风、寒、暑、湿、燥、火、食积、虫、石等不同病因及气血津液的变化为主，后者包括气虚、气陷、气不固、气脱、气滞、气逆、气闭，血虚、血脱、血瘀、血热、血寒，津亏、液耗，精亏、髓亏、营亏，以及动风、动血等。

3. 辨析病因　指根据中医病因学理论，抓住发病的季节、环境，发病前后的有关因素、患者的生活习惯等推理而得；或从证候表现以“审证求因”，作为病理分析的基础，结合病程新久，分清外感或内伤的类别，以决定采用哪一种辨证方法。疾病是病因与机体相互作用的结果，了解病因对治疗有直接或间接的意义。

4. 阐释病机　辨别病情的轻重、标本、缓急，以及阻、积、扰、闭、虚、衰、亡、脱等。根据中医学理论，将证候的病因、病位、病性、病势综合起来进行分析，作出全面而统一的病变机理解释。

5. 审度病势　把握病变发展演变的趋势，推测病证的转归与预后。

6. 确定证名　通过对病因、病位、病性、病势的高度概括，作出完整而规范的病证命名。

四、证名的具体要求

证是中医学的一个特有概念，是对疾病过程中某一阶段的病因、病位、病性、病势等病理本质所作的概括。证名是证的诊断名称。

1. 精炼规范　规范的证名应包括“病位+病性”“病位+病因”。常用的证名一般只有4个字左右，用词精炼，高度概括。如风热犯肺证、肝郁脾虚证、心气虚证等。证名必须既能反映证候本质，又是规范的中医术语。

2. 动态命名　病证命名过程是一个动态的过程，随着病情的变化，需要不断予以修正、补充和完善。也就是说，辨证不是一次完成、一成不变的，病情变则证名亦变。

3. 灵活命名　教材、国家标准所列的证名大多是常见的、公认的、典型的证名。一般来说，证候命名时应力求标准、规范。但临床上出现的证候不一定都是典型的证候，教材、国家标准所列的证名往往满足不了临床辨证的实际需要。因此，医生可以根据临床的实际情况，灵活地概括出正确的证名，不必拘泥于教材、国家标准，做到知常达变，名实相符。

总之，证的诊断和命名，要全面、准确、精炼、规范、灵活，以能准确地揭示病变某一阶段的病理本质为基本的要求。

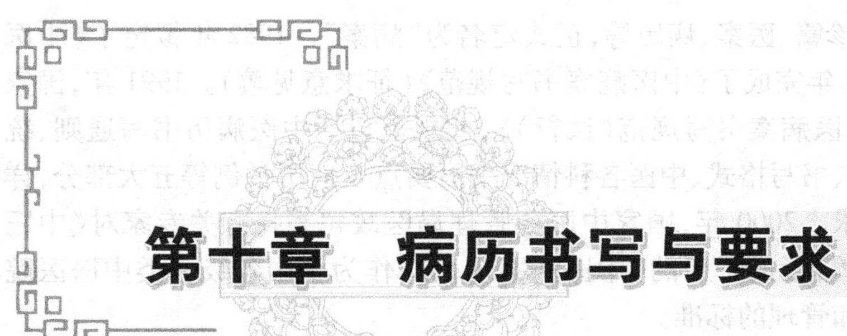

第十章 病历书写与要求

病历，又称医案、方案、脉案、诊籍、病案，是指医务人员在医疗活动过程中形成的文字、符号、图表、影像、切片等资料的总和，包括门(急)诊病历和住院病历。

病历书写是指医务人员通过望诊、闻诊、问诊、切诊、辅助检查、诊断、治疗和护理等医疗活动获得有关资料，并进行归纳、分析、整理，形成医疗活动记录的行为。

第一节 病历沿革与意义

一、病历沿革

殷商时代的甲骨文中对某些疾病的记述，已经具备了病历的雏形。周代宫廷医生每年即以医案考核医生的医疗水平。

西汉名医淳于意重视诊籍的记录，在《史记·扁鹊仓公列传》中记载了其所治疗疾病的25个病历，其格式包括姓名、身份、病史、症状、诊断、治疗和疗效等内容。既有成功之例，也不讳失治之情。

自汉以后，晋代葛洪《肘后备急方》、隋代巢元方《诸病源候论》、唐代孙思邈《千金要方》《千金翼方》等医著中，都能见到一些散在的病历记录。

宋代许叔微《伤寒九十论》记载了用伤寒法施治的90例病历，可谓我国第一部医案专书。

明清时期，收集和研究病历的工作受到了重视，有不少医案名著至今被人们借鉴尊崇。明代江瓘编撰的《名医类案》，共12卷205门，收录了明以前历代名医的验案，内容丰富，涉及内、外、儿、妇等临床各科，病历格式包括了姓名、性别、年龄、病史、症状、诊断、治疗和疗效等内容，并附编者按语。清代魏之琇作《续名医类案》，收录了清初以前历代名医临证的验案，分345门，选案丰富。此外，也出现了大量个人医案专著，如明代汪机《石山医案》、明代薛己《薛氏医案》、清代喻嘉言《寓意草》、清代叶天士《临证指南医案》等。其中喻嘉言的《寓意草》载有“议病式”，所列项目较全，可谓中医病历书写规范的雏形。

近代也出现了不少著名医案，如何廉臣选编的《全国名医验案类编》、秦伯未编录的《清代名医验案精华》，以及徐衡之、姚若琴选辑的《宋元明清名医类案》等，对掌握相关病证的病机和辨证治疗，均有一定的启发。

1953年卫生部将中医的诊籍、医案、病历等，正式定名为“病案”。1982年拟定了《中医病历书写格式和要求》。1988年完成了《中医病案书写规范》(征求意见稿)。1991年，国家中医药管理局正式制定了《中医病案书写规范(试行)》，此规范包括中医病历书写通则、统一名称、排列顺序及项目注释、书写格式、中医各科情况书写要点及病历举例等五大部分，详细规范了中医病历的书写要求。2000年，国家中医药管理局医政司委托有关专家对《中医病案书写规范》进行修定、完善，形成了新的《中医病案规范》，作为全国各级各类中医医院及临床医师的中医病历书写和管理的标准。

2002年，卫生部、国家中医药管理局发布了《中医、中西医结合病历书写基本规范(试行)》，包括门(急)诊、住院病历书写要求及内容，将“病案”定名为“病历”。

2010年7月1日，卫生部、国家中医药管理局发布、实施了《中医病历书写基本规范》和《中医电子病历基本规范(试行)》，进一步规范了门(急)诊、住院病历和电子病历的书写要求及内容。

二、病历的意义

病历是中医临床实践的记录，其中包括患者的一般资料、病情(症状、病因、脉象、舌象、其他体征等)、诊断(含病机分析、预后转归等)、治疗(含治法、方药、服用法、其他治疗、医嘱、注意事项等)，是医务人员对患者进行诊治的科学记录。在医疗工作中，及时、正确地书写病历，有着非常重要的意义。

1. 病历是重要的临床诊治资料　病历是保证患者得到正确诊断和治疗的先决条件之一，也是复诊、转诊、会诊等的重要资料。病历书写不准确、不及时，往往是造成误诊、误治的重要原因。

2. 病历是解决医疗纠纷、处理医疗事故的事实依据　病历是解决医疗事故和纠纷，判定法律责任等事项的一种事实依据。我国有关处理医疗事故的办法规定，患者可复制有关病历作为证据使用。

3. 病历是考察医院管理水平、考察医务人员学术水平和工作态度的重要指标之一　病历书写的质量，直接反映医务人员的学术水平和工作态度，它既是考察医务人员工作质量、态度和业务水平的重要依据，也反映了医院的管理水平。病历建设是医院科学管理的一项重要内容。医院的所有临床工作人员以及患者，均须对病历资料十分珍视，慎重保管，不可丢失。病历书写训练有助于促进医疗质量的提高，也是培养中医临床医务人员业务水平和科学态度的主要途径之一，是临床工作者必须训练的基本功。

4. 病历是中医临床科研不可缺少的基础材料　病历是临床科研的宝贵资料，通过对大量病历内容的统计分析，可总结极有学术价值的科学资料。病历可提供诊断治疗、转归预后、流行病学、医学史等多方面资料，对研究各种方剂、药物的作用、主治、配伍、剂型等都有重要价值。

5. 病历是临床医生重要的参考读物　古代病历蕴涵着名医的学术思想与经验，给我们以启迪，其秀美的文笔亦可丰富中医词汇，可供借鉴。病历可训练辨证论治的技能，培养知常达变的本领。

6. 病历是学习中医的重要资料　病历是中医教学中理论联系临床最有价值的资料，对培养学生独立分析和解决实际问题的能力起着重要作用。因此，指导学生书写病历是教学中不可缺少的环节，也是学生临床实践的重要步骤之一。

第二节 病历的内容与要求

病历书写的内容和要求，应依照2010年卫生部、国家中医药管理局发布、实施的《中医病历书写基本规范》和《中医电子病历基本规范（试行）》进行。

一、基本要求

1. 病历书写应当客观、真实、准确、及时、完整、规范。

2. 病历书写应当使用蓝黑墨水、碳素墨水，需复写的病历资料可以使用蓝或黑色油水的圆珠笔。计算机打印的病历应当符合病历保存的要求。

3. 病历书写应当使用中文，通用的外文缩写和无正式中文译名的症状、体征、疾病名称等可以使用外文。

4. 病历书写应规范使用医学术语，中医术语的使用依照相关标准、规范执行。要求文字工整，字迹清晰，表述准确，语句通顺，标点正确。

5. 病历书写过程中出现错字时，应当用双线划在错字上，保留原记录清楚、可辨，并注明修改时间，修改人签名。不得采用刮、粘、涂等方法掩盖或去除原来的字迹。

6. 病历应当按照规定的内容书写，并由相应医务人员签名。

实习医务人员、试用期医务人员书写的病历，应当经过本医疗机构注册的医务人员审阅、修改并签名。进修医务人员由医疗机构根据其胜任本专业工作实际情况认定后书写病历。上级医务人员有审查、修改下级医务人员书写的病历的责任。

7. 病历书写一律使用阿拉伯数字书写日期和时间，采用24小时制记录。

8. 病历书写中涉及的诊断，包括中医诊断和西医诊断，其中中医诊断包括疾病诊断与证候诊断。中医治疗应当遵循辨证论治的原则。

9. 对需取得患者书面同意方可进行的医疗活动，应当由患者本人签署知情同意书。患者不具备完全民事行为能力时，应当由其法定代理人签字；患者因病无法签字时，应当由其授权的人员签字；为抢救患者，在法定代理人或被授权人无法及时签字的情况下，可由医疗机构负责人或者授权的负责人签字。

因实施保护性医疗措施不宜向患者说明情况的，应当将有关情况告知患者近亲属，由患者近亲属签署知情同意书，并及时记录。患者无近亲属的或者患者近亲属无法签署同意书的，由患者的法定代理人或者关系人签署同意书。

二、门（急）诊病历书写要求及内容

1. 门（急）诊病历内容包括门（急）诊病历首页（门（急）诊手册封面）、病历记录、化验单（检验报告）、医学影像检查资料等。

2. 门（急）诊病历首页内容应当包括患者姓名、性别、出生年月日、民族、婚姻状况、职业、工作单位、住址、药物过敏史等项目。

门诊手册封面内容应当包括患者姓名、性别、年龄、工作单位或住址、药物过敏史等项目。

3. 门(急)诊病历记录分为初诊病历记录和复诊病历记录。

初诊病历记录书写内容应当包括就诊时间、科别、主诉、现病史、既往史、中医四诊情况、阳性体征、必要的阴性体征和辅助检查结果、诊断及治疗意见和医师签名等。

复诊病历记录书写内容应当包括就诊时间、科别、中医四诊情况、必要的体格检查和辅助检查结果、诊断、治疗处理意见和医师签名等。

急诊病历书写就诊时间应当具体到分钟。

4. 门(急)诊病历记录应当由接诊医师在患者就诊时及时完成。

5. 急诊留观记录是急诊患者因病情需要留院观察期间的记录,重点记录观察期间病情变化和诊疗措施,记录简明扼要,并注明患者去向。实施中医治疗的,应记录中医四诊、辨证施治情况等。抢救危重患者时,应当书写抢救记录。门(急)诊抢救记录书写内容及要求按照住院病历抢救记录书写内容及要求执行。

三、住院病历书写要求及内容

1. 住院病历内容包括住院病历首页、入院记录、病程记录、手术同意书、麻醉同意书、输血治疗知情同意书、特殊检查(特殊治疗)同意书、病危(重)通知书、医嘱单、辅助检查报告单、体温单、医学影像检查资料、病理资料等。

2. 入院记录是指患者入院后,由经治医师通过望、闻、问、切及查体、辅助检查获得有关资料,并对这些资料归纳分析书写而成的记录。可分为入院记录、再次或多次入院记录、24小时内入出院记录、24小时内入院死亡记录。

入院记录、再次或多次入院记录应当于患者入院后24小时内完成;24小时内入出院记录应当于患者出院后24小时内完成,24小时内入院死亡记录应当于患者死亡后24小时内完成。

3. 入院记录的要求及内容

(1) 患者一般情况包括姓名、性别、年龄、民族、婚姻状况、出生地、职业、入院时间、记录时间、发病节气、病史陈述者。

(2) 主诉、现病史、既往史、个人史、婚育史、月经史、家族史。

(3) 中医望、闻、切诊应当记录神色、形态、语声、气息、舌象、脉象等。

(4) 体格检查应当按照系统循序进行书写。内容包括体温、脉搏、呼吸、血压,一般情况,皮肤、黏膜,全身浅表淋巴结,头部及其器官,颈部,胸部(胸廓、肺部、心脏、血管),腹部(肝、脾等),直肠肛门,外生殖器,脊柱,四肢,神经系统等。

(5) 专科情况应当根据专科需要记录专科特殊情况。

(6) 辅助检查指入院前所作的与本次疾病相关的主要检查及其结果。应分类按检查时间顺序记录检查结果,如系在其他医疗机构所作检查,应当写明该机构名称及检查号。

(7) 初步诊断是指经治医师根据患者入院时情况,综合分析所作出的诊断。如初步诊断为多项时,应当主次分明。对待查病例应列出可能性较大的诊断。

(8) 书写入院记录的医师签名。

4. 再次或多次入院记录,是指患者因同一种疾病再次或多次住入同一医疗机构时书写的记录。要求及内容基本同入院记录。主诉是记录患者本次入院的主要症状(或体征)及持续时间;现病史中要求首先对本次住院前历次有关住院诊疗经过进行小结,然后再书写本次入院的现病史。

5. 患者入院不足24小时出院的，可以书写24小时内入出院记录。内容包括患者姓名、性别、年龄、职业、入院时间、出院时间、主诉、入院情况、入院诊断、诊疗经过、出院情况、出院诊断、出院医嘱、医师签名等。

6. 患者入院不足24小时死亡的，可以书写24小时内入院死亡记录。内容包括患者姓名、性别、年龄、职业、入院时间、死亡时间、主诉、入院情况、入院诊断、诊疗经过（抢救经过）、死亡原因、死亡诊断、医师签名等。

7. 病程记录是指继入院记录之后，对患者病情和诊疗过程所进行的连续性记录。内容包括患者的病情变化情况及证候演变情况、重要的辅助检查结果及临床意义、上级医师查房意见、会诊意见、医师分析讨论意见、所采取的诊疗措施及效果、医嘱更改及理由、向患者及其近亲属告知的重要事项等。

中医方药记录格式参照中药饮片处方相关规定执行。

8. 病程记录的要求及内容

（1）首次病程记录是指患者入院后由经治医师或值班医师书写的第一次病程记录，应当在患者入院8小时内完成。首次病程记录的内容包括病例特点、拟诊讨论（诊断依据及鉴别诊断）、诊疗计划等。

（2）日常病程记录是指对患者住院期间诊疗过程的经常性、连续性记录。由经治医师书写，也可以由实习医务人员或试用期医务人员书写，但应有经治医师签名。书写日常病程记录时，首先标明记录时间，另起一行记录具体内容。对病危患者应当根据病情变化随时书写病程记录，每天至少1次，记录时间应当具体到分钟。对病重患者，至少2天记录一次病程记录。对病情稳定的患者，至少3天记录一次病程记录。

日常病程记录应反映四诊情况及治法、方药变化及其变化依据等。

（3）上级医师查房记录是指上级医师查房时对患者病情、诊断、鉴别诊断、当前治疗措施疗效的分析及下一步诊疗意见等的记录。

主治医师首次查房记录应当于患者入院48小时内完成。内容包括查房医师的姓名、专业技术职务、补充的病史和体征、理法方药分析、诊断依据与鉴别诊断的分析及诊疗计划等。

主治医师日常查房记录间隔时间视病情和诊疗情况确定，内容包括查房医师的姓名、专业技术职务、对病情的分析和诊疗意见等。

科主任或具有副主任医师以上专业技术职务任职资格医师查房的记录，内容包括查房医师的姓名、专业技术职务、对病情和理法方药的分析及诊疗意见等。

（4）疑难病例讨论记录是指由科主任或具有副主任医师以上专业技术任职资格的医师主持、召集有关医务人员对确诊困难或疗效不确切病例讨论的记录。内容包括讨论日期、主持人、参加人员姓名及专业技术职务、具体讨论意见及主持人小结意见等。

（5）交（接）班记录是指患者经治医师发生变更之际，交班医师和接班医师分别对患者病情及诊疗情况进行简要总结的记录。交班记录应当在交班前由交班医师书写完成；接班记录应当由接班医师于接班后24小时内完成。交（接）班记录的内容包括入院日期、交班或接班日期、患者姓名、性别、年龄、主诉、入院情况、入院诊断、诊疗经过、目前情况、目前诊断、交班注意事项或接班诊疗计划、医师签名等。

（6）转科记录是指患者住院期间需要转科时，经转入科室医师会诊并同意接收后，由转出科室和转入科室医师分别书写的记录。包括转出记录和转入记录。转出记录由转出科室医师在患者转出科室前书写完成（紧急情况除外）；转入记录由转入科室医师于患者转入后24小时内完成。转科记录内容包括入院日期、转出或转入日期，转出、转入科室，患者姓名、性别、年龄、主诉、入院情况、入院诊断、诊疗经过、目前情况、目前诊断、转科目的及注意事项或转入诊疗计划、医师签名等。

（7）阶段小结是指患者住院时间较长，由经治医师每月所作病情及诊疗情况总结。阶段小结的内容包括入院日期、小结日期，患者姓名、性别、年龄、主诉、入院情况、入院诊断、诊疗经过、目前情况、目前诊断、诊疗计划、医师签名等。

交（接）班记录、转科记录可代替阶段小结。

（8）抢救记录是指患者病情危重，采取抢救措施时作的记录。因抢救急危患者，未能及时书写病历的，有关医务人员应当在抢救结束后6小时内据实补记，并加以注明。内容包括病情变化情况、抢救时间及措施、参加抢救的医务人员姓名及专业技术职称等。记录抢救时间应当具体到分钟。

（9）有创诊疗操作记录是指在临床诊疗活动过程中进行的各种诊断、治疗性操作（如胸腔穿刺、腹腔穿刺等）的记录。应当在操作完成后即刻书写。内容包括操作名称、操作时间、操作步骤、结果及患者一般情况，记录过程是否顺利、有无不良反应，术后注意事项及是否向患者说明，操作医师签名。

（10）会诊记录（含会诊意见）是指患者在住院期间需要其他科室或者其他医疗机构协助诊疗时，分别由申请医师和会诊医师书写的记录。会诊记录应另页书写。内容包括申请会诊记录和会诊意见记录。申请会诊记录应当简要载明患者病情及诊疗情况、申请会诊的理由和目的，申请会诊医师签名等。常规会诊意见记录应当由会诊医师在会诊申请发出后48小时内完成，急会诊时会诊医师应当在会诊申请发出后10分钟内到场，并在会诊结束后即刻完成会诊记录。会诊记录内容包括会诊意见、会诊医师所在的科别或者医疗机构名称、会诊时间及会诊医师签名等。申请会诊医师应在病程记录中记录会诊意见执行情况。

（11）术前小结是指在患者手术前，由经治医师对患者病情所作的总结。内容包括简要病情、术前诊断、手术指征、拟施手术名称和方式、拟施麻醉方式、注意事项，并记录手术者术前查看患者相关情况等。

（12）术前讨论记录是指因患者病情较重或手术难度较大，手术前在上级医师主持下，对拟实施手术方式和术中可能出现的问题及应对措施所作的讨论。讨论内容包括术前准备情况、手术指征、手术方案、可能出现的意外及防范措施、参加讨论者的姓名及专业技术职务、具体讨论意见及主持人小结意见、讨论日期、记录者的签名等。

（13）麻醉术前访视记录是指在麻醉实施前，由麻醉医师对患者拟施麻醉进行风险评估的记录。麻醉术前访视可另立单页，也可在病程中记录。内容包括姓名、性别、年龄、科别、病案号、患者一般情况、简要病史、与麻醉相关的辅助检查结果、拟行手术方式、拟行麻醉方式、麻醉适应证及麻醉中需注意的问题、术前麻醉医嘱、麻醉医师签字并填写日期。

（14）麻醉记录是指麻醉医师在麻醉实施中书写的麻醉经过及处理措施的记录。麻醉记录应当另页书写，内容包括患者一般情况、术前特殊情况、麻醉前用药、术前诊断、术中诊断、手术方式及日期、麻醉方式、麻醉诱导及各项操作开始及结束时间、麻醉期间用药名称、方式及剂量、麻醉期间特殊或突发情况及处理、手术起止时间、麻醉医师签名等。

(15) 手术记录是指手术者书写的反映手术一般情况、手术经过、术中发现及处理等情况的特殊记录,应当在术后24小时内完成。特殊情况下由第一助手书写时,应有手术者签名。手术记录应当另页书写,内容包括一般项目(患者姓名、性别、科别、病房、床位号、住院病历号或病案号)、手术日期、术前诊断、术中诊断、手术名称、手术者及助手姓名、麻醉方法、手术经过、术中出现的情况及处理等。

(16) 手术安全核查记录是指由手术医师、麻醉医师和巡回护士三方,在麻醉实施前、手术开始前和病人离室前,共同对病人身份、手术部位、手术方式、麻醉及手术风险、手术使用物品清点等内容进行核对的记录,输血的病人还应对血型、用血量进行核对。应有手术医师、麻醉医师和巡回护士三方核对、确认并签字。

(17) 手术清点记录是指巡回护士对手术患者术中所用血液、器械、敷料等的记录,应当在手术结束后即时完成。手术清点记录应当另页书写,内容包括患者姓名、住院病历号(或病案号)、手术日期、手术名称、术中所用各种器械和敷料数量的清点核对、巡回护士和手术器械护士签名等。

(18) 术后首次病程记录是指参加手术的医师在患者术后即时完成的病程记录。内容包括手术时间、术中诊断、麻醉方式、手术方式、手术简要经过、术后处理措施、术后应当特别注意观察的事项等。

(19) 麻醉术后访视记录是指麻醉实施后,由麻醉医师对术后患者麻醉恢复情况进行访视的记录。麻醉术后访视可另立单页,也可在病程中记录。内容包括姓名、性别、年龄、科别、病案号、患者一般情况、麻醉恢复情况、清醒时间、术后医嘱、是否拔除气管插管等,如有特殊情况应详细记录,麻醉医师签字并填写日期。

(20) 出院记录是指经治医师对患者此次住院期间诊疗情况的总结,应当在患者出院后24小时内完成。内容主要包括入院日期、出院日期、入院情况、入院诊断、诊疗经过、出院诊断、出院情况、出院医嘱、中医调护、医师签名等。

(21) 死亡记录是指经治医师对死亡患者住院期间诊疗和抢救经过的记录,应当在患者死亡后24小时内完成。内容包括入院日期、死亡时间、入院情况、入院诊断、诊疗经过(重点记录病情演变、抢救经过)、死亡原因、死亡诊断等。记录死亡时间应当具体到分钟。

(22) 死亡病例讨论记录是指在患者死亡一周内,由科主任或具有副主任医师以上专业技术职务任职资格的医师主持,对死亡病例进行讨论、分析的记录。内容包括讨论日期、主持人及参加人员姓名、专业技术职务、具体讨论意见及主持人小结意见、记录者的签名等。

(23) 病重(病危)患者护理记录是指护士根据医嘱和病情对病重(病危)患者住院期间护理过程的客观记录。病重(病危)患者护理记录应当根据相应专科的护理特点书写。内容包括患者姓名、科别、住院病历号(或病案号)、床位号、页码、记录日期和时间、出入液量、体温、脉搏、呼吸、血压等病情观察、护理措施和效果、护士签名等。记录时间应当具体到分钟。

采取中医护理措施应当体现辨证施护。

9. 手术同意书是指手术前,经治医师向患者告知拟施手术的相关情况,并由患者签署是否同意手术的医学文书。内容包括术前诊断、手术名称、术中或术后可能出现的并发症、手术风险、患者签署意见并签名、经治医师和术者签名等。

10. 麻醉同意书是指麻醉前,麻醉医师向患者告知拟施麻醉的相关情况,并由患者签署是否同意麻醉意见的医学文书。内容包括患者姓名、性别、年龄、病案号、科别、术前诊断、拟行手术方式、拟行麻醉方式，患者基础疾病及可能对麻醉产生影响的特殊情况，麻醉中拟行的有创操作和监测，麻醉风险、可能发生的并发症及意外情况，患者签署意见并签名、麻醉医师签名并填写日期。

11. 输血治疗知情同意书是指输血前，经治医师向患者告知输血的相关情况，并由患者签署是否同意输血的医学文书。输血治疗知情同意书内容包括患者姓名、性别、年龄、科别、病案号、诊断、输血指征、拟输血成分、输血前有关检查结果、输血风险及可能产生的不良后果、患者签署意见并签名、医师签名并填写日期。

12. 特殊检查、特殊治疗同意书是指在实施特殊检查、特殊治疗前，经治医师向患者告知特殊检查、特殊治疗的相关情况，并由患者签署是否同意检查、治疗的医学文书。内容包括特殊检查、特殊治疗项目名称、目的、可能出现的并发症及风险、患者签名、医师签名等。

13. 病危(重)通知书是指因患者病情危重时，由经治医师或值班医师向患者家属告知病情，并由患方签名的医疗文书。内容包括患者姓名、性别、年龄、科别、目前诊断及病情危重情况、患方签名、医师签名并填写日期。一式两份，一份交患方保存，另一份归病历中保存。

14. 医嘱是指医师在医疗活动中下达的医学指令。医嘱单分为长期医嘱单和临时医嘱单。

长期医嘱单内容包括患者姓名、科别、住院病历号(或病案号)、页码、起始日期和时间、长期医嘱内容、停止日期和时间、医师签名、执行时间、执行护士签名。临时医嘱单内容包括医嘱时间、临时医嘱内容、医师签名、执行时间、执行护士签名等。

医嘱内容及起始、停止时间应当由医师书写。医嘱内容应当准确、清楚，每项医嘱应当只包含一个内容，并注明下达时间，应当具体到分钟。医嘱不得涂改。需要取消时，应当使用红色墨水标注“取消”字样并签名。

一般情况下，医师不得下达口头医嘱。因抢救急危患者需要下达口头医嘱时，护士应当复诵一遍。抢救结束后，医师应当即刻据实补记医嘱。

15. 辅助检查报告单是指患者住院期间所做各项检验、检查结果的记录。内容包括患者姓名、性别、年龄、住院病历号(或病案号)、检查项目、检查结果、报告日期、报告人员签名或者印章等。

16. 体温单为表格式，以护士填写为主。内容包括患者姓名、科室、床号、入院日期、住院病历号(或病案号)、日期、手术后天数、体温、脉搏、呼吸、血压、大便次数、出入液量、体重、住院周数等。

第三节 中医病历书写格式

病历主要包括门(急)诊病历和住院病历，其中住院病历包括住院病历首页、住院记录、体温单、医嘱单、化验单(检验报告)、医学影像检查资料、特殊检查(治疗)同意书、手术同意书、麻醉记录单、手术及手术护理记录单、病理资料、护理记录、出院记录(或死亡记录)、病程记录(含抢救记录)、疑难病例讨论记录、会诊意见、上级医师查房记录、死亡病例讨论记录等，并有具体格式要求。

兹将住院病历中主要的几项列举如下：

一、入院记录

姓名：	出生地：
性别：	职业：
年龄：	民族：
婚况：	入院日期：　年　　月　　日　时
病史陈述者：	记录日期：　年　　月　　日　时
发病节气：	可靠程度：

主诉：患者就诊的主要症状、体征及持续时间。要求重点突出，高度概括，简明扼要。

现病史：系统记录患者本次疾病从发病到就诊前疾病的发生、发展、变化和诊治经过。应当按时间顺序书写，记录的内容要求准确具体，具有鉴别意义的阴性症状亦应列入。内容应包括：①起病情况：发病时间、地点、起病缓急、前驱症状、可能的病因和诱因。②主要症状、特点及演变情况：要准确具体地描述每一个症状的发生、发展及其变化。③伴随症状：描述伴随症状的有关情况。④结合中医"十问"，记录目前情况。⑤诊治情况：如果入院前经过诊治，应按时间顺序记录与本病有关的重要检查结果及所接受过的主要治疗方法（药物治疗应记录药物名称、用量、用法等）及其使用时间、效果。诊断名称应加引号。⑥与本次疾病虽无紧密关系、但仍需治疗的其他疾病情况，可在现病史后另起一段予以记录。⑦如果怀疑自杀、被杀、被打或其他意外情况者，应注意真实记录，不得加以主观推断、评论或猜测。

既往史：系统全面地记录既往健康与疾病情况，防止遗漏。包括以下内容：①既往健康状况：虚弱还是健康。②疾病史：传染病、地方病、职业病史，应按时间顺序记录诊断、治疗情况。③预防接种史、手术外伤史、输血史、药物（及食物）过敏史等。

个人史：①患者的出生地及经历地区，特别要注意自然疫源地及地方病流行区，说明迁徙年月。②居住环境和条件。③生活及饮食习惯、烟酒嗜好程度，性格特点。④过去及目前的职业及其工作情况，粉尘、毒物、放射性物质、传染病接触史等。⑤其他重要个人史。⑥婚育史：结婚年龄、配偶健康情况等。女性患者要记录经带胎产情况。月经史记录格式为：初潮年龄 $\frac{\text{每次行经天数}}{\text{经期间隔天数}}$ 闭经年龄或末次月经时间。

家族史：记录父母、兄弟、姐妹、子女的健康状况，有否患有与患者同样的疾病，如已死亡，应记录死亡原因及年龄；家族中有无传染性疾病及家族遗传性疾病。

体格检查：

1. 生命体征：体温（T）　脉搏（P）　呼吸（R）　血压（BP）
2. 一般状况：望神、望色、望形、望态、声音、气味、舌象、脉象。
3. 皮肤、黏膜：皮肤、黏膜。
4. 全身浅表淋巴结：淋巴结。
5. 头部及其器官：头颅、眼、耳、鼻、口腔。
6. 颈部：形、态、气管、甲状腺、颈脉。
7. 胸部：胸廓、肺脏、心脏、血管。
8. 腹部：肝脏、胆囊、脾脏、肾脏、膀胱。
9. 直肠肛门：直肠、肛门。

10. 外生殖器:外生殖器。

11. 脊柱:脊柱。

12. 四肢:四肢、指(趾)甲。

13. 神经系统:感觉、运动、浅反射、深反射、病理反射。

14. 经络与腧穴:经络、腧穴、耳穴。

专科检查:根据专科需要记录专科特殊情况。

辅助检查:采集病史时已获得的与本次疾病相关的主要检查及其结果。应当写明检查日期,如系在其他医疗机构所作检查,应当写明该机构名称。

诊断依据:汇集“四诊”资料,运用中医临床诊断思维方法,分析归纳中医辨病、辨证及鉴别诊断的依据;从病史、症状、体征和辅助检查等方面总结出西医疾病诊断及鉴别诊断的依据。

初步诊断:中医诊断:疾病诊断(包括主要疾病和其他疾病)。

证候诊断(包括相兼证候)。

西医诊断:包括主要疾病和其他疾病。

(如有修正诊断、确定诊断、补充诊断时,应当书写在原诊断的左下方,并注明修改日期,修改人员签名,并保持原记录清楚、可辨。)

实习医师(签名)

经治医师(签名)

附:住院病历体格检查基本内容

1. 生命体征

体温(T)　脉搏(P)　呼吸(R)　血压(BP)

2. 一般情况

望神:包括神志、精神状况、表情等。

望色:面容、色泽、病容等。

望形:包括发育、营养、体型、体质等。

望态:包括体位、姿势、步态等。

声音:语言清晰度、语言强弱如前轻后重、低微,异常声音如咳嗽、呃逆、嗳气、哮鸣、呻吟等。

气味:是否正常、有无特殊气味等。

舌象:舌体的形质、动态、舌下脉络、舌色、苔质、苔色、有无津液等。

脉象:各种脉象。

3. 皮肤、黏膜

包括色泽、纹理、弹性、温度、汗液、斑疹、白痦、疮疡、瘢痕、肿物(包括大小、硬度、部位、活动度、压痛)、血管征、蜘蛛痣、色素沉着、皮下出血点等,并明确记录其部位、大小及程度。也要记录皮肤划痕征。

4. 全身浅表淋巴结

有无瘰疬(臀核),若有,应记录其大小、活动度、部位、数目、质地,表面是否光滑,有无红肿、压痛和波动,是否有瘢痕、溃疡和瘘管等。

5. 头部及其器官

头部:有无畸形、肿物、压痛、头发情况(疏密、色泽、分布),有无疖、癣、疤痕。

眼:眉毛(有无脱落)、睫毛(倒睫)、眼睑(红肿、水肿、下垂、闭合、歪斜)、结膜(充血、水肿、苍白、出血、滤泡、瘢痕、乳头肥大)、巩膜(黄染、充血)、角膜(混浊、瘢痕、反射、溃疡、血管增生)、瞳孔(大小,两侧是否等大、等圆,得神、失神、神呆、对光反应)、眼球(活动情况,震颤、斜视)。

耳:耳廓形状,外耳道是否通畅、有无分泌物,乳突有无压痛,听力情况等。

鼻:有无畸形、有无鼻翼煽动,中隔偏曲或穿孔,有无鼻甲肥大或阻塞,鼻腔分泌物性状、出血(部位、数量),副鼻窦有无压痛及嗅觉情况等。

口腔:口唇(颜色、疱疹、皲裂、溃疡),牙齿(龋齿、缺齿、义齿、残根,并注明其位置),齿龈(色泽、肿胀、溢脓、出血、铅线、萎缩),口腔黏膜有无发疹、出血、溃疡及腮腺导管口情况,扁桃体(大小及有无充血和分泌物、假膜),咽(充血及反射等),悬雍垂(是否居中)等。

6. 颈部

是否对称,有无抵抗强直、压痛、肿块,活动是否受限。颈动脉有无异常搏动及杂音,颈静脉有无怒张。有无肝颈静脉回流征。气管位置是否居中。有无瘿瘤(如有,应描述其形态、硬度、压痛,有无结节、震颤及杂音)。甲状腺的大小,是否对称,硬度如何,是否光滑,有无结节、震颤和血管杂音。

7. 胸部

胸廓:是否对称,有无畸形、局部隆起、凹陷、压痛,有无水肿、皮下气肿、肿块,静脉有无怒张及回流异常。

乳房:大小,有无红肿、橘皮样外观、压痛,有无结节、肿块,若有应记录其部位、大小、活动度、数目、压痛、质地等。

肺脏:视诊:呼吸类型、动度(两侧对比是否对称)、呼吸频率、节律、深度、肋间隙(增宽、变窄、隆起或凹陷)、皮下气肿;触诊:语颤(触觉语颤)、摩擦音(感);叩诊:叩诊音(清音、浊音、鼓音、实音,异常者应注明部位),肺肝浊音界、肺下界、呼吸时肺下缘移动度;听诊:呼吸音的性质(肺泡音、支气管肺泡音、管状性呼吸音)、强度(减弱、增强、消失)、有无干湿性啰音,语音传导有无异常(听觉语颤),有无胸膜摩擦音等。

心脏:视诊:有无心前区隆起,心尖搏动的性质及位置(最强点),有无异常搏动;触诊:心尖搏动点的位置、有无震颤、摩擦感(部位、时间和强度);叩诊:心脏浊音界叩诊以及距前正中线的距离(表 10-1);听诊:确定心脏各瓣膜听诊区的位置,听诊的内容主要包括心率、心律、心音、额外心音、心脏杂音、心包摩擦音。

表 10-1　心脏左右浊音界示意表

右(cm)	肋间	左(cm)
	Ⅱ	
	Ⅲ	
	Ⅳ	
	Ⅴ	

注:锁骨中线距正中线 cm

血管：视诊：毛细血管搏动征；触诊：水冲脉、交替脉、重搏脉、奇脉、无脉；听诊：枪击音与杜氏双重杂音，周围血管征。

8. 腹部

视诊：腹部外形（腹部膨隆、腹部凹陷），腹壁（腹壁静脉、蠕动波）。

触诊：腹壁紧张度，压痛及反跳痛，腹内器官触诊（肝脏触诊、胆囊触诊、脾脏触诊、肾脏触诊）。

叩诊：包括肝脏叩诊、脾脏叩诊、膀胱叩诊、腹水的检查。有无移动性浊音、包块（部位、大小、形态、软硬度、压痛、移动度）。

听诊：包括肠鸣音、振水音和血管杂音。

肝脏：大小、质地、边缘钝或锐、压痛。表面光滑与否，有无结节。肝浊音界。如有肝肿大，应图示。

胆囊：可否触及、大小、形态、压痛。

脾脏：可否触及、大小、硬度、压痛、表面光滑度及边缘钝或锐。脾浊音界。如有脾肿大，应图示。

肾脏：大小、硬度、叩击痛、移动度。

膀胱：可否触及、上界，输尿管压痛点。

9. 直肠肛门

直肠：根据需要进行检查。

肛门：有无红肿、痔疮、裂口、瘘管、脱肛。

10. 外生殖器

男性：阴茎、阴囊有无肿胀、硬结、溃疡及形态改变。

女性：根据需要由妇科医生负责检查。

11. 脊柱

有无畸形、强直、叩压痛，运动度是否受限，两侧肌肉有无紧张、压痛。

12. 四肢

肌力、肌张力，有无外伤、骨折、肌萎缩。关节有无红肿、疼痛、压痛、积液、脱臼，活动度，有无畸形（强直），下肢有无水肿、静脉曲张。指（趾）甲（荣枯、色泽、形状等）。

13. 神经系统

感觉：痛觉、温度觉、触觉、音叉振动觉及关节位置觉。

运动：肌肉有无紧张及萎缩，有无瘫痪（部位和程度，系弛缓性或痉挛性），有无不正常的动作，共济运动及步态如何。

浅反射：腹壁反射、跖反射、提睾反射及肛门反射。

深反射：肱二、三头肌反射，桡骨膜反射，膝腱反射及跟腱反射。

病理反射：在一般情况下检查弹指反射（Hoffmann 征）、跖伸踇反射（Babinski 征）、脑膜刺激征（Kernig 征）。

14. 经路与腧穴

循经络检查有无异常，腧穴有无压痛，耳穴有无反应，络脉（粗细、色泽）。

二、病程记录

1. 首次病程记录　首次病程记录是指患者入院后由经治医师或值班医师书写的第一次病程记录,应当在患者入院 8 小时内完成。内容包括:

(1) 一般项目:患者姓名、性别、年龄、主诉、入院时间(年、月、日、时)、入院途径(门诊、急诊或转院)。

(2) 病例特点:包括重要病史、基本生命体征、症状体征,已经取得的辅助检查和特殊检查结果。

(3) 诊断依据及鉴别诊断:同入院记录。

(4) 诊疗计划:制订诊治计划,目前进行的诊疗措施、治法、方药;对调摄、护理、生活起居宜忌的具体要求。

2. 日常病程记录　日常病程记录是指对患者住院期间诊疗过程的经常性、连续性记录。日常病程记录的的内容主要有:

(1) 病情变化及治疗情况,特别要注意对生命体征的检查和记录。在病情平稳阶段,要记录患者一般情况,如神志、精神、情绪、饮食、二便等;病情骤然出现变化时,要对病情的变化进行详细记录,并对可能的预后(如合病、并病等)进行分析判断。

(2) 各项检查的回报结果,以及前后对比变化及其分析等。

(3) 新开医嘱、停用医嘱及其依据。若变更治法及用药,要求有理有据。

(4) 原诊断的修改、新诊断的确定,均应说明理由。

(5) 详细记录诊疗操作的情况(如腰穿、骨穿、胸穿等)。

(6) 与患者本人、法定代理人或近亲属、关系人谈话的内容。必要时请对方签字。

(7) 上级医师查房记录,内容包括查房医师的姓名、专业技术职务、补充的病史和体征、诊断依据与鉴别诊断的分析及诊疗计划等。

此外,尚有疑难病例讨论记录,交、接班记录,转科记录,会诊记录,阶段小结,抢救记录,手术记录等,应据诊疗活动及时书写。

三、抢救记录

抢救记录是对病情危重、需要立即进行抢救的患者的诊疗记录。包括以下内容:

1. 一般项目　姓名、性别、年龄,因××××(主诉)于×年×月×日×时×分入抢救室。送诊者姓名及与患者的关系。

2. 就诊时的主症、生命体征及阳性体征。

3. 中医诊断、西医诊断。

4. 各种辅助检查结果及进一步的抢救治疗计划。

5. 各种抢救措施具体使用方法(如呼吸机、洗胃等有关内容的记录)、执行时间及实施后的病情变化。

6. 详细用药(包括特殊用药)名称、用量、给药途径、给药速度、医嘱执行时间等。

7. 上级医师及会诊医师意见,并注意标注时间。

8. 向患者法定代理人或近亲属、关系人谈话的内容,对方的意见及必要的签字。

9. 抢救记录必须在抢救结束后立即记录,及时完成。

10. 参加抢救人员名单。主持抢救医师签名,记录医师签名。

四、病历示例

(一) 门(急)诊病历示例

门诊手册封面

姓名:佟×× 性别:女 年龄:53 岁 工作单位:×××××

住址:××市××街××号 药物过敏史:青霉素过敏

初诊病历记录

就诊时间:2012 年 6 月 28 日 9 时 科别:中医内科

主诉:失眠 10 余年,加重 1 年。

病史

失眠 10 余年,1 年来加重。起于过度担忧,因家离单位较远,担心上班迟到,近一年因家属患病而担忧,致使病情加重,氯硝西泮 1/3 粒每晚口服,夜寐不安,似睡非睡,多醒多汗,面色暗淡,心慌烦热,头晕胀,目糊耳鸣,口苦干,纳可,二便调。

平素体弱,对青霉素过敏,高血压病史 5 年,停经 4 年。无冠心病、糖尿病史,否认肝炎、结核病等传染病史。

体格检查

体温:37℃,脉搏:80 次/分,呼吸:18 次/分,血压:150/80mmHg。

神志清楚,语言清晰,营养中等,诊查合作。各浅表淋巴结无异常发现。腹部平坦,无压痛、反跳痛及肌紧张,肝脾未触及,墨菲征阴性,肾区无叩击痛,移动性浊音阴性,肠鸣音正常。肛门及外生殖器未见异常;双下肢无水肿,生理反射存在,病理反射未引出。舌质暗红,苔薄少,脉弦。

诊断

中医诊断:不寐

肝郁阳亢,瘀热交阻证

西医诊断:失眠症

高血压病

处理:

1. 中医治疗:平肝解郁,活血安神。

柴胡 10g	怀牛膝 30g	天麻 10g	钩藤 15g
葛根 30g	川芎 10g	煅龙牡(各)30g	郁金 15g
石菖蒲 10g	山栀 15g	赤白芍(各)15g	地骨皮 20
合欢皮 30g	远志 10g	蝉衣 6g	僵蚕 10g

水煎服,1 剂/天,共 7 剂。

2. 注意饮食起居,避免劳累和精神过度紧张。

3. 7 月 5 日复诊。

医师:×××

(二) 住院病历示例

姓名:宋×× 出生地:××市

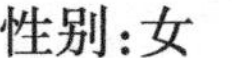

性别:女　　常住地址:××市××街××号

年龄:58 岁　　单位:××市××公司退休职工

民族:汉族　　入院时间:2013 年 8 月 20 日 10 时 30 分

婚否:已婚　　病史采集时间:2013 年 8 月 20 日 10 时 30 分

职业:工人　　病史陈述者:患者本人

发病节气:立秋后　　可靠程度;可靠

主诉:头晕耳鸣半天,伴恶心呕吐 3 次。

现病史:患者今日上午家务劳动后出现头晕耳鸣、头胀痛,视物模糊,动则尤甚,恶心呕吐 3 次,呕吐物为胃内容物,腰膝酸软,双下肢乏力感,走路如踩棉花,无一过性黑矇,无昏倒跌扑。遂至我院急诊就诊,BP:130/80mmHg,查头颅 CT 示:未见明显异常。平素急躁易怒,失眠多梦。予奥克抑酸护胃,胃复安止吐,参麦饮益气养阴,现为求进一步诊治,收治入院。患者无黑矇昏厥,无恶寒发热。刻下症见:头晕头痛,视物旋转、动则尤甚,胃纳欠佳,二便调,夜寐差。

既往史:既往有高血压病史近 4 年,最高达 160/100mmHg,平素口服门冬氨酸氨氯地平片降压,血压控制尚可。既往有胃窦炎病史 4 年,现未口服药物治疗,平素无胃痛等不适,患者否认有糖尿病、冠心病、老慢支等疾病史。否认肝炎、结核等传染病史。否认手术外伤史,无输血史。

个人史:出生于××市,长期居住于原籍,否认疫水疫区接触史,无烟酒嗜好,无粉尘、毒物、放射性物质、传染病接触史。预防接种史不详。

过敏史:否认药物、食物及其他过敏史。

婚育史:26 岁结婚,配偶健康。生育 1 子,体健。

月经史:15　5~7/28　54

家族史:父母已逝、死因不详,否认家族性遗传病史及同类病史。

体格检查

体温 37.2℃　脉搏:72 次/分　呼吸:16 次/分　血压:130/80mmHg

整体状况:神志清楚,查体合作,形体中等。发育正常,营养良好,步态正常,自动体位。面容表情自然,语声气息正常,未闻及异常或特殊气味。舌质红,苔薄黄,脉弦。

皮肤、黏膜及淋巴结:全身皮肤黏膜无黄染、无浮肿、无皮疹、无出血点,弹性正常,各组浅表淋巴结未触及肿大。

头面部:头颅无畸形,眼睑无下垂,眼球活动佳,结膜无充血,巩膜无黄染,角膜透明,双侧瞳孔等大、等圆。耳廓无畸形,无牵拉痛,听力正常,外耳道无异常分泌物,乳突无压痛,鼻无畸形,鼻翼无煽动,鼻腔通气良好,无异常分泌物,各鼻旁窦无压痛。口唇无发绀,牙龈色泽红润,扁桃体无肿大,咽无充血。

颈项:颈静脉无怒张、颈动脉无异常搏动,肝颈静脉回流征阴性,颈软,无抵抗,气管居中,甲状腺无肿大,无血管杂音。

胸部:胸壁无静脉曲张,肋间隙无增宽或变窄,双肺呼吸动度正常,语颤均等,胸膜无摩擦感及皮下捻发音,叩诊呈清音,肺下界位于锁骨中线第五肋间,双肺呼吸音稍粗,未闻及干、湿性啰音。心前区无异常隆起及搏动,心尖搏动位于左胸第五肋间锁骨中线内侧 2cm,未触及震颤,心浊音界无扩大,心率 72 次/分,心律齐,心音正常,各瓣膜听诊区未闻及病理性杂音，无奇脉、交替脉、短绌脉、水冲脉。

腹部：腹部平坦，未见肠型及蠕动波，无腹壁静脉曲张，全腹无压痛、反跳痛及腹肌紧张，肝、脾肋下未触及，墨菲征阴性，肾区无叩击痛，移动性浊音阴性，肠鸣音正常，无振水音、血管杂音。

二阴及排泄物：二阴无异常发现。分泌物未检。

脊柱四肢：脊柱四肢无畸形，双下肢无水肿，无静脉曲张，无杵状指（趾）。

神经系统专科检查：神清，精神可，自动体位。伸舌居中，高级神经活动正常，言语清晰流利。双眼视力粗测可，眼底：视乳头边界清楚，无苍白和水肿，A∶V＝2∶3。视野：双眼左侧同向偏盲。无眼睑下垂，眼球位置居中，眼动可，无复视及眼球震颤。双侧瞳孔等大、等圆，直接、间接对光反应灵敏，角膜反射存在。双上肢针刺觉对称，双下肢针刺觉对称，四肢肌力、肌张力正常。双上肢肱二头肌、肱三头肌、桡骨膜反射存在，双下膝反射、跟腱反射正常，病理征阴性。轮替试验（－），指鼻试验（－），闭目难立试验不能配合。浅感觉、深感觉正常。ADL：20 分。

辅助检查：头颅 CT：未见明显异常。

中医辨病辨证依据：

患者头晕耳鸣、头胀痛，视物模糊，动则尤甚，恶心呕吐 3 次，呕吐物为胃内容物，双下肢乏力感，腰膝酸软，走路如踩棉花，故可诊断为眩晕病。中风、厥病均有头晕的表现。但患者高血压病史 4 年，刻下 BP：130/80mmHg，无昏倒跌扑，查头颅 CT 示：未见明显异常，故不诊断中风。患者无突然昏仆，且厥病常伴有四肢逆冷，该患者无此表现，故不诊断厥病。

患者高血压病史 4 年，素体阳盛，性急易怒，加之年老阴亏，阴不制阳，致使肝阳偏旺；肝阳升发太过，血随气逆，则眩晕耳鸣，头胀痛；肝阴不足，两目失濡，则视物模糊；肝肾阴亏，筋骨失养，则腰膝酸软无力。舌质红，苔薄黄，脉弦，均为肝阳上亢之象。综观舌、脉、症，结合病史等，主病在肝肾，属肝肾阴虚，肝阳上亢之眩晕。

西医诊断依据：

患者出现单发性眩晕，视物模糊，肢体无力，且伴有恶心呕吐，有高血压病史，闭目难立试验不能配合，其他神经系统专科检查均正常，头颅 CT：未见明显异常。符合后循环缺血诊断。

初步诊断：

中医诊断：眩晕

　　　　　肝阳上亢证

西医诊断：1. 后循环缺血

　　　　　2. 高血压病Ⅱ级　高危

住院医师：×××

主治医师：×××

第四节　中医病历导读与赏析

中医病历是中医诊治疾病时辨证、立法、处方、用药的真实记录。近代经学大师章太炎曾指出："中医之成绩，医案最著。"中医医案之所以获得如此高度的评价，是因为它不仅仅是

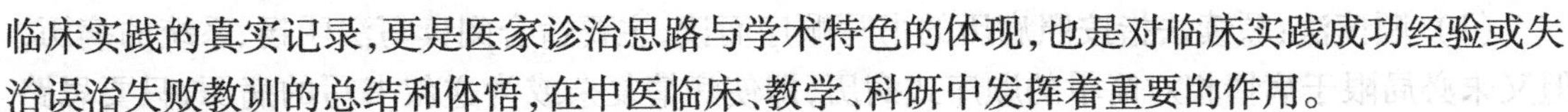

临床实践的真实记录，更是医家诊治思路与学术特色的体现，也是对临床实践成功经验或失治误治失败教训的总结和体悟，在中医临床、教学、科研中发挥着重要的作用。

一、中医病历导读

中医医案汗牛充栋，研读医案时，如何根据医案的类型及特点合理地选择医案，如何掌握医案阅读的思路与方法，从而能更有效地解读医案、传承名家经验以及提高中医临床诊疗技能，则甚为重要。

（一）医案的分类

医案是医者对中医诊疗实践活动的记载，本无类别之分，为了便于保存、阅读及利用，整理或编辑者往往会按不同类别归纳。根据医案的不同编纂特点，主要分为专科类医案、名家个人类医案、合刊类医案和合辑类医案几种；依据医案的不同写作体例又可分为实录式医案、追忆式医案及病历式医案等。

（二）医案的合理选择

古今中医医案著作数量甚多，只有合理选择医案，有计划地阅读，才能提高效率，进而获得预期效果。首先，学习者可依据自身学习规律及学习进程选择医案读本，先易后难，先简单后复杂，先一般后特殊。从体例上来说，一般收录现代病历式与传统追忆式医案的著作较为简单，如《全国名医验案类编》《柳选四家医案》等，以及虽为传统实录式医案，但已经他人加按、评的著作亦相对较为简单，如《印机草》等，可在研读初始阶段选择。而根据学习循序渐进的进程来说，通常可先读内科医案为主的综合性医案著作，然后再深入研读专科、专病类中医医案著作。其次，学习者亦可根据所从事的临床科别、研究方向以及所遇到的实际问题等，有针对性地选择医案读本。如儿科医生可选择阅读《何世英儿科医案》等，外科医生可选择《谦益斋外科医案》等，而妇科医生则可选择《叶天士女科医案》等。

（三）医案的研读思路

每位学习者的医学素养和文化功底各不相同，只有掌握了阅读医案的正确思路与学习方法，才能更好地领会其中要义，达到事半功倍的学习效果。

1. 研读医案的原则　首先，结合案著者学术思想来阅读。历代医家医案著作中，都蕴含着医家的学术经验与学术思想，这与该医家所处的时代背景、地域、政治、经济、文化背景以及其社会地位密切相关，在一定程度上熟悉这些情况，能够加深对于医家学术思想的理解，从而更能领会其医案著作中蕴藏的学术内涵。

其次，运用所掌握的中医理论分析、研读医案。纵然历代各位医家的学术思想和临床经验各不相同，但总是基于中医基本理论的诊断思路、理法方药，故学习者在研读医案时，应紧密联系所掌握的中医基本理论，运用中医理论分析医家的诊疗思路，并在研读医案的过程中进一步将中医理论融会贯通。

此外，紧扣临床实践来阅读。医家的学术理论各有特色，但不论何时、何地、何派，其理论均源于临床实践，实践出真知。学习者可以带着临床上所遇到的棘手的问题而选择有关的案著，或者应用从医案中学到的思路和经验指导自己的临床实践，或是在对误诊误治医案的体悟中总结失败教训，开拓思路，触类旁通，提高解决临床实际问题的能力。

2. 医案的阅读方法　阅读医案除遵循以上原则外，还必须掌握正确的方法，根据不同的医案类型，选择不同的阅读方法。常用的阅读方法有顺读法、逆读法、思读法、比较法等。

（1）顺读法：顺读法指按照病历的书写顺序而读，主要适合阅读写法明畅、系统的病历，但又未必局限于病情相对简单的顺序式病历，即使病情复杂或为逆叙书写的病历，只要思路清晰，照样可用此方法阅读。举例如下：

予友沈镜芙之房客某君，十二月起，即患伤寒。因贫无力延医，延至一月之久。沈先生伤其遇，乃代延余义务诊治。察其脉浮紧，头痛，恶寒，发热不甚，据云初得病时即如是。

因予：麻黄6克，桂枝6克，杏仁9克，甘草3克。又因其病久胃气弱也，嘱自加生姜3片、红枣2枚，急煎热服，盖被而卧，果一刻后，其疾若失。（《经方实验录·麻黄汤证其三》）

此案即为回忆式病历，顺读一遍，就可得知患者病起伤寒，虽然迁延日久，然其脉症仍是麻黄汤证，又考虑其患病日久，胃气已虚，遂予麻黄汤加姜、枣。叙事清晰，分析透彻，方证紧扣，自然药到病除。

（2）逆读法：逆读法即先看处方用药，以方（药）测证，然后再参考其案语，主要适用于阅读案语简要，或仅列出主症、主脉，或仅简述病机而无症状描述的医案。举例如下：

孙荣亚，三月初九日丁巳，脉紧舌淡，伤寒之轻者，尚在太阳之间。

桂枝一钱五分，麻黄一钱，白芍二钱，甘草一钱五分，川朴一钱，杏仁三钱，生姜一钱五分，红枣六枚。（《近代中医流派经验选集·范文虎医案》）

此案症状描述不详，仅有舌象、脉象的描述，方用桂枝汤合麻黄汤加川朴，以方测证并结合作者对于病因病机的简略描述，推测患者可能有发热、恶寒、骨节酸痛、咳嗽痰白等太阳病证的主要症状。

（3）思读法：思读法为顺读法的延伸，即顺读后又经过掩案思考再顺读之，主要适用于阅读病情疑难、复杂或者失治、误治的病历。举例如下：

魏提台，年69。平日劳心思虑，气结痰凝于胃，春三月得不寐之证，每至夜间胃中如焚，烦躁不宁，目不交睫，昼则稍安，毫不倦怠，饮食虽进而无味。诸医俱云心血不足而用天王补心丹，有议心肾不交而用加味地黄丸，有议思虑伤脾而用归脾丸。愈觉日甚，将有发狂之兆。如此两月余，延余诊视，面色红亮而浮，脉息沉小滑而有力，关部尤甚，此乃肝火郁而不舒，胃中胶痰固结而不通也。经云："胃不和则卧不安"；又云："阳明病，不得眠"。大便三四日一解，用礞石滚痰丸9克。大便去黏腻之痰不计，二便如火，以二陈、石膏、黄连、山栀、石菖蒲、钩藤、瓜蒌实、枳壳，连进四帖，即能安卧。然有时胃中如火，又用滚痰丸9克，去白痰碗许，仍用前述豁痰清火之药丸，服20日痊愈。一月后又停食冒风，胃脘作痛发热，用清导之药平安。后用加味六君子汤调养，健康倍常。（《历代名医老年病案评析·沈氏医案》）

本例所治失眠之案，病情也较为复杂，读后掩案深思，逐步分析其病情发展变化及治疗经过。其病因劳心思虑所致，发于春三月，主要见症为胃脘灼热，食不知味，烦躁不宁，彻夜难眠，仅此已足以说明其病机是肝气不畅，胃中不和，为什么前诊诸医生竟然一误再误呢？从前诊医生的用药可以看出，前医认为患者年届古稀而思虑又易伤心脾，所以治疗以调补为主，虽有补心、脾、肾之不同，但药不对症，岂能有效？直至沈氏接诊时，病人大便三四日一解，神情近狂，面色红亮，脉沉弦有力，关部尤甚，是一派肝有郁火，胃有痰结，肝胃不和，腑气不通之象，治当豁痰清火，通腑和胃为先，故选用礞石滚痰、加味二陈治之，如此则肝气柔和，心神安宁，失眠自愈。由此可知老年不寐既可因于正虚，也可因邪实，或者本虚标实，虚实夹杂，思虑固然可以耗心伤脾而致心脾两虚，但又何尝不可以伤其脾阳而停饮生痰，伤其肝用而滞气化火？可见临证施治，关键贵在变通，这也正是沈氏诊治本例成功之处。

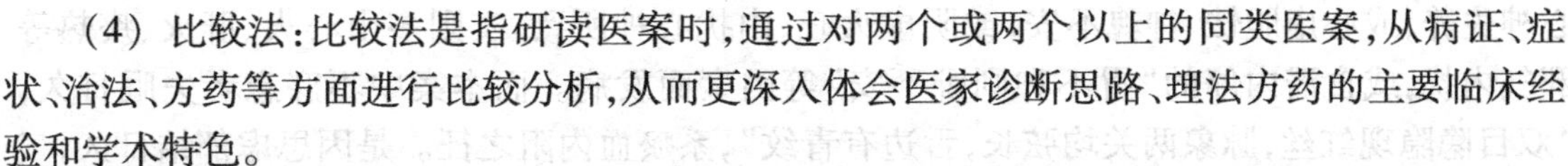

(4) 比较法:比较法是指研读医案时,通过对两个或两个以上的同类医案,从病证、症状、治法、方药等方面进行比较分析,从而更深入体会医家诊断思路、理法方药的主要临床经验和学术特色。

在阅读医案时,可对同一位医家,相同病证的不同医案做比较,从而进一步了解该病证的中医辨证论治规律;或是对同一位医家,同一张方药在不同医案中的运用做对比分析,旨在深入理解该医家灵活运用此方药的宝贵临床经验;又或是将不同医家治疗同一病证的医案做比较研究,重在探讨和总结各家诊治此病证的不同学术特色和临床经验。

二、病历赏析

前人曰"读书不如读案",《古今医案评议》云:"多读医案,绝胜于随侍名医,直不啻聚古今之良医,而相与晤对一堂"。一个好的病历,不仅能丰富和深化理论知识,而且可以提高临床诊疗水平,开阔视野,启迪思路,是学习中医的一个捷径。

案例一:

宪幕之子傅兄,年十七八,时暑月,因大劳而竭,恣饮梅浆,又连得大惊三四次,妄言妄语,病似邪鬼,诊其脉,两手皆虚弦而带沉数,予曰:数为有热,虚弦是大惊,又梅酸之浆郁于中脘。补虚清热,导去痰滞,病乃可安。遂用人参、白术、陈皮、茯苓、芩、连等浓煎汤,入竹沥、姜汁。与旬日未效,众皆尤药之不审。余诊之,知其虚之未完,与痰之未导也。仍予前方入荆沥,又旬日而安。(《格致余论·虚病痰病有似邪祟论》)

按:本案患者暑天劳作并饮冷后发病,出现"妄言妄语"等谵妄的表现,世俗皆认为是鬼邪作祟,以祈逐鬼驱邪。朱丹溪认为乃痰虚之为病。痰为水液代谢失常的病理产物,质地相对稠厚,"痰之为物,随气升降,无处不到"(《丹溪心法》),流窜全身,内可至脏腑,外可至经络、肌肤,上可蒙清窍,因此临床表现变化多端,故有"怪病多痰"之说。本案中,患者即是由于痰热郁于中脘,上扰心神,而出现谵妄的表现。临床上痰之为病,除了要重视痰证的特有表现,还要分析生痰之因。中医认为"脾为生痰之源",若脾虚健运失职,则水湿停滞,聚而成痰。本案中"虚"即指脾虚,是不可忽视的致病原因。朱丹溪对此亦有论述:"血气两亏,痰客中焦,妨碍升降,不得应用,以致十二宫各失其职,视听言动,皆有虚妄。以邪治之,其人必死。"(《格致余论·虚病痰病有似鬼邪祟论》)。故本案以人参、白术、茯苓补脾益气,实脾土,燥脾湿,以治痰之本;黄芩、黄连清心除热,陈皮、竹茹、姜汁化痰导滞,守方治之,终获痊愈。

案例二:

徐××,壮年。患者操劳忧虑,心神交瘁,久之酿成失眠,往往终宵不能合目。西药治疗可取眠数小时,然梦魂颠倒,过后益增疲乏。今岁入夏以来,失眠变本加厉,历经医治罔效,自8月14日起至今日已达三夜还未入睡,头脑懵懵,衣不知热,食不知味,……面色皖白,而神采飞扬,谈笑自若,双目隐隐现红丝,脉象两关均弦长,舌边有青纹。方药:桃仁、红花、当归、川芎、怀牛膝、参三七、大生地、柴胡、京赤芍、炒枳壳、炙甘草,一剂后即夜卧贴然,连服15剂,未见再发。(孙幼立.范文虎先生失眠医案一则.中医杂志,1963,(7):15.)

按:本案中患者系属不寐。不寐是指夜间不易入睡,或睡而易醒,甚则彻夜不眠的表现,常伴有多梦。其病机有虚实之分。《景岳全书》曰:"神不安则不寐。其所以不安者,一由邪气之扰,一由营气之不足耳。有邪者多实证,无邪者皆虚证。"故不寐者,虚则多因阴血亏虚、心神失养，或心虚胆怯、神魂不安，或阴虚火旺、内扰心神所致；实则多由心火、肝火、痰热等邪气内扰，或食滞内停的“胃不和则卧不安”等因素而发病。而本案中不寐患者失眠日久，“双目隐隐现红丝，脉象两关均弦长，舌边有青纹”，系瘀血内阻之征。是因思虑郁结日久，气郁则血行瘀滞，瘀血不去则睡眠不安，为“邪气之扰”，属实，故范氏连投血府逐瘀汤而获效。本案对不寐的辨析，重视辨证，活法机圆，灵活思辨，堪称典范。

案例三：

患者韩某，男，42岁。连日来寝寐间冷汗溅然而出，寤则通身如浴，片刻汗尽收，重入寐又复如此，昼日畏寒倦怠，腹微疼喜按，大便次多而薄，纳谷欠振，脉象弦迟，舌质胖嫩苔薄白。证属脾肾阳虚，阳虚之体卫气亦弱，方选仲景桂枝加附子汤合理中汤加减，以温卫阳，扶脾阳，壮肾阳，服方四剂汗敛症减，仍以附子理中汤振奋阳气而收功。（徐善元．阴虚自汗、阳虚盗汗辨．浙江中医学院学报，1983，(6)：8-9.）

按：本案中患者汗出异常，表现为寐则汗出，寤则汗止，是为盗汗。临床上，盗汗患者常伴有潮热、颧红、五心烦热、舌红、脉细数等症，多为阴虚内热所致。而本案患者却并非我们常见的阴虚盗汗，而实属阳虚。患者畏寒倦怠，腹隐痛喜按，大便溏泄，纳谷不馨，脉弦迟，舌质胖嫩苔薄白，是为脾阳亏虚之征，阳虚则卫气虚弱，腠理不密，入寐则卫气入里，卫表更虚，腠理开而营液泄，故有盗汗，医者投以桂枝加附子汤合理中汤温阳敛汗而获效。因此，对于汗出异常的辨析，不能局限于“阳虚自汗、阴虚盗汗”的固定思维，而须以阴阳为纲，四诊合参，综合判断，正如张景岳在《景岳全书·杂症谟》中谓：“……所以自汗盗汗亦各有阴阳之证，不得谓自汗必属阳虚，盗汗必属阴虚也。”

案例四：

一富家妇人，伤思虑过甚，二年不寐，无药可疗。其夫求戴人治之。戴人曰：两手脉俱缓，此脾受之也。脾主思故也。乃与其夫，以怒而激之。多取其财，饮酒数日，不处一法而去。其人大怒汗出，是夜困眠，如此者，八、九日不寤，自是而食进，脉得其平。（《儒门事亲·卷七·内伤形》）

按：本案中妇人因思虑过甚而致不寐，为情志因素致病。人的喜、怒、忧、思、悲、恐、惊七种情志活动，原系人的精神意识对外界事物的反应，是人人皆有的情绪体验。一般情况下不会导致或诱发疾病。作为致病因素，是指七情过于强烈、持久或失调，引起机体阴阳失调，气血不和，经脉不通，脏腑紊乱而致病。本案中妇人思虑过甚，不寐，两手脉俱缓，为七情病证中的思伤脾证候。患者思虑过度，伤及心脾，脾失健运，心神失养，故常常表现为腹部胀满，不思饮食，倦怠乏力，面色萎黄，头晕健忘，心悸失眠，消瘦，脉缓等。张从正在此案中，运用的是情志疗法。这种以情胜情的情志疗法源自《素问·五运行大论》：“怒伤肝，悲胜怒；喜伤心，恐胜喜；思伤脾，怒胜思；忧伤肺，喜胜忧；恐伤肾，思胜恐”。张从正抓住了妇人的致病因素，以情胜情，以怒胜思，正如其在《儒门事亲·九气感疾更相为治衍》所说“怒可以治思，以污辱欺罔之言触之”，收到了意想不到的治疗效果。

案例五：

男，41岁。1961年10月以来，每日腹泻，有时失禁遗裤。初为水泻，一天二十多次，近变为婺溏，一天四至七次不等。便前肠鸣漉漉，无腹痛感，纳食尚佳，脉细带弦，舌质红，苔黄白厚腻。诊断为脾阳不运而湿不化，直趋大肠为泻，邪久伤阴……处方：党参、黄芪、山药、诃子、炮姜、炙草、红枣、葛根、升麻。服四剂后，苔腻化薄，舌质不红，肠鸣减少，原方去升、葛，

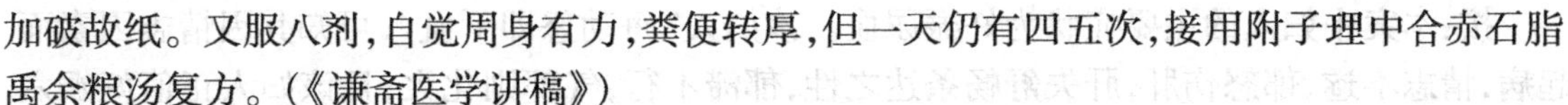

加破故纸。又服八剂，自觉周身有力，粪便转厚，但一天仍有四五次，接用附子理中合赤石脂禹余粮汤复方。(《谦斋医学讲稿》)

按:本案中患者的主要症状是泄泻。大便次数增多，便质稀薄，甚至便稀如水样的症状即为泄泻，是临床常见的症状，多因外感风寒湿热疫毒之邪，或内伤饮食，或情志失调，或脾胃虚弱，或肾虚命门火衰等所致。本案中患者系因脾阳亏虚，运化失常，水湿不化，大肠传导亢进，水液直趋于下而致肠鸣漉漉、腹泻;水湿内盛则舌苔厚腻;患者初为水泻，一天二十余次，津液耗损，且泻久伤阴，阴虚则热，故舌质偏红。如若因为舌质偏红而用苦寒药物，势必脾阳更伤，甚则脾气下陷，故治法仍宜温阳中焦为主，稍佐升清。

案例六:

一妇人，盛暑洞泄，厥逆恶寒，胃脘当心而痛，自腹引胁，转为滞下，呕哕不食。医以中暑霍乱疗之，益剧。脉三部俱微短沉弱，不应呼吸。曰:此阴寒极矣，不亟温之，则无生理。《内经》虽曰:“用热远热”，又曰“有假其气，则无禁也”。于是以姜、附温药，服之七日，诸症悉去，再以丸药除其滞下而安。(《古今医案按·卷七》)

按:本案中妇人为中焦虚寒所致的胃脘痛、泄泻。盛暑之时，外感寒邪，直中于里，克于胃腑，损伤脾阳，乃至中焦阳气亏虚，虚寒内生，故患者有厥逆恶寒;脾阳亏虚，运化失常，水湿不化，流注肠中，则有洞泄;寒邪直中胃腑，胃气失和，故胃脘疼痛;胃纳失常，胃失和降，胃气上逆，则有呕哕不能食;脾胃虚寒，阳气虚损，则三部脉皆微短沉弱。本案虽发生于盛暑之季，但根据患者的临床表现及医者的经验综合判断，患者并非是湿热之邪所致的胃痛、泄泻，其病证实属中焦虚寒，故有医者“以中暑霍乱疗之，益剧”。本案中，滑寿抓住了疾病的本质为中焦虚寒，以干姜、附子之类的温阳药，温阳散寒，兼顾脾气，故“服之七日，诸症悉去”。《内经》虽有“用热远热”之说，但若属虚寒之证，则当以温阳之法治疗，临床上应结合患者病情，灵活应用中医学理论，辨证施治。

案例七:

一妇人多怒，经行或数日或半月即止。三年后淋漓无期，肌体倦瘦，口干内热，盗汗如洗，日晡热甚，余用参、芪、归、术、茯神、远志、枣仁、五味、丹皮、龙眼肉、炙草、柴胡、升麻，治之获痊。此症先因怒动肝火，血热妄行，后乃脾气下陷，不能摄血归源，故用前药。若胃热亡津液而经不行，宜清胃。若心火亢甚者，宜清心。若服燥药过多者，宜养血。若病久气血衰，宜健脾胃。(《女科撮要·上卷》)

按:正常月经一般每月一行，周期为28天左右，行经天数3~5天，量中色红，不夹血块。本案中患者的主要症状是经期延长，淋漓不尽。患者因情志起病，素来“多怒”，怒动肝火，肝火内盛，火热之邪迫血妄行，而至血海不宁，经期延长。情志不遂，郁怒伤肝，肝失条达，横犯脾土，损伤脾气，而致脾虚;加之长期经期延长，气随血耗，气虚更甚，终致脾虚气陷。脾虚则不能统摄血液，故而“三年后淋漓无期”;脾虚则运化失常，气血化生不足，故“肌体倦瘦”;经血淋漓不尽，血亏阴耗，阴不制阳，虚热内生，故见“口干内热，盗汗如洗，日晡热甚”。因此，本案治以健脾补气、升阳举陷，兼顾清热滋阴。

案例八:

一妇人妊娠六月，每动怒即下血，甚至寒热头痛，胁胀腹痛，作呕少食。余谓寒热头痛，乃肝火上冲;胁肋胀痛乃肝气不行;作呕少食，乃肝侮脾胃;小便下血，乃肝火血热。用小柴胡加芍药、炒黑山栀、茯苓、白术而愈。(《妇人大全良方·卷十二》)

按:本案中妇人的主要症状为妊娠尿血。该妇人“每动怒即下血”,可知其因情志因素而起病,情志不遂,郁怒伤肝,肝失舒畅条达之性,郁滞不行,气郁则化火;且该妇人正值妊娠六月,血聚胞宫养胎,而肝之阴血愈亏,则肝火愈旺。肝火内炽,火热之邪迫血妄行,则有尿血;肝火循经上扰,则有寒热头痛;肝火内盛,灼伤邪络,肝失调达柔顺之性,则胁肋胀痛;肝失条达,横逆犯脾胃,脾气虚损,胃气失和,则脘腹疼痛;胃之受纳腐熟功能失司,则食少;胃失和降,胃气上逆,故有恶心欲呕。本案中陈氏肝脾同调,治以清肝止血,健脾益气而获效。

案例九:

陆祖愚治顾玉岩,年六十,患伤寒。服药头疼骨痛已除,身热烦躁,兼发赤斑而狂。诊之,六脉沉数有力,目瞪直视,噤不出声,舌黑芒刺,四肢冰冷。询其大便,二十日不行。谓年虽高,脉尚有神,力任无事。投以大承气汤,目闭昏沉,咸谓决死。一二时顷,腹中鸣响,去燥屎若干,诸症脱然,仅存一息,改用人参、麦冬、归、芍、芪、术,调理而安。(《续名医类案·伤寒》)

按:本案中患者为伤寒阳明腑实证。患者伤寒病,病邪未解,邪热内传,与肠中糟粕相搏,燥屎内结,腑气不通而致阳明腑实证。其主要病机可以简要概括为“胃家实”,“胃家”指胃肠,“实”指邪气壅盛而正气不虚。患者邪热内盛,内扰心神,故身热烦躁,甚则发狂;邪热与糟粕互结于肠道,腑气闭阻不通,故大便不通,“二十日不行”;邪热内闭,不能外达四肢,故有四肢冰冷;邪热蒸腾,津液消灼,故舌苔焦黑干裂,甚至舌生芒刺;邪热内盛,燥屎内结于肠道,腑气不通,实邪壅滞,故脉象沉实,且数而有力。邪热久居,必耗气伤阴,故医者治以大承气汤峻下热结,燥屎得下后,改用“人参、麦冬、归、芍、芪、术”等药补气养阴生津。

案例十:

东都张氏孙,九岁,病肺热,他医以犀、珠、龙、麝、生牛黄治之,一月不愈。其证嗽喘闷乱,饮水不止,全不能食。钱氏用使君子、益黄散。张曰:本以热,何以又用温药?他医用凉药攻之,一月尚无效。钱曰:凉药久则寒不能食,小儿虚不能食,当补脾,候饮食如故,即泻肺经,病必愈矣。服补脾药二日,其子欲食,钱以泻白散泻其肺,遂愈。张曰:何以不虚?钱曰:先实其脾,然后泻肺,故不虚也。(《小儿药证直诀·卷中》)

按:本案中患儿的主要症状是咳嗽、气喘,他医皆诊断为“肺热”。从患儿症状“嗽喘闷乱,饮水不止”来看,确实为肺热。痰热壅阻于肺,肺失清肃,气逆于上,则有“嗽喘”;肺热蕴郁,胸中气机不利,则有胸闷;痰热内扰心神,则有烦躁;肺经邪热亢盛,耗伤津液,故口干渴而“饮水不止”。既如此,为何他医投以寒凉清肺之剂却“一月不愈”?其实患儿并非单纯的里实热证,而是虚中夹实的虚实夹杂证。小儿脏腑娇嫩,形气未充,脾胃欠佳,且脾肺为母子之脏,肺病常易伤及脾胃。因此,“以犀、珠、龙、麝、生牛黄治之”,寒凉之剂虽可清肺,而脾阳更伤,患儿“全不能食”可见一斑。钱氏诊治患儿,抓住了脾虚肺实的病情本质,先实其脾气,而后泻其肺热,故能治愈。因此,在临床上,不能放过任何一个可疑之处,可疑之处便是“藏奸之处”,四诊合参,废一不可。对于错杂复杂的病情,须分清主次,判明标本,权衡缓急,灵活施治。

小　结

中医诊断是极为复杂的思维过程,包括病情资料的采集、整理、辨证方法的选用和得出辨证结论。收集病情资料时,应重视主诉,以主诉为切入点;重视对常规问诊信息的采集;四

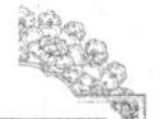

诊合参,不可偏废;边诊边断,边断边诊。对病情资料的属性进行分类,有助于确定它们在诊断中的地位、性质和属性。在病情资料的综合整理上,要重视资料的完整性和系统性、资料的准确性和客观性、资料的一致性等。中医诊断的辨证方法较多,要注意各种辨证方法的区别、联系及选用原则与适用范围,辨证的基本内容主要是明确病位,分辨病性,辨析病因,判断病情,阐释病机,审度病势,确定证名。

病历是中医学临床实践的真实记录,病历书写也是综合性很强的内容,书写格式和内容都有严格的要求和规定,病历书写的基本要求是客观、真实、准确、及时、完整、规范。掌握病历书写的要求和内容。掌握病历阅读的思路与方法。

复习思考题

1. 为了准确辨证,对四诊资料的基本要求有哪些?
2. 中医辨证思维的关键因素有哪些?
3. 如何理解病证结合?
4. 中医病历中的诊断内容有哪几项?

附　篇
特殊诊法与鉴别诊断

人体是一个有机统一的整体，在整体与各部分之间，不仅有组成关系，而且有信息互映关系，任何一个相对独立的部分，都是整体的缩影。因此，观察、检测局部的微小变化，可以了解整体的情况。中医特殊诊法颇多，如耳诊、甲诊、第二掌骨侧诊、五轮诊、山根诊、人中诊、掌诊、足诊、鱼际络脉诊、手足皮纹诊、腹诊、脐诊、背腧穴诊等。本篇将选择介绍一些特殊诊法。

临床上许多病证的表现多样，病情复杂。不同疾病可出现相同的证候及症状，不同症状、证候可出现于同一疾病之中。因此临证除了详细、全面收集病情资料，综合分析，还要重视相似症状、相类证候、相近病种的鉴别诊断，这也是中医诊断的重要环节之一。本篇主要介绍常见症状鉴别诊断的有关内容。

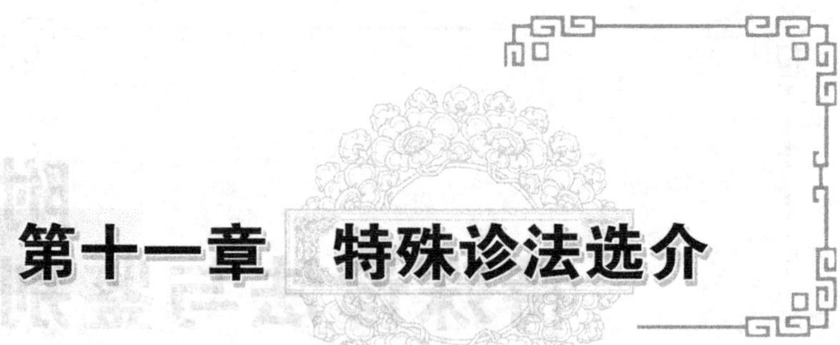

第十一章 特殊诊法选介

特殊诊法是基于中医学的整体观念而逐渐形成的,也体现了中医诊断学“见微知著”的基本原理。这些特殊诊法,可从不同角度为早期认识和诊断疾病提供一定依据。本章主要介绍耳诊、甲诊和第二掌骨侧诊法。

第一节 耳 诊

耳诊是通过观察耳廓的色泽、形态及阳性反应物(如丘疹、脱屑等)变化,或触摸其形态改变,或按压耳廓穴位以检查阳性压痛点,或测量其生物电变化以诊察病证的方法。

一、诊断原理

耳与全身脏腑经络有密切的关系。《灵枢·邪气脏腑病形》曰:“十二经脉,三百六十五络,其血气皆上于面而走空窍,……其别气走于耳而为听。”《灵枢·口问》曰:“耳者,宗脉之所聚也。”故耳具有反映全身脏器生理、病理的全息作用,察耳可较早测知内脏疾患。

二、诊察方法与注意事项

目前,耳诊已由以往的单一耳穴望诊法,发展为包括耳穴望诊法、耳穴触诊法、耳穴压痕法、耳穴电测定法、耳穴染色法、耳穴知热感度测定法、耳温测定法、耳穴压痛法、耳心反射法等多种方法在内的综合耳诊,并在临床得到了广泛应用。现将目前临床常用的几种方法介绍于下:

1. 望诊法　通过肉眼观察耳廓的色泽、形态变化及丘疹、脱屑等阳性反应物,并依据其所在耳穴对病证作出诊断。望诊以充足的自然光线为佳,医者的双眼应与患者的耳廓处在同一水平位置,保持平视,避免折射或反光干扰。望诊前忌揉擦、洗浴耳廓,排除耳廓上痣、疣、脓疱、冻疮、疤痕等假象,注意耳廓上阳性反应物与气候、汗出的关系等。

2. 触诊法　包括触摸法和压痛法。

触摸法是医者一手轻扶患者耳廓,将拇指指腹放在被测耳穴上,食指衬于耳背相对部位,两指腹互相配合进行触摸。触摸法主要注意有无隆起、凹陷、压痕及其深浅。触摸时一般先上后下、先内后外、先右后左,按耳廓解剖部位进行。在系统触摸耳廓各部位基础上,右耳以触摸肝、胆、胃、十二指肠、阑尾穴为主;左耳以触摸胰、心、脾、小肠、大肠穴为主。

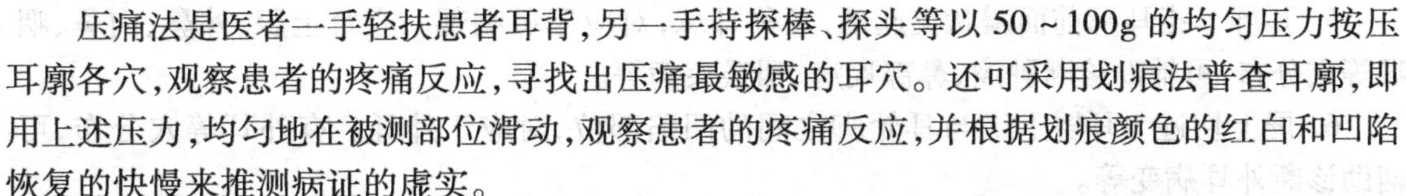

压痛法是医者一手轻扶患者耳背，另一手持探棒、探头等以 50～100g 的均匀压力按压耳廓各穴，观察患者的疼痛反应，寻找出压痛最敏感的耳穴。还可采用划痕法普查耳廓，即用上述压力，均匀地在被测部位滑动，观察患者的疼痛反应，并根据划痕颜色的红白和凹陷恢复的快慢来推测病证的虚实。

3. 电测定法　采用耳部信息诊断仪或耳穴探测仪，探查耳穴生物电的改变，以电阻降低（阳性信号）的部位作为躯体、内脏病证诊断的参考，又称为良导法，所探查到的穴点也叫良导点。

上述各项耳穴诊断法在临床应用时可互相参照，并可根据一看（望诊法）、二摸（触摸法）、三压（压痛法）、四电（电测定法）进行系列诊察。诊察时必须对出现的各种阳性反应全面分析，方能排除假阳性点，得出比较正确的结论。

三、正常表现与生理变异

一般而言，耳廓应坚硬高耸，色泽粉红鲜润，或白而明泽，耳的上部高于眼睛，耳门宽大，耳垂厚圆，轮廓分明，左右对称。

小儿皮肤细嫩，耳上的脉络明显。妇女在月经期前或期后，耳廓和耳穴子宫区域颜色也会有变化，经前较红润，经后较淡白。另外，耳廓的色泽也会因不同季节、气候的影响而略有不同。这些都属于正常的生理变异现象。

四、临床应用

（一）色泽、形态异常

参见局部望诊中望耳部分。

（二）耳穴分布与应用

人体发生疾病时，常会在耳廓的相应部位出现阳性反应点，如压痛、变形、变色、水疱、结节、丘疹、凹陷、脱屑、电阻降低等，这些反应点就是耳穴。耳穴在耳廓的分布有一定规律，类似胎儿，头部朝下，臀部朝上。耳穴的分布如下：

1. 耳轮　耳廓最外缘的卷曲部分。有肿瘤特异区、外生殖器、睾丸、尿道、直肠下段、肛门等穴分布，可辅助诊断肿瘤及相关部位的病变。耳轮深入至耳腔内的横行突起部分为耳轮脚，耳轮脚周围对应于消化系统。有口、食管、贲门、胃、十二指肠、小肠、阑尾、大肠等穴分布，可辅助诊断相关消化系统脏腑的病变。

2. 对耳轮　在耳轮的内侧，与耳轮相对的隆起部，又称对耳轮体，对应于脊柱和躯干。有颈椎、胸椎、腰椎、骶椎、颈、胸、腹、甲状腺、乳腺等穴分布，可辅助诊断相关部位的病变。对耳轮上方有两分叉，向上分叉的一支为“对耳轮上脚”，对应于下肢。有趾、跟、踝关节、膝关节、髋关节、膝等穴分布，可辅助诊断相关部位的病变。向下分叉的一支为“对耳轮下脚”，对应于臀部。有臀、交感、坐骨神经等穴分布，可辅助诊断臀骶部疾患、内脏疼痛、坐骨神经痛等。

3. 三角窝　对耳轮上脚和下脚之间的三角形凹窝，对应于盆腔。有子宫（精室）、盆腔、卵巢等穴分布，可辅助诊断妇科疾病和性功能障碍等。

4. 耳舟　耳轮与对耳轮之间的沟，又称舟状窝，对应于上肢。有锁骨、肩、肘、腕、指关节等穴分布，可辅助诊断相关部位的病变。

5. 耳屏　指耳廓前面瓣状突起部，又称耳珠，对应于鼻咽部。有肾上腺、外鼻、内鼻、咽喉等穴分布，可辅助诊断肿瘤、鼻部疾病、咽喉疾病等。

6. 屏上切迹　耳屏上缘与耳轮脚之间的凹陷部位，对应于外耳。有外耳等穴分布，可辅助诊断外耳病变等。

7. 对耳屏　对耳轮下方与耳屏相对的隆起部位，对应于头部。有腮腺、脑点、额、皮质下等穴分布，可辅助诊断腮腺疾病、脑及内分泌疾病、前额头痛、神经系统疾病及肿瘤等。

8. 屏间切迹　耳屏与对耳屏之间的凹陷部位，对应于内分泌。有内分泌、卵巢2、目1等穴分布，可辅助诊断生殖系统疾病、内分泌紊乱及目疾等。

9. 屏轮切迹　对耳屏与对耳轮之间的稍凹陷部位，对应于脑干。有脑干等穴分布，可辅助诊断脑部疾病等。

10. 耳垂　耳廓最下部，无软骨的皮垂，对应于颜面部。有扁桃体、内耳、眼、舌、面颊区、肿瘤特异区1等穴分布，可辅助诊断咽喉疾病、梅尼埃病及内耳疾病、眼疾、舌疾、面部疾病、肿瘤等病变。

11. 耳甲艇　耳轮脚以上的耳腔部分，对应于腹腔。有肾脏、膀胱、输尿管、前列腺、胰胆、肝脏等穴分布，可辅助诊断肾脏疾病、性功能障碍、泌尿系感染、前列腺疾病、胰胆疾病、肝胆疾病、神经衰弱、骨骼疾病等的病变。

12. 耳甲腔　耳轮脚以下的耳腔部分，对应于胸腔。有心脏、肺、气管、支气管、脾脏等穴分布，可辅助诊断心脏疾病、肺部疾病、皮肤病、气管炎、消化系统疾病等。

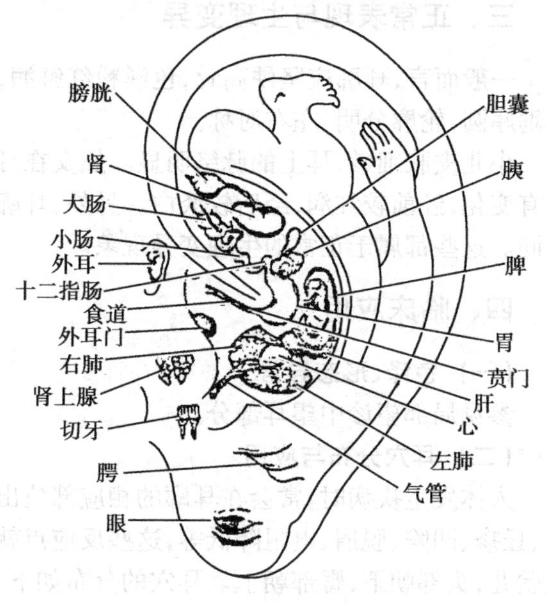

图11-1　耳穴分布规律图

可见，与头面部相应的穴位在耳垂邻近，与上肢相应的穴位在耳舟，与躯干和下肢相应的穴位主要分布在对耳轮和对耳轮上、下脚，与内脏相应的穴位多集中在耳甲艇和耳甲腔，消化道在耳轮脚周围环形排列。如图11-1所示。

第二节　甲　诊

甲诊是通过观察指(趾)甲的色泽、形状、质地等变化，以诊察病证的方法。

一、诊断原理

爪甲为脏腑气血之外荣，与人体的脏腑经络有直接联系，十二经脉井穴均出入于爪甲根端，阳经自此出表，阴经自此入里，互为表里的经脉以甲皱襞、甲床丰富的孙络为沟通渠道，使爪甲成为经络输转的枢纽，故人体生理病理能反映于爪甲，形成具有特异性的甲象。

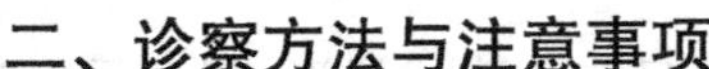

二、诊察方法与注意事项

在自然光下，患者伸手平放于桌上，掌心向下，各指自然伸直，医者于相距约一尺处，以目直接观察(亦可借助放大镜以观察)。诊察时宜逐一检查各指甲床、甲体、甲半月，分辨其色泽、形状、质地等，必要时还可按压甲体，观察甲床的色泽改变。一般诊视两手指甲互相对比，必要时可以诊察两足趾甲。诊察时患者应洗净指(趾)甲，有染甲者要清除染色。

三、正常表现与生理变异

健康指甲占手指末节约3/5，呈椭圆形拱起，顶端横径稍大于基部横径，对称不偏斜，无凹陷或末端向上翘起的现象。甲质坚韧，有一定弹性，厚薄适中，光滑润泽，淡红含蓄，甲面无纵横沟纹，甲上无干扰斑，甲下无斑纹瘀点，甲缘整齐无缺损，甲周软组织皮肤完整而柔软，无角化、撕裂、倒刺等。轻压甲面，松后红润迅速复原。指甲基部的白色如半月形部分称指甲半月，俗称甲白，色呈乳白，占指甲面积的1/5左右，左右对称。成年人一般7个月左右指甲更新一次。

四、临床应用

(一) 色泽异常

1. 白甲　甲床苍白，提示气血虚衰。甲面有白斑，提示肠道寄生虫。若呈浊白色或黑灰色，为灰指甲病。

2. 红甲　甲床红赤，提示热证。若甲游离缘出现梭形或纵行线状出血，可见于凝血功能障碍等。心气衰竭，心血瘀阻者，也可致甲床紫红。

3. 黄甲　甲床色黄，提示湿热熏蒸，可见于肝胆疾病、溶血等。黄而鲜明，提示病轻、病程短；黄而晦暗，提示病重、病程长。

4. 青甲　甲床色青，提示寒证、血瘀、痛证、惊厥，见于心血管疾病、急腹症等。

5. 黑甲　甲床色黑，主寒证、血瘀、痛证。久病出现黑甲而枯槁无泽，提示肾气将绝，其病凶险。

(二) 形状异常

1. 长甲　甲面修长，对光观察甲面上有轻微的纵行沟纹，提示呼吸功能较弱，情绪欠稳。

2. 短甲　甲面短，占末节指节1/3左右，反映情绪不稳定，急躁易怒，易患高血压及肝病。

3. 圆甲　甲面紧贴左右肉际，与上端肉际缘共同构成半圆形甲，反映情绪不稳，易患眩晕、偏头痛等。

4. 卵甲　甲面边围与顶端围成卵形，整个甲四周曲线缓和无棱角，对光观察甲面上有轻微的纵行沟纹，反映较易患胃病、头痛及失眠等。

5. 窄甲　甲面左右横径小，约为甲长的1/3，两侧肉际较宽，提示易患颈、腰椎病、骨质增生及心脏病。

6. 阔甲　甲面横径大，顶端更显，甲根部凹下，半月相应扁长，提示易患甲状腺功能变异性疾病、生殖功能低下。

7. 方甲　甲面横纵长度比约为4/3或相等，甲长不及末节指节的一半，提示易患循环系统疾病、心脏病等。

8. 梯甲　上端横径小于根部，甲面呈梯形，有时半月可呈三角形或梯形，提示易患呼吸系统疾病。

9. 三角甲　甲上距大于甲根部，长度比为(2～3)：1，半月呈三角形，提示易患中风。

10. 嵌甲　甲左右两端深陷于左右肉际之中，形成镶嵌状，提示易患神经系统疾病。如甲倒刺入肉际中，须排除因外伤及挤压所致。

11. 纵沟甲　甲面上有纵行沟纹，甲面凹凸不平，多提示肝肾不足，肝阳上亢或气血亏虚，易患营养不良症、过敏症、呼吸系统疾病。40 岁以上指甲出现数条均匀的凸起纵纹，属正常，为人体较早出现的老年信号。

12. 凸甲　甲面中央明显凸起高于四周，甲端部下垂，像贝壳或倒覆的汤匙，提示易患结核病，如根部紫色更应注意。

13. 凹甲　甲面中央凹下低于四周，多提示肝肾功能不佳，易于疲劳，也易患不育症。

14. 横沟甲　甲面可见凹下横沟而凹凸不平，甲面透明度不良，多提示肺功能异常或肝气郁结。如甲下有一条瘀血带，多因受伤所致，根据其横沟至根部距离可推测受伤时间。

15. 勺甲　甲面伸长至顶端肉际时向上翘起，形如汤匙，提示易患贫血、营养不良症。

16. 软薄甲　甲面软薄缺少韧性，甲下色淡，半月不整，甲皱亦不规整，提示易患出血症，也见于久病之人。

17. 剥甲　甲面与甲床逐渐分离，初起指甲游离端处发白变空，向甲根部逐渐蔓延，甲色灰白无泽，甲质软薄，提示出血症及营养不良而致贫血等。

18. 黑线甲　甲面上出现一条或几条细而黑的纵行线，半月泛红偏斜，提示内分泌失调，妇女经期不调，行经腹痛。

19. 花斑甲　甲面不光洁，甲色不明润，有暗黄斑块，提示有消化系统疾病，或长期神经衰弱，易于疲乏倦怠。

20. 串珠甲　甲面出现纵向凹凸不平的串珠样改变，或甲面内有串珠样斑点，提示消化系统疾病，微量元素缺乏。

21. 筒状甲　指甲内卷如筒，也叫“葱管甲”，多见于久病体虚之人，或安逸少劳者。

22. 纵裂甲　甲板不坚，失去韧性，从中央裂成两片，提示易患循环系统疾病或痴呆症，也见于外伤或甲癣。

23. 代甲　指甲自行脱落，多因患疔疽疠毒所致。如已排除外科疾患，则为“筋绝”危候。

24. 柴糠甲　甲面变脆枯槁无光泽且自远端两侧增厚，粉状蛀蚀或缺损，表面高低不平，呈朽黄色，提示循环功能失常，易患脉管炎、肌萎缩等症，亦见于甲癣。

25. 报伤甲　甲下出现按压不散的瘀血斑点，可以显示受伤时间及情况，故得名。斑点呈点状多为钝物所伤；呈条状多为撕裂伤；呈片状多为挤压伤。

（三）指甲半月异常

1. 甲半月色淡白多为气血两虚；色青多为气血瘀滞；暗红多为心血管疾病。

2. 甲半月过大，易患肝阳上亢、中风；过小多为气血两虚。

3. 甲半月偏斜不正，甲下色粉或粉中有苍白暗区，提示机体抵抗力下降。

4. 甲半月缺失，甲下色淡暗，提示消化吸收欠佳，情绪紧张，机体抵抗力减弱。

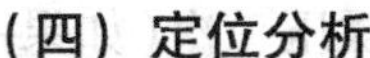

(四) 定位分析

临床可根据甲诊病理信息出现的部位,推测机体病变部位。拇指指甲:主要反映头颈部疾病及全身疾病。食指指甲:主要反映头以下、膈肌以上的胸部疾病,亦反映上焦、上肢及部分中焦和咽喉部疾病。中指指甲:主要反映膈肌以下至脐以上病变。无名指指甲:反映脐下至二阴以上病变。小指指甲:反映腰、膝以下病变。

第三节　第二掌骨侧诊

第二掌骨侧诊法是运用第二掌骨侧全息穴位群,以诊察病证的方法。

一、诊断原理

中医学认为,人体体表的每一个穴位,均是体内脏腑、经络之气输注于体表之所在。根据穴位与脏腑对应的原则,凡是机体某一组织或器官有病,就必然会在特定的穴位上有所反映,通过按压这些穴位,就能诊断内在脏腑的病变。

第二掌骨节肢系统包含着整个人体各个部位的生理、病理的信息,故此群穴位被称为第二掌骨侧全息穴位群,这些穴位群分布形式与它们所对应的部位或器官在整体上的分布形式相似,如图11-2所示。

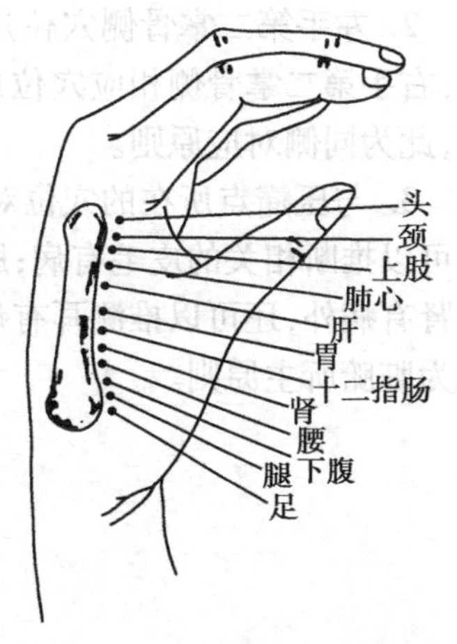

图11-2　第二掌骨侧全息穴位群

第二掌骨节肢的近心端为足穴,远心端为头穴。将头穴与足穴连线分为三等份,从头穴端算起,中间两点依次为颈穴、上肢穴。肺穴与胃穴连线的中点为肝穴。胃穴与足穴的连线分为6等份,从胃穴端算起,五个点依次是十二指肠穴、肾穴、腰穴、下腹穴、腿穴。这些穴位所对应的不仅是穴名所指出的整体上的部位和器官,还包括整体上与穴名所指出的部位或器官处于同一横截面及邻近的其他部位或器官。如:

头穴:对应头、眼、耳、鼻、口、牙。颈穴:对应颈、甲状腺、咽、气管上段、食管上段。上肢穴:对应肩、上肢、肘、手、腕、气管中段、食管中段。肺心穴:对应肺、心、胸、乳腺、所管下段、支气管、食管下段、背。肝穴:对应肝、胆。胃穴:对应胃、脾、胰。十二指肠穴:对应十二指肠、结肠右曲。肾穴:对应肾、大肠、小肠。腰穴:对应腰、脐周、大肠、小肠。下腹穴:对应下腹、子宫、膀胱、直肠、阑尾、卵巢、睾丸、阴道、尿道、肛门、骶。腿穴:对应腿、膝。足穴:对应足、踝。

二、诊察方法与注意事项

以测患者右手第二掌骨侧为例,医生与患者相对,用右手托起患者右手,患者右手如松握鸡卵状,肌肉自然放松,虎口向上,食指尖与拇指尖相距约3cm。医者用左手拇指尖在患者右手第二掌骨的拇指侧与第二掌骨平行处,紧贴第二掌骨且顺着第二掌骨长轴方向轻轻来回按压,可觉有一长凹槽,第二掌骨侧穴位群即分布在此浅凹长槽内。医生以左手拇指尖逐个按压穴位,指尖垂直于浅凹长槽的方向施力,并略带以第二掌骨长轴为轴的顺时针方向旋转30°的揉压动作,从而使指尖的着力点抵达相应内脏的位置。按照第二掌骨侧全息穴位群的分布图,在第二掌骨侧从头穴至足穴以大小适中且相等的压力顺序揉压一次(如果一次测试结果不明显,可再重复揉压1~2次)。在揉压时观察到患者有明显的麻、胀、重、酸、痛的感觉时,可在此穴稍用力揉压或按压,如患者反应强烈,则称此为压痛点。如果测试患者左手,则以医生左手托患者左手,用右手拇指尖以第二掌骨长轴为轴作逆时钟揉动。手法和步骤与测试患者右手相同。

三、正常表现与生理变异

如果某穴不是压痛点,则此穴对应的人体上的相应部位无病。第二掌骨侧没有压痛点多昭示全身无病。

四、临床应用

临床上测试者可根据第二掌骨侧穴位压痛点的有无及位置作出判断:

1. 如果某一穴位是压痛点,则提示此穴所对应的人体上的同名部位或器官,或这一部位所处的横截面上以及邻近的其他部位或器官有病,此为部位对应原则。

2. 左手第二掌骨侧穴位压痛反应较左手的同名穴位强,表明人体左侧病重或病在左侧;右手第二掌骨侧相应穴位压痛反应较左手的同名穴位强,表明人体右侧病重或病在右侧,此为同侧对应原则。

3. 与压痛点所在的穴位对应腑脏密切相关的部位有病。如肺穴压痛除说明肺有病外,还可以推断相关的皮毛有病;肝穴压痛除说明肝有病外,还可以提示目有病;肾穴压痛除说明肾有病外,还可以推测耳有病等。总之,其病变部位遵循脏腑所主的部位或器官的规律,此为脏腑所主原则。

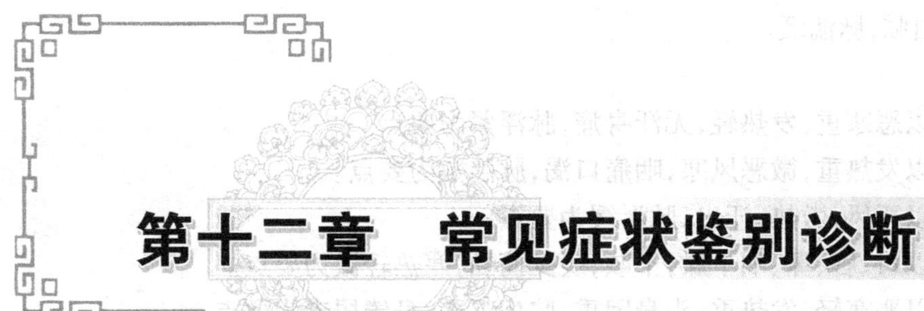

第十二章　常见症状鉴别诊断

症状是机体在疾病过程中所表现出的异常状态,一个具体的症状往往是病证在人体的局部反映或部分表现,同一症状可出现于不同的病证之中。因此,通过对症状间内在关系的分析和鉴别,可以对病证的诊断提供重要依据。本节主要介绍一些常见症状的鉴别诊断。

一、发热

发热指体温高于正常,或体温无明显升高但病人自觉全身或局部有发热的感觉。由于发热的时间、部位、热势及伴随症状不同,临床可分为恶寒发热、壮热、潮热、微热、寒热往来等不同类型。

(一) 恶寒发热

指恶寒与发热同时出现的症状,多见于外感病的初期阶段,是诊断表证的重要依据。六经辨证中的太阳病、卫气营血辨证中的卫分证、三焦辨证中的上焦证,均可见此症。

【常见证型】

1. 风寒束表证　又称风寒表实证。恶寒重而发热轻,头痛身痛,无汗,鼻塞流清涕,咳嗽声重,咽喉不适,舌淡红,苔薄白而润,脉浮紧。

2. 风热袭表证　发热较重而微恶风寒,头痛,鼻塞流浊涕,口微渴,咽喉红肿疼痛,舌尖红,苔薄黄或薄白干,脉浮数。

3. 风邪袭表证　又称伤风表证。恶风而发热较轻,自汗,头痛喷嚏,鼻塞流涕,喉痒不适,舌淡红,苔薄白,脉浮缓。

4. 燥邪伤表证　又称外燥证。轻度恶寒发热,口鼻咽喉干燥,头痛鼻塞,干咳痰少而粘,不易咯出,口微渴,苔薄白而干,脉浮数或紧。

5. 暑湿困表证　发热重,恶寒轻,头身困重,心烦口苦,渴不欲饮,脘痞呕恶,身倦气短,尿短赤,舌红苔微黄腻,脉濡缓或数。

6. 风水相搏证　恶寒发热,先睑面浮肿,继则四肢及全身皆肿,肢节酸重,小便不利,咽喉不适或疼痛,咳喘,舌苔薄白,脉浮滑。

7. 上焦湿热证　身热不扬而微恶寒,头身困重,困倦乏力,胸闷不饥,面色淡黄,或咽痛微咳，小便短少，苔白腻，脉濡缓。

【鉴别要点】

1. 风寒束表证以恶寒重，发热轻，无汗身痛，脉浮紧为要点。

2. 风热犯表证以发热重，微恶风寒，咽痛口渴，脉浮数为要点。

3. 风邪袭表证以恶风，微热，汗出，脉浮缓为要点。

4. 燥邪伤表证以口、唇、鼻、咽干燥，干咳，痰少而黏，寒热轻微为要点。

5. 暑湿困表证以恶寒轻，发热重，头身困重，脘痞呕恶，身倦尿赤为要点。

6. 风水相搏证以表证，睑面先肿，继而全身浮肿，小便不利为要点。

7. 上焦湿热证以身热不扬，微恶寒，头重身困，胸闷不饥为要点。

（二）壮热

指身发高热（体温39℃以上），持续不退，不恶寒反恶热的症状，又称高热。壮热是邪正剧争，热邪亢盛的标志，多见于外感病的中、后期阶段。

【常见证型】

1. 气分热盛证　壮热恶热，汗多，烦躁头痛，渴喜冷饮，尿赤便结，或咳喘胸痛，或胁腹胀痛，舌红苔黄燥，脉洪滑数。

2. 热极生风证　壮热恶热，头目胀痛，手足躁动，甚则抽搐，牙关紧闭，颈项强直，角弓反张，神昏狂乱，口干唇燥，尿短黄，或腹胀便秘，舌红苔黄燥，脉弦数有力。

3. 邪陷心包证　壮热恶热，神昏谵语，或昏愦不语，舌謇肢厥，舌质红绛苔少而干，脉细数有力。

4. 热入营血证　壮热夜甚，口渴而饮水不多，心烦躁扰或昏谵，肌肤发斑或吐血、衄血、尿血、便血，舌绛苔黄，脉数有力。

5. 中焦湿热证　壮热起伏，汗多不解，烦渴胸闷，脘痞呕恶，头重身困，腹胀便溏不爽，尿短赤灼热，舌红苔黄腻，脉滑数。

6. 大肠湿热证　壮热恶热，暴泻腹痛，或下利脓血黏液，里急后重，肛门灼热，心烦呕恶，口干不欲饮，小便短赤，舌红苔黄腻，脉濡滑或滑数。

【鉴别要点】

1. 气分热盛证以高热，汗多，渴喜冷饮，脉洪大而数为要点。

2. 热极生风证以高热而见抽搐、项强、口噤等肝风症状为要点。

3. 邪陷心包证以壮热神昏，舌謇肢厥为要点。

4. 热入营血证以身热夜甚，肌肤发斑或急性出血，舌绛为要点。

5. 中焦湿热证以壮热起伏，头身重困，脘痞腹胀，烦渴尿赤为要点。

6. 大肠湿热证以发热，腹痛，里急后重，暴泻或下利脓血黏液为要点。

（三）潮热

指发热犹如潮汐之有定时，即按时发热，或按时热甚。有日晡潮热、阴虚潮热、湿温潮热之分。多见于外感热病的中、后期以及某些内伤病。

【常见证型】

1. 阳明腑实证　日晡即申时（下午3～5时）发热，热势较高，汗出而热不退，脐腹胀满疼痛拒按,便秘,烦躁口渴,甚则神昏、谵语、狂乱,舌红苔黄燥,甚则灰黑起芒刺,脉沉实或数而有力。

2. 阴虚火旺证　午后及夜间潮热,低热不退,骨蒸盗汗,颧红咽干,或五心烦热,失眠乏力,干咳少痰,或痰中带血,或头晕耳鸣,形体消瘦,舌红绛少苔,脉细数。

3. 湿热蕴结证　午后潮热,身热不扬,头身困重,胸脘痞闷,腹胀便溏,口苦不欲饮,呕恶不欲食,小便短黄,舌略红苔淡黄厚腻,脉濡稍数。

【鉴别要点】

1. 阳明腑实证以日晡潮热,热势较高,腹硬满痛而便秘为要点。

2. 阴虚火旺证以午后及夜间潮热,低热不退,骨蒸盗汗,口干咽燥为要点。

3. 湿热蕴结证以午后潮热,身热不扬,胸脘痞闷,腹胀便溏为要点。

(四) 微热

指轻微发热,体温一般在37~38℃之间,或仅自觉发热,又称低热。一般发热时间较长,多见于温热病后期和某些内伤杂病。

【常见证型】

1. 脾虚气陷证　低热时发时止,多在劳累后发生或加重,头晕乏力,气短懒言,食少便溏,自汗恶风,易于感冒,舌淡苔薄,脉缓弱或浮大而虚。

2. 肺胃阴虚证　微热或潮热,干咳少痰,或痰黏不易咯出,口舌干燥而渴,脘痞嘈杂,饥不欲食,尿黄便干,舌红少津,脉虚细。

3. 肝肾阴虚证　低热久留不退,或五心烦热,颧红盗汗,目涩咽干,眩晕耳鸣,健忘,腰膝酸软,或手足蠕动,舌绛而干少苔,脉虚细数。

4. 肝郁气滞证　低热或潮热,热势可随精神波动而增减,精神抑郁或烦躁易怒,胸闷胁胀,口苦嗳气,善太息,舌暗苔白,脉弦。

【鉴别要点】

1. 脾虚气陷证以低热在劳累后发作或加重,气短乏力,食少便溏为要点。

2. 肺胃阴虚证以微热,干咳少痰,脘痞嘈杂,饥而不欲食为要点。

3. 肝肾阴虚证以低热不退,眩晕耳鸣,目涩咽干,腰膝酸软为要点。

4. 肝郁气滞证以发热随情绪而波动,胸闷胁胀,善太息为要点。

(五) 寒热往来

指恶寒与发热交替发作,为邪正相争,互为进退的病理表现,是半表半里证的特征,可见于伤寒少阳病和疟疾。

【常见证型】

1. 伤寒少阳证　寒热往来,胸胁苦满,心烦喜呕,不欲饮食,口苦,咽干,目眩,舌边红,脉弦。

2. 肝胆湿热证　寒热往来,热势起伏,胁肋灼痛,口苦心烦,胸闷腹胀,呕恶厌食,便溏不爽,小便短赤,舌红苔黄腻,脉弦数或濡数。

3. 疟邪出入证　寒战高热,休作有时,一日、二日或三日一次,反复发作,头身剧烈酸痛,口渴引饮,汗出后热退身凉,周身乏力,脉弦。见于疟疾。

【鉴别要点】

1. 伤寒少阳证以寒热往来，发无定时，胸胁胀满，口苦目眩为要点。

2. 肝胆湿热证以往来寒热，热势起伏，胁痛腹胀，呕恶厌食为要点。

3. 疟邪出入证以寒战高热，休作定时，反复发作，头身剧痛为要点。

二、疼痛

疼痛是临床上最常见的自觉症状之一，机体的各个部位均可发生。导致疼痛的病因病机甚多，可概括为虚实两类。实性疼痛，即“不通则痛”，多因外邪侵入，或气滞血瘀，或痰浊阻滞，或食积、虫积或结石等实邪，阻滞脏腑经络，使气血运行不畅而致；虚性疼痛，即“不荣则痛”，多因气血不足或阴精亏损，使脏腑经络失养所致。临床按疼痛发生的部位，一般可分为头痛、胸胁痛、胃脘痛、腹痛、腰痛、肌肉关节痛等。

（一）头痛

头痛是临床上颇为常见的症状，可见于多种疾病。无论外感或内伤，引起头部气血失和，均可产生头痛。由于感受的外邪及人体阴阳气血的损伤各有不同，头痛可见于多种证型。

【常见证型】

1. 风寒束表证　头痛连及项背，恶寒微热，骨节酸痛，鼻塞流清涕，苔薄白，脉浮紧。

2. 风热袭表证　头额胀痛，发热恶风，鼻塞流浊涕，面红目赤，口渴欲饮，咽痛，苔薄黄，脉浮数。

3. 风湿困表证　头痛如裹，昏胀沉重，阴雨天加重，微恶风寒，肢体重痛，胸闷纳呆，苔白腻，脉濡缓。

4. 气血两虚证　头痛绵绵不休，过劳则甚，面色淡白，神疲乏力，气短心悸，声低懒言，食少腹胀，口唇淡白，舌淡瘦，脉细弱。

5. 肾精不足证　头脑空痛，眩晕耳鸣，健忘失眠，腰膝酸软，或遗精、精少不育，或月经失调、不孕，舌淡，脉弱。

6. 肝阳上亢证　头目胀痛，眩晕目涩，烦躁易怒，口燥咽干，失眠健忘，肢麻震颤，头重脚轻，腰膝酸软，舌红少苔，脉弦细。

7. 痰浊上犯证　头痛时作，昏蒙沉重，耳鸣耳聋，身重肢倦，胸闷脘痞，纳呆食少，呕恶痰涎，或心烦失眠，苔白腻，脉弦滑。

8. 瘀阻脑络证　头痛如刺，痛有定处，时作时止，经久不愈，昼轻夜重，面色青紫，失眠健忘，或有头部外伤史，舌紫暗或有瘀点瘀斑，脉弦细或涩。

【鉴别要点】

1. 风寒束表证以头痛连项背，遇寒则痛甚，恶风寒为要点。

2. 风热袭表证以头额胀痛，面红咽痛，发热恶风为要点。

3. 风湿困表证以头重如裹，昏沉胀痛，肢体困重为要点。

4. 气血两虚证以头痛绵绵不休，过劳则甚，面白神疲为要点。

5. 肾精不足证以头脑空痛，眩晕耳鸣，健忘腰酸为要点。

6. 肝阳上亢证以头目胀痛，眩晕目涩，烦躁易怒为要点。

7. 痰浊上犯证以头痛时作，昏蒙沉重，脘痞呕恶为要点。

8. 瘀阻脑络证以头痛如刺，痛有定处，昼轻夜重为要点。

(二) 胸胁痛

指前胸部与两侧腋下胁部疼痛的症状。胸痛与胁痛可并见，多属心、肺、肝、胆疾病。

【常见证型】

1. 肺阴虚证　胸部灼痛，干咳无痰，或痰少而黏，咯血或痰中带血，五心烦热，潮热颧红，盗汗咽干，舌尖红少苔，脉细数。

2. 寒凝心脉证　胸部剧痛，痛彻肩背，遇寒加重，胸中憋闷，心悸气短，咳唾喘息，面色苍白或青灰，畏寒肢冷，舌淡紫苔白滑，脉弦紧或结。

3. 痰湿阻肺证　胸中胀闷疼痛，咳喘痰鸣，咯吐大量痰涎，身重体胖，眩晕心悸，脘痞呕恶，食少纳呆，舌淡胖苔白腻，脉弦滑。

4. 痰热壅肺证　胸痛咳喘，咯吐黄痰黏稠，或大量腥臭脓血痰，身热烦渴，尿黄便结，舌红苔黄腻，脉滑数。

5. 肝阴虚证　胁肋隐隐灼痛，绵绵不休，喜按，眩晕耳鸣，两目干涩，五心烦热，潮热盗汗，咽干乏力，舌红苔少，脉弦细数。

6. 肝郁气滞证　胸胁胀痛，多因情绪不舒而发作或加重，胸闷太息，急躁易怒，嗳气吞酸，口苦食少，舌暗苔薄白，脉弦。

7. 饮停胸胁证　胸胁胀满掣痛，咳唾则疼痛加重，转侧不利，肋间饱满，舌淡苔白，脉沉弦。

8. 血瘀胸胁证　胸胁刺痛拒按，咳唾、转侧则加剧，胸胁胀闷，或胁下有痞块，或胸胁部有外伤史，面色青紫，舌质紫暗或有瘀点瘀斑，脉弦涩或结代。

【鉴别要点】

1. 肺阴虚证以胸部灼痛，干咳少痰，咯血或痰中带血为要点。

2. 寒凝心脉证以胸痛剧烈，遇寒加重，胸闷心悸，畏寒肢冷为要点。

3. 痰湿阻肺证以胸中闷痛，咳喘痰鸣，体胖呕恶为要点。

4. 痰热壅肺证以胸痛咳喘，咯吐黄稠痰，或脓血腥臭痰为要点。

5. 肝阴虚证以胁肋隐隐灼痛，两目干涩，眩晕烦热为要点。

6. 肝郁气滞证以胸胁胀痛，与情绪相关为要点。

7. 饮停胸胁证以胸胁饱满掣痛，咳唾、转侧则加剧为要点。

8. 血瘀胸胁证以胸胁刺痛不移，拒按，胁下肿块，舌紫暗为要点。

(三) 胃脘痛

指剑突下胃脘所在部位疼痛的症状。胃脘痛多由胃、脾、肝、胆等脏腑功能失常，气机不畅所致。

【常见证型】

1. 胃阳虚证　胃脘隐痛，空腹明显，进食则疼痛暂缓，喜温喜按，口吐清涎，畏寒肢冷，倦怠乏力，面色㿠白，舌淡苔白，脉沉细无力。

2. 胃阴虚证　胃脘隐隐灼痛，时作时止，嘈杂似饥而不欲食，口燥咽干，干呕呃逆，五心烦热，大便干结，舌红少苔或无苔，脉细数。

3. 寒滞胃脘证　胃脘剧痛，得热痛减，遇寒加剧，呕吐清涎，恶寒肢冷，面色青灰或苍白，舌淡紫苔白滑，脉弦紧。

4. 胃热炽盛证　胃脘灼痛拒按，口渴喜冷饮，消谷善饥，或食入即吐，口臭便秘，小便短赤，舌红苔黄厚燥，脉滑数。

5. 胃脘血瘀证　胃脘刺痛不移，拒按，食后痛甚，或呕血，大便色黑如柏油，面色青紫，舌紫暗或有瘀斑、瘀点，脉涩。

6. 肝胃不和证　胃脘胀痛牵引胁肋，或脘胁窜痛，每因情志不畅而发作或加重，嗳气吞酸，胸闷太息，大便不爽，苔薄白，脉弦。

【鉴别要点】

1. 胃阳虚证以胃脘隐痛，空腹明显，喜温喜按为要点。

2. 胃阴虚证以胃脘隐隐灼痛，嘈杂不适，饥而不欲食为要点。

3. 寒滞胃脘证以胃脘痛剧，得热痛减，呕吐清涎为要点。

4. 胃热炽盛证以胃脘灼痛拒按，口渴喜冷饮，尿黄便秘为要点。

5. 胃脘血瘀证以胃脘刺痛拒按，食后痛甚，大便色黑为要点。

6. 肝胃不和证以脘胁胀痛或窜痛，与情志相关，嗳气太息为要点。

（四）腹痛

指全腹或局部发生疼痛的症状。其范围为胃脘以下至耻骨毛际以上，包括大腹、脐腹、小腹、少腹。脾、肝、胆、肾、大肠、小肠、膀胱、胞宫等居于腹内，其气血运行失调，皆能产生腹痛。一般来说，腹痛胀满拒按者为实，腹痛绵绵喜按者为虚；痛在大腹、脐腹多属脾；痛在少腹多属肝胆；痛在小腹多属大小肠、膀胱、胞宫。

【常见证型】

1. 肠道气滞证　腹部胀痛，或游走窜痛，痛无定处，嗳气、矢气后暂舒，常随情绪波动而变化，大便不爽，舌暗苔薄白，脉沉弦。

2. 寒凝肠道证　腹部剧痛拘急，痛无休止，得热痛减，遇冷尤甚，畏寒肢冷，口淡尿清，或肠鸣泄泻，舌淡紫苔白腻，脉沉紧。

3. 大肠湿热证　腹痛，里急后重，暴泻或下痢脓血黏液，肛门灼热，脘痞腹胀，或呕恶纳呆，身热烦躁，小便短赤，舌红苔黄腻，脉滑数。

4. 食积肠道证　脘腹胀满作痛，拒按，嗳腐吞酸，纳呆厌食，肠鸣矢气，大便不爽，臭如败卵，或便秘，舌苔厚腻或浊垢，脉滑有力。

5. 肠道血瘀证　腹中局部刺痛，固定不移，拒按，日轻夜重，或触及肿块，面色晦暗，舌青紫或有瘀点瘀斑，脉沉涩。

【鉴别要点】

1. 肠道气滞证以脘腹胀痛或窜痛，嗳气、矢气后则舒为要点。

2. 寒凝肠道证以腹痛剧烈拘急，得温痛减，遇冷加重为要点。

3. 大肠湿热证以腹痛，里急后重，暴泻，或脓血黏液便为要点。

4. 食积肠道证以脘腹胀痛，嗳腐吞酸，大便失常为要点。

5. 肠道血瘀证以腹中局部刺痛，固定拒按或触及肿块为要点。

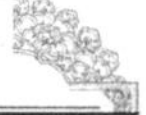

（五）腰痛

指腰部一侧或两侧疼痛的症状。腰为肾之府，腰痛与肾虚的关系密切。外感或内伤导致腰部经络不利，皆可引起腰痛。

【常见证型】

1. 肾精不足证　腰部酸软疼痛，绵绵不休，时发时止，喜捶喜按，下肢无力，眩晕耳鸣，遗精或月经不调，舌淡苔白，脉弱。

2. 肾阳虚证　腰膝冷痛，面色㿠白，神疲畏寒，肢体浮肿，舌淡嫩苔白，脉沉细。

3. 肾阴虚证　腰部隐痛，心烦失眠，咽干颧红，潮热盗汗，尿黄便干，舌红少苔，脉细数。

4. 寒湿阻络证　腰部重着冷痛，逢阴雨天或受寒则发作或加重，得热痛减，转侧不利，或牵掣下肢冷痛、麻木，舌淡苔白腻，脉沉紧。

5. 湿热阻络证　腰胯灼热胀痛，痛处喜凉恶热，转侧不利，下肢酸软，心烦口苦，小便短黄，大便不爽，舌红苔黄腻，脉濡数。

6. 瘀血阻络证　腰部疼痛如刺，痛有定处，拒按，俯仰不便，不能转侧，或有外伤史，大便色黑或秘结，舌紫暗或有瘀点瘀斑，脉沉涩。

【鉴别要点】

1. 肾精不足证以腰痛绵绵不休，腰膝酸软，眩晕耳鸣为要点。

2. 肾阳虚证以腰膝冷痛，神疲畏寒，舌淡脉沉为要点。

3. 肾阴虚证以腰部隐痛，心烦失眠，潮热盗汗，舌红少苔，脉细数为要点。

4. 寒湿阻络证以腰部重着冷痛，遇寒加重，得热痛减为要点。

5. 湿热阻络证以腰胯灼热胀痛，喜凉恶热，口苦尿黄为要点。

6. 瘀血阻络证以腰部刺痛，固定拒按，或由腰部外伤史为要点。

（六）肌肉关节痛

指全身或局部肌肉、关节疼痛的症状。多因风寒湿热等淫邪外袭，闭塞经络，气血不通而致；也可因气血、阴阳不足，筋脉失养引起。

【常见证型】

1. 气血两虚证　长期肌肉、关节酸痛或隐痛，时轻时重，筋脉拘急，面色淡白或萎黄，眩晕心悸，神疲气短，倦怠乏力，食少消瘦，舌淡瘦，脉细弱。

2. 风寒湿痹证　肌肉、关节强痛、重着、肿胀、麻木，肢体屈伸不利，气候潮湿、寒冷则发作或加剧，反复发作，经久难愈。风邪偏重者，多见于上肢，痛处游走不定，苔薄，脉浮；寒邪偏重者，剧烈冷痛，得热痛减，苔白滑，脉弦紧；湿邪偏重者，重痛不移，肿胀麻木，苔白腻，脉濡缓。

3. 痰瘀阻络证　肢体关节胀痛，刺痛不移，夜间痛剧，关节肿大变形，不能屈伸，或周围肌肉萎缩，面色晦暗，或肌肤甲错，舌淡胖紫或有瘀点瘀斑，苔厚腻，脉弦滑或沉涩。

4. 湿热阻络证　局部关节、肌肉红肿热痛，扪之灼热，得冷则舒，发热心烦，汗出口渴，尿黄便结，或见皮肤红斑，舌红苔黄腻，脉滑数。

【鉴别要点】

1. 气血两虚证，以肢体长期酸痛隐痛，面白乏力，眩晕心悸为要点。

2. 风寒湿痹证，以肌肉关节强痛重痛，气候潮湿寒冷则加重为要点。

3. 痰瘀阻络证，以关节肿大变形，胀痛刺痛，活动受限为要点。

4. 湿热阻络证，以局部红肿热痛，得冷则舒，发热烦渴为要点。

三、眩晕

指自觉头部有晕眩感，轻者闭目自止，重者不能站立；目眩，指视物旋转动荡，或眼前有蚊蝇飞舞感。头晕、目眩常并见，合称眩晕。眩晕以风、火、痰、虚为主要病机，涉及五脏功能失调，以肝、肾、脾三脏的病证多见。

【常见证型】

1. 肾阴虚证　眩晕耳鸣，腰膝酸软或痛，咽干颧红，五心烦热，潮热盗汗，遗精早泄，舌红少苔，脉细数。

2. 气血两虚证　眩晕心悸，气短乏力，劳累则加剧，甚则昏仆，面色淡白，神疲自汗，声低懒言，舌淡瘦，脉细弱。

3. 肝火炽盛证　眩晕，头目胀痛剧烈，面红目赤，耳鸣耳聋，口苦口渴，胁肋灼痛，烦躁易怒，甚则狂乱、吐衄血，尿赤便结，舌红绛苔黄燥，脉弦数。

4. 肝阳上亢证　眩晕头痛，目胀耳鸣，烦躁失眠，面部烘热，急躁易怒，腰膝酸软，头重脚轻，或肢麻震颤，舌红苔黄，脉弦数。

5. 痰浊上犯证　眩晕耳鸣，头重如裹，胸闷脘痞，呕恶纳呆，或咯吐大量痰涎，神疲嗜睡，舌淡胖苔白腻，脉濡滑。

【鉴别要点】

1. 肾阴虚证以眩晕耳鸣，腰膝酸软或痛，遗精早泄为要点。

2. 气血两虚证以眩晕心悸，神疲气短，劳累则加剧为要点。

3. 肝火炽盛证以眩晕，头目胀痛剧烈，烦渴易怒为要点。

4. 肝阳上亢证以眩晕头痛，烦躁失眠，头重脚轻为要点。

5. 痰浊上犯证以眩晕，头重如裹，胸闷脘痞，呕恶纳呆为要点。

四、胸闷

指病人自觉胸部有痞塞满闷感。胸闷与心、肺、肝脏气机不畅关系密切。临证时应注意询问胸闷的特点及伴随症状，进行鉴别诊断。

【常见证型】

1. 心肺气虚证　胸闷心悸，少气懒言，神疲乏力，畏风自汗，口唇淡白，舌淡苔白，脉弱无力。

2. 风寒束肺证　胸闷憋气，恶寒发热，头身疼痛，咳嗽或气喘，舌淡苔白，脉浮或紧。

3. 邪热壅肺证　胸闷憋气，发热重，口渴欲饮，咳逆气喘，溲赤便干，舌红苔黄，脉数有力。

4. 寒痰阻肺证　胸闷咳嗽，甚则哮喘痰鸣，痰多质稠，或色白清稀，量多易咯，形寒肢冷，口淡不渴，舌淡胖，苔白滑或白腻，脉沉紧或弦滑。

5. 痰热壅肺证　胸闷作痛，发热咳嗽，吐痰黄浊腥臭，或吐脓血，咽干口燥，舌红苔黄，脉滑或数。

6. 心血瘀阻证　胸闷憋气，夜间为甚，或伴有胸痛，或痛引肩臂，心悸气短，舌紫暗或有瘀点瘀斑，脉细涩或结代。

7. 肝气郁滞证　胸闷不舒，常善太息，以呼出为快，伴有胁痛，头目眩晕，口苦咽干，或寒热往来，急躁易怒，女性月经不调，苔薄黄，脉弦。

【鉴别要点】

1. 心肺气虚证以胸闷心悸，少气懒言，神疲乏力，畏风自汗为要点。

2. 风寒束肺证以胸闷憋气，恶寒发热，咳嗽或气喘，脉浮或紧为要点。

3. 邪热壅肺证以胸闷发热，咳嗽气喘，舌红苔黄，脉数有力为要点。

4. 寒痰阻肺证以胸闷咳喘，痰多色白，形寒肢冷，苔白为要点。

5. 痰热壅肺证以胸闷作痛，吐痰黄浊腥臭，或吐脓血，脉滑或数为要点。

6. 心血瘀阻证以胸闷胸痛，或痛引肩臂，舌脉瘀象为要点。

7. 肝气郁滞证以胸闷胁痛，急躁易怒，女性月经不调，脉弦为要点。

五、心悸

指患者经常自觉心跳不安，多是心神失藏或心脏病变的反映。心悸包括怔忡与惊悸。因惊恐而心悸者，称为惊悸，常由外受异常刺激引起，多时发时止，全身情况较好。若无明显外界诱因，心跳剧烈，上至心胸、下至脐腹者，称为怔忡。怔忡多由惊悸发展而来，病情较惊悸为重，持续时间较长，全身情况较差。心悸常因心之气血阴阳亏虚，或痰饮水湿、瘀血阻滞所致。

【常见证型】

1. 心气虚证　心悸不宁，面色淡白，胸满少气，神疲乏力，口唇淡白，手足不温，自汗懒言，脉弱无力。

2. 心阳虚证　心悸气短，面色㿠白，少气无力，声低息短，胸中痞闷，入夜为甚，畏寒喜温，甚则肢厥，小便清长，大便不实，舌质淡，苔白湿润，脉沉微，或沉缓。

3. 心阴虚证　心悸烦躁，头晕目眩，颧红口干，失眠多梦，低热盗汗，舌质红，少苔或无苔，脉细数。

4. 心血虚证　心悸怔忡，面色不华，手足乏力，精神不振，唇淡爪白，舌质淡，苔薄白，脉细弱。

5. 惊恐伤神证　心悸善惊，惕而不安，多梦易醒，面色苍白或青紫，舌质淡红，苔薄白，脉稍数。

6. 心血瘀阻证　胸闷心悸，短气，心痛如刺，重则痛引肩背，面唇紫暗，口干咽燥，舌质青，或见瘀点瘀斑，或紫绛，苔白，脉涩结代。

7. 痰火扰心证　心悸烦躁，口舌糜烂疼痛，口苦咽干，痰黄质稠，头晕失眠，或吐血、衄血，便秘溲赤，舌尖红，苔黄腻，脉滑数，或弦数。

8. 水气凌心证　心悸胸满，头目眩晕，小便短涩，舌质淡，苔水滑，脉沉弦。

【鉴别要点】

1. 心气虚证以心悸胸满，少气懒言，神疲乏力为要点。

2. 心阳虚证以心悸气短，胸中痞闷，畏寒肢冷为要点。

3. 心阴虚证以心悸烦躁,颧红口干,失眠多梦,低热盗汗为要点。

4. 心血虚证以心悸怔忡,面、唇、爪甲、舌色淡为要点。

5. 惊恐伤神证以心悸惊惕,多梦易醒为要点。

6. 心血瘀阻证以心悸胸闷,心痛如刺,面唇舌紫暗为要点。

7. 痰火扰心证以心悸烦躁,痰黄质稠,脉滑数或弦数为要点。

8. 水气凌心证以心悸胸满,头目眩晕,小便短涩,苔水滑为要点。

六、失眠

指病人经常不易入睡,或睡而易醒,不能再睡,或睡而不酣,时易惊醒,甚至彻夜不眠的病证,常伴有多梦。又称“不寐”或“不得眠”。失眠是阳不入阴,神不守舍的病理表现。

【常见证型】

1. 心阴虚证　不易入睡,心悸而烦,多梦健忘,潮热盗汗,手足心热,口燥咽干,舌红少苔,脉细数。

2. 心肾不交证　不易入睡,甚则彻夜不眠,头晕耳鸣,潮热盗汗,五心烦热,健忘多梦,腰膝酸软,遗精早泄,舌红少苔,脉细数。

3. 心脾两虚证　多梦易醒,面色少华,精神倦怠,气短懒言,心悸健忘,腹胀便溏,舌淡苔薄,脉细弱。

4. 心胆气虚证　恐惧不安,寐而易惊,如人将捕之,头晕目眩,舌淡,脉细弱。

5. 心火亢盛证　心烦失眠,甚或狂躁,面赤口渴,尿黄便结,或生舌疮,或小便赤涩灼痛,舌尖红绛,脉数有力。

6. 痰火扰心证　睡卧不宁,多梦易醒,心烦不安,胸闷多痰,恶心欲呕,口苦而黏,舌红苔黄腻,脉滑数。

7. 肝经郁热证　睡卧不宁,多梦易醒,烦躁易怒,胸胁胀满,善太息,口苦目赤,小便短赤,舌红苔黄,脉弦数。

8. 食滞胃脘证　睡卧不宁,夜寐多梦,胃脘胀满,嗳腐吞酸,恶心欲吐,甚或发热,舌苔厚腻,脉滑实。

【鉴别要点】

1. 心阴虚证以不易入睡,心悸而烦,手足心热,舌红少苔,脉细数为要点。

2. 心肾不交证以不易入睡,头晕耳鸣,五心烦热,腰膝酸软为要点。

3. 心脾两虚证以多梦易醒,面色少华,心悸健忘,腹胀便溏为要点。

4. 心胆气虚证以恐惧不安,寐而易惊,舌淡,脉细弱为要点。

5. 心火亢盛证以心烦失眠,甚或狂躁,舌疮,或小便赤涩灼痛为要点。

6. 痰火扰心证以多梦心烦,胸闷多痰,舌红苔黄腻,脉滑数为要点。

7. 肝经郁热证以多梦易醒,烦躁易怒,胸胁胀满,脉弦数为要点。

8. 食滞胃脘证以睡卧不宁,胃脘胀满,嗳腐吞酸,苔腻脉滑为要点。

七、咳嗽

咳嗽是肺系疾病的主要症状。各种原因导致肺失宣降,肺气不利,均可引起咳嗽。咳嗽

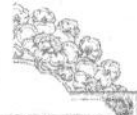

可分为外感与内伤两类。

【常见证型】

1. 肺气虚证　咳喘乏力，痰多而清稀，动则加剧，面白神疲，声低懒言，自汗，易于感冒，舌淡嫩苔薄白，脉虚弱。

2. 肺阴虚证　干咳无痰，或痰少而黏，不易咯出，或痰中带血，或咯血胸痛，咽喉干燥，五心烦热，潮热盗汗，舌红少苔，脉细数。

3. 风寒犯肺证　咳嗽痰白清稀，兼恶寒发热，无汗，头痛身痛，鼻塞，流清涕，咽痒不适，舌苔薄白，脉浮紧。

4. 风热犯肺证　咳嗽痰黄稠，咯痰不爽，兼发热恶风，汗出口渴，头痛咽痛，鼻塞流浊涕，舌尖红苔薄黄，脉浮数。

5. 燥邪犯肺证　干咳，喉痒，咽喉干燥，疼痛，口鼻干燥，无痰或少痰，不易咳出，或痰中带血，舌尖红，苔薄黄而干，脉浮数或浮紧。

6. 肺热炽盛证　咳嗽痰黄黏稠，不易咯出，兼气喘胸闷，口鼻气灼，烦躁口渴，咽喉红肿灼痛，甚则鼻煽胸痛，尿黄便结，舌红苔黄燥，脉滑数。

7. 痰热壅肺证　胸痛咳喘，咯吐黄痰黏稠或大量腥臭脓血痰，身热烦渴，尿黄便结，舌红苔黄腻，脉滑数。

8. 痰湿阻肺证　咳嗽反复发作，痰多色白质稠，易于咯出，兼气喘胸闷，脘痞腹胀，或呕吐痰涎，食少便溏，舌淡胖苔白腻，脉濡或滑。

9. 肝火犯肺证　咳嗽阵作喘急，痰稠难咯，或痰中带血，咳引胸胁掣痛，面红目赤，咽干口渴，烦躁易怒，舌红苔黄少津，脉弦数。

【鉴别要点】

1. 肺气虚证以咳喘乏力，痰多而清稀，兼气虚见症为要点。
2. 肺阴虚证以干咳无痰，或痰少而黏，兼阴虚内热症状为要点。
3. 风寒犯肺证以咳嗽痰白清稀，兼风寒表证为要点。
4. 风热犯肺证以咳嗽痰黄而稠，兼风热表证为要点。
5. 燥邪犯肺证以干咳，口鼻干燥，无痰或少痰为要点。
6. 肺热炽盛证以咳喘，痰黄黏稠，口鼻气灼，烦渴咽痛为要点。
7. 痰热壅肺证以胸痛咳喘，咯吐黄稠痰，或脓血腥臭痰为要点。
8. 痰湿阻肺证以咳嗽，痰多白稠易咯，胸闷脘痞，呕恶食少为要点。
9. 肝火犯肺证以咳嗽阵作，喘急，咳引胸胁掣痛，烦躁易怒为要点。

八、气短

指呼吸气急短促，数而不能接续，似喘而不抬肩，喉中无痰鸣声。气短有虚实之分。

【常见证型】

1. 肺气虚证　气短神疲，咳喘乏力，动则加剧，面白声低，自汗，易于感冒，舌淡嫩苔薄白，脉弱。

2. 脾肾两虚证　气短神疲，声低息微，畏寒肢冷，腰膝酸软，大便溏薄，五更泄泻，舌淡苔白，脉沉细弱。

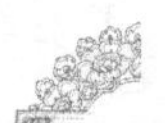

3. 心脾两虚证　气短懒言，神疲乏力，面白无华，心悸失眠，腹胀便溏，脉沉细弱。

4. 气滞证　气短胸闷，胁肋胀满，善太息，甚则胸痛，每于情绪波动诱发或加重，苔白，脉弦。

5. 血瘀证　气短胸闷，甚则胸痛如刺，痛引肩臂，或唇舌爪甲青紫，舌质紫暗或有瘀点瘀斑，脉细涩。

6. 痰湿中阻证　气短急促，气不得续，胸膺胀满，咳喘痰涎，呕恶纳差，苔白厚腻，脉弦滑。

【鉴别要点】

1. 肺气虚证以气短神疲，咳喘乏力，自汗易感为要点。

2. 脾肾两虚证以气短神疲，腰膝酸软，大便溏薄，五更泄泻为要点。

3. 心脾两虚证以气短懒言，心悸失眠，腹胀便溏为要点。

4. 气滞证以气短胸闷，胁肋胀满，每于情绪波动诱发或加重为要点。

5. 血瘀证以气短胸闷，甚则胸痛如刺，舌质紫暗，脉细涩为要点。

6. 痰湿中阻证以气短急促，胸膺胀满，咳喘痰涎，苔腻脉滑为要点。

九、呕吐

指胃内容物从口中吐出的症状。若仅有欲吐的感觉而未吐出实物者，叫恶心。呕吐与恶心皆是胃气上逆的表现，凡外感、内伤诸病因引起胃气上逆时，均可发生呕吐。

【常见证型】

1. 脾胃阳虚证　恶心呕吐时作，饮食稍多即吐，脘腹隐痛，喜暖喜按，面色㿠白，神疲乏力，畏寒肢凉，大便溏薄，舌淡苔白，脉濡缓或沉迟。

2. 胃阴虚证　呕吐反复发作，或干呕、呃逆时作，胃脘嘈杂，饥而不欲食，口燥咽干，五心烦热，或潮热盗汗，消瘦，便干，舌红少苔，脉细数。

3. 寒湿犯胃证　突然恶心呕吐，胃脘胀痛或剧痛，喜暖拒按，胸闷纳呆，头身重痛，或恶寒发热，或肠鸣泄泻，舌苔白腻，脉浮紧。

4. 胃热炽盛证　食入即吐，口臭渴饮，或牙龈、咽喉肿痛溃烂，大便秘结，小便短黄，舌红苔黄燥，脉洪数有力。

5. 食滞胃脘证　呕吐未消化的酸腐食物，胃脘胀痛，嗳腐吞酸，吐后觉舒，厌食腹胀，大便不调，苔厚腻或垢浊，脉沉滑。

6. 痰饮停胃证　呕吐清水痰涎，脘闷腹胀，胃中振水音，肠鸣漉漉，口淡不欲食，或口干不欲饮，头眩心悸，舌淡苔白滑，脉沉弦。

7. 肝胃不和证　恶心呕吐泛酸，吐出物酸腐，嗳气频多，胁肋胀满或胁脘窜痛，急躁易怒，善太息，舌边红，苔薄腻，脉弦。

【鉴别要点】

1. 脾胃阳虚证以呕恶时作，多食即吐，脘腹冷痛为要点。

2. 胃阴虚证以呕吐或干呕时作，胃脘嘈杂，饥而不欲食为要点。

3. 寒湿犯胃证以突发呕恶，胃脘胀痛喜暖及兼表证为要点。

4. 胃热炽盛证以食入即吐，口臭渴饮，牙龈、咽喉肿痛为要点。

5. 食滞胃脘证以呕吐酸腐,嗳腐吞酸,脘胀厌食为要点。

6. 痰饮停胃证以呕吐清涎量多,脘腹胀满,胃中振水音为要点。

7. 肝胃不和证以呕吐泛酸,胸胁、胃脘胀痛窜痛,脉弦为要点。

十、泄泻

指大便次数增多,粪便稀薄,甚至泻出水样便的症状。脾失健运、肠失传导,以致水谷不化而下趋,则造成泄泻。本症可因外感、内伤多种因素引起。

【常见证型】

1. 脾胃气虚证　大便溏薄,稍多食或食油腻,则腹胀泄泻,或呕恶,食少纳呆,面色萎黄,或淡白少华,神疲乏力,气短懒言,舌淡苔白,脉缓弱。

2. 脾胃阳虚证　泄泻清稀,或完谷不化,脘腹胀满,或隐痛绵绵,喜温喜按,呕吐清涎,畏寒肢冷,面色㿠白,舌淡胖边有齿痕,苔白滑,脉沉迟。若兼肾阳虚,可见五更泻,腰膝酸冷,尿少水肿等。

3. 寒湿困脾证　泄泻清稀甚则如水,便次频多,脘腹胀满或痛,呕恶纳呆,口淡不渴,肢体困重,肠鸣尿少,微恶寒,舌胖苔白腻,脉濡缓。

4. 湿热蕴脾证　泄泻黄褐色溏便如糊状而不爽,臭秽而肛灼,脘腹胀满,呕恶纳呆,渴不多饮,口苦黏腻,身热不扬,头身重困,小便短赤,舌红苔黄腻,脉濡数。

5. 食滞肠道证　泻下稀便,夹杂不消化食物,臭如败卵,矢气频传,腹部胀满疼痛,嗳腐吞酸,纳呆厌食,苔厚腻,脉滑。

6. 肝郁脾虚证　腹痛肠鸣则欲泻,泻后痛止,常因情志不舒而发,胁腹胀满,嗳气食少,急躁易怒,善太息,舌苔薄白,脉弦缓。

【鉴别要点】

1. 脾胃气虚证以便溏,多食或进食油腻后加重,食少乏力为要点。

2. 脾胃阳虚证以泄泻清稀,或完谷不化,脘腹隐痛,喜温喜按为要点。

3. 寒湿困脾证以泄泻清稀次多,脘腹胀痛,兼形寒肢困为要点。

4. 湿热蕴脾证以泻下溏便不爽,臭秽肛灼,身热口苦为要点。

5. 食滞肠道证以泻下不消化食物,腹胀厌食,嗳腐吞酸为要点。

6. 肝郁脾虚证以腹痛即泻,泻后痛止,常与情绪有关为要点。

十一、便秘

指大便干结,排便困难,排便次数明显减少的症状。便秘乃各种原因使肠失濡润,腑不通降所致,常见于热病后期、产后、老年人及体质虚弱者。

【常见证型】

1. 肺脾气虚证　虽有便意,临厕努挣不下,挣则乏力、气短、汗出,甚则虚脱晕倒,大便并不干硬,神疲气怯,腹部下坠感,面色淡白,舌淡苔薄,脉虚弱。

2. 肠燥津亏证　大便数日一行,干结如羊粪,口干唇燥,或口臭嗳食,小便短黄,舌红少津,苔黄燥或灰黑,脉细涩。

3. 血虚肠燥证　大便干结,努挣难下,面色萎黄或淡白无华,唇爪色淡,眩晕心悸,失眠

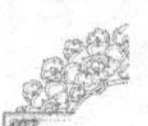

多梦，舌淡瘦苔薄，脉细弱。

4. 肠道气滞证　便秘或排便不爽，脘腹痞满胀痛，嗳气、矢气后减轻，或胸闷呕恶，食少纳呆，肠鸣矢气频作，舌暗苔腻，脉弦。

5. 肠热腑实证　便秘，或热结旁流，脐腹部硬满胀痛，拒按，面赤发热，或日晡潮热，口臭烦渴，尿短黄，甚则昏谵狂乱，舌红，苔黄厚燥，脉滑数有力。

6. 寒凝肠道证　便秘腹胀，脐腹冷痛急暴，遇寒加剧，得温痛减，或畏寒肢冷，恶心呕吐，舌淡苔白，脉弦紧。

【鉴别要点】

1. 肺脾气虚证以临厕努挣不下，便质并不干硬，乏力气短为要点。

2. 肠燥津亏证以大便数日一行，干结如羊屎为要点。

3. 血虚肠燥证以大便干结，努挣难下，面白心悸为要点。

4. 肠道气滞证以脘腹胀满，嗳气、矢气后减轻，排便不爽为要点。

5. 肠热腑实证以便秘，脐腹部硬满胀痛、拒按，发热烦渴为要点。

6. 寒凝肠道证以便秘，脐腹冷痛急暴，遇寒加剧为要点。

十二、小便不利

指排尿困难，尿量明显减少的症状。小便不利主要在于肾与膀胱气化不利，也与脾失运化、肺失通调等密切相关。常见于水肿、淋浊、癃闭、里热伤津等病证。

【常见证型】

1. 脾肾阳虚证　小便不利，面浮足肿或下肢先肿，渐至全身水肿，按之凹陷不易起，胸闷脘痞，食少腹胀，大便溏薄，或五更泄泻，畏寒肢冷，神疲乏力，腰膝酸软冷痛，舌淡胖边有齿痕，苔白滑，脉沉迟而弱。

2. 风水相搏证　小便不利，尿色黄赤，睑面先肿，迅速发展至周身浮肿，按之凹陷不即起，兼有恶寒（风）发热，头身酸痛，咽痛咳嗽，舌淡红或尖红，苔薄白或黄，脉浮数或浮紧。

3. 膀胱湿热证　小便不利，甚至点滴而出，尿频，尿急，尿道灼痛，尿色黄赤，或浑浊，或有砂石，小腹胀痛，或腰与少腹相引而痛，口渴不欲饮，大便不畅，舌红苔黄腻，脉滑数。

4. 瘀阻膀胱证　小便不利，或尿如细线，或点滴难出，小腹胀满硬痛，拒按，面色青紫晦暗，或有急性外伤史，舌紫暗或有瘀斑或瘀点，脉涩或细。

5. 热盛伤津证　小便不利而黄赤灼热，身热汗多，烦渴引饮，口干舌燥，大便干结，甚则皮肤弹性差，极度消瘦，神识昏糊，舌红少苔或无苔而干，脉细数。

【鉴别要点】

1. 脾肾阳虚证以尿少，水肿渐起，畏寒肢冷，腰膝酸软，食少便溏为要点。

2. 风水相搏证以尿少，水肿急起，兼表证为要点。

3. 膀胱湿热证以小便不利，尿频急痛，尿赤为要点。

4. 瘀阻膀胱证以尿如细丝，或点滴难出，小腹硬痛拒按为要点。

5. 热盛伤津证以小便短黄灼热，身热烦躁，口渴引饮为要点。

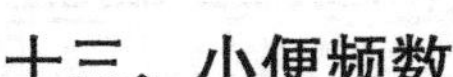

十三、小便频数

指排尿次数增多，时欲小便者，简称尿频。其病证有虚实之分。

【常见证型】

1. 肾气不固证　尿频而清长，或兼尿遗失禁，伴面色淡白，头晕耳鸣，气短喘逆，腰膝无力，四肢不温，舌质淡胖，苔薄白，脉沉细弱。

2. 肺脾气虚证　尿频清长，咳吐涎沫，头眩气短，形寒神疲，纳减便溏，舌淡苔白，脉弱。

3. 心火亢盛证　小便频数，或小便赤涩灼痛，心烦失眠，面赤口渴，口舌生疮，舌尖红绛，脉数有力。

4. 膀胱湿热证　小便频数，尿急尿痛，尿道灼热感，小便短黄浑浊，口干而黏，小腹胀满，大便秘结，或见发热恶寒，舌红苔黄腻，脉滑数。

【鉴别要点】

1. 肾气不固证以尿频而清长，气短喘逆，腰膝无力为要点。

2. 肺脾气虚证以尿频清长，头眩气短，纳减便溏为要点。

3. 心火亢盛证以小便频数，赤涩灼痛，心烦失眠，口舌生疮为要点。

4. 膀胱湿热证以小便频急疼痛，舌红苔黄腻，脉滑数为要点。

主要参考文献

1. 姚乃礼. 中医症状鉴别诊断学. 第2版,北京:人民卫生出版社,2004.
2. 邓铁涛. 中医诊断学. 第2版,上海:上海科学技术出版社,2006.
3. 朱文锋. 中医诊断学. 北京:中国中医药出版社,2002.
4. 陈家旭,邹小娟. 中医诊断学. 北京:人民卫生出版社,2013.
5. 王忆勤. 中医诊断学. 北京:高等教育出版社,2012.
6. 何建成. 中医诊断学. 北京:清华大学出版社,2012.

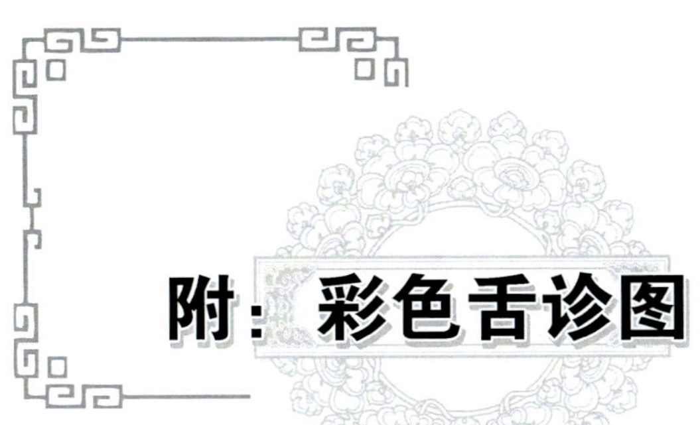

附：彩色舌诊图

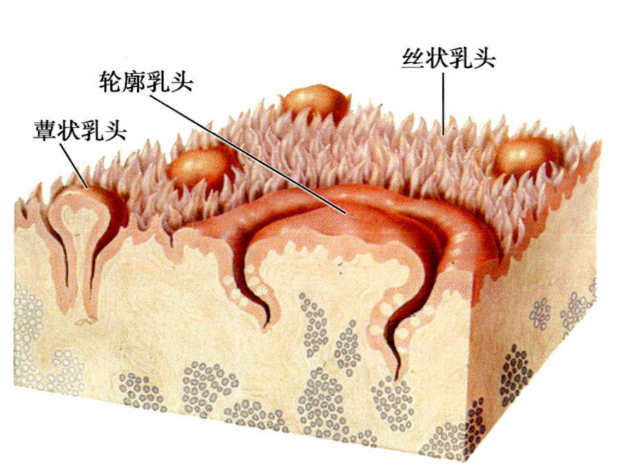

彩图 1　舌乳头

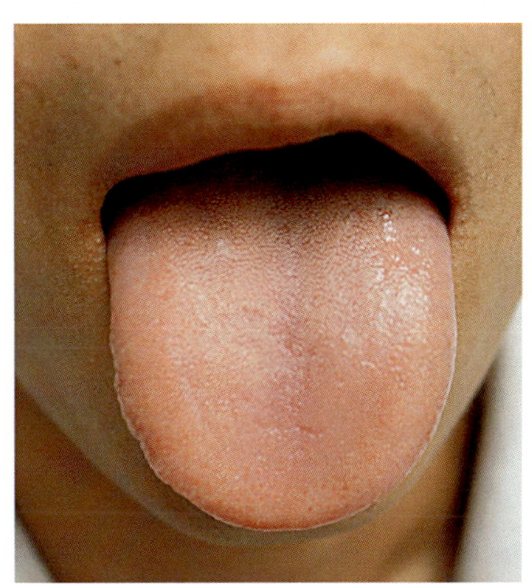

彩图 2　荣舌

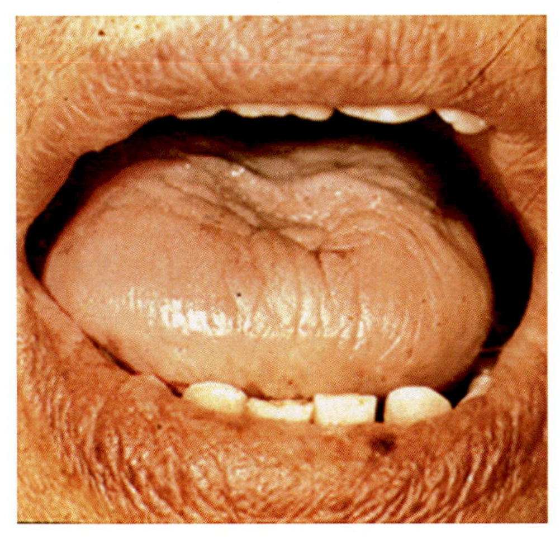

彩图 3　枯舌

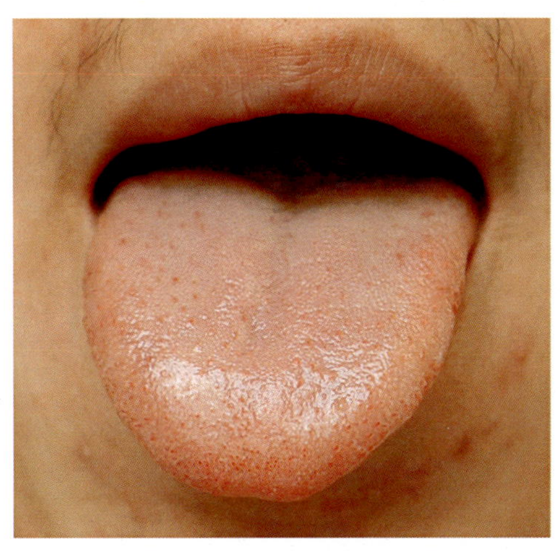

彩图 4　淡红舌

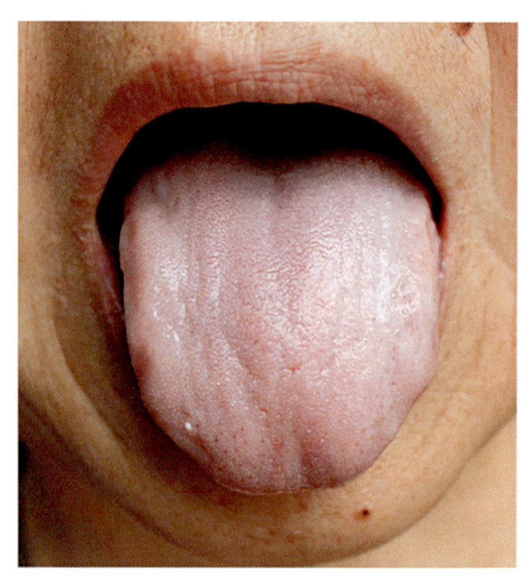

彩图 5　淡白舌

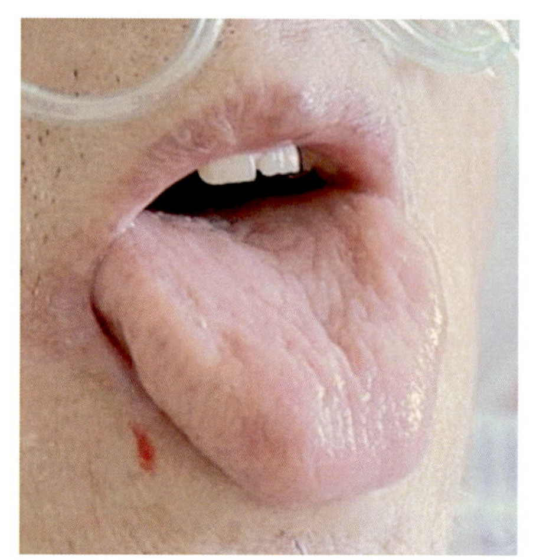

彩图 6　枯白舌

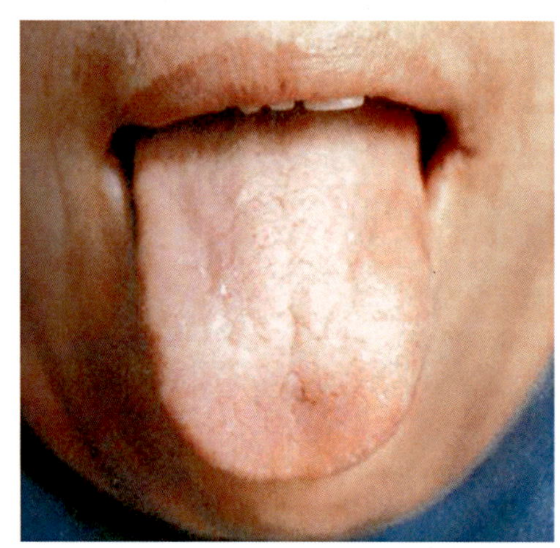

彩图 7　淡白舌

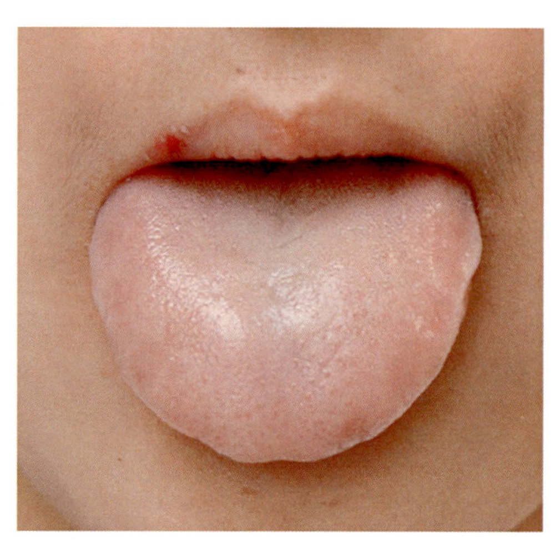

彩图 8　淡白舌

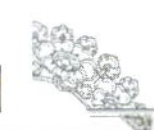

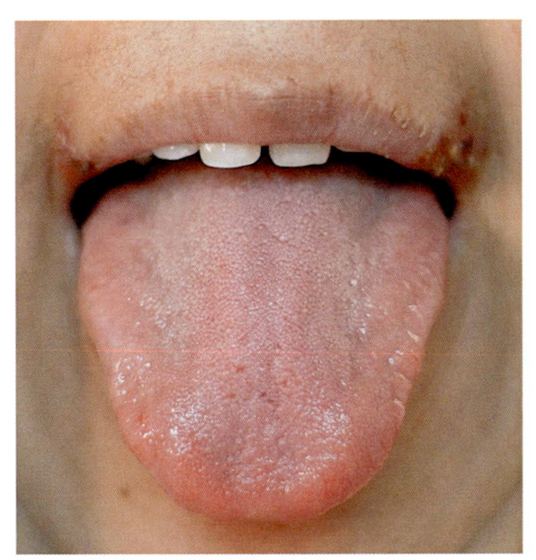

彩图 9　红舌

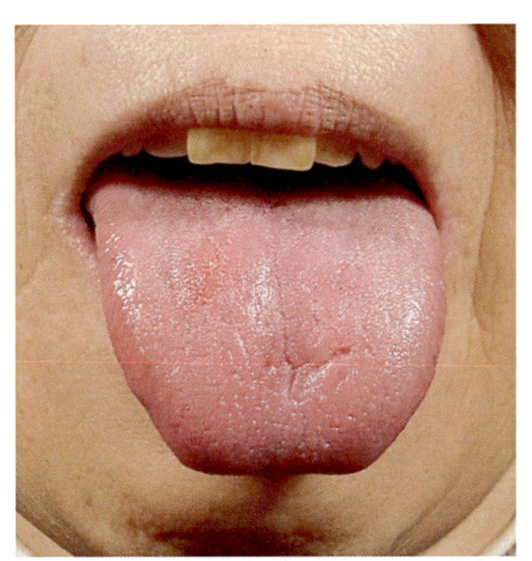

彩图 10　绛舌

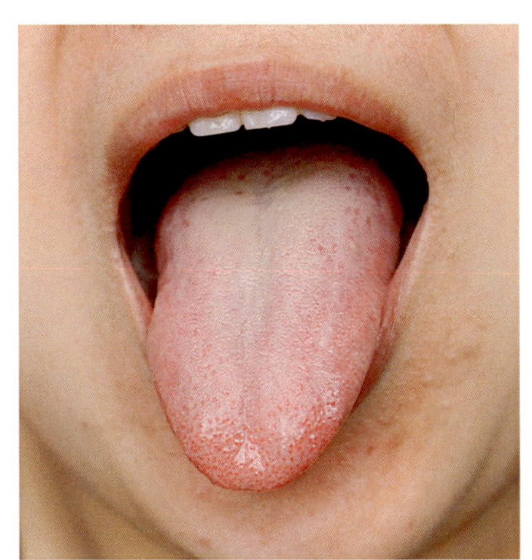

彩图 11　舌边尖红

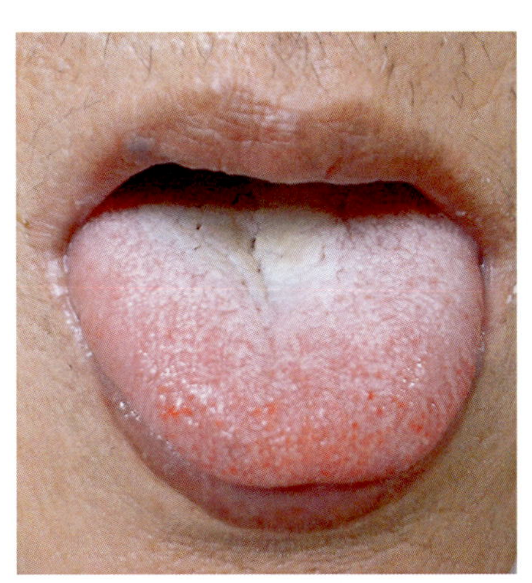

彩图 12　舌尖红赤破碎

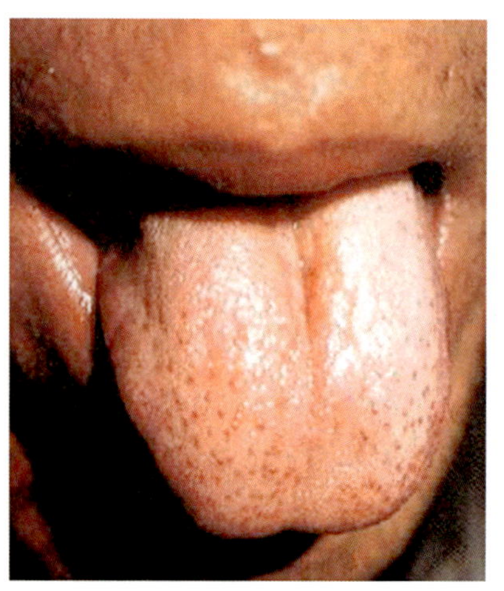

彩图 13　舌边红

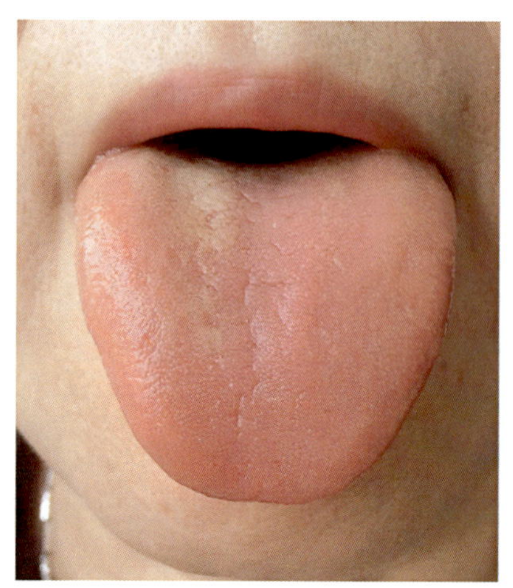

彩图 14　舌红绛无苔

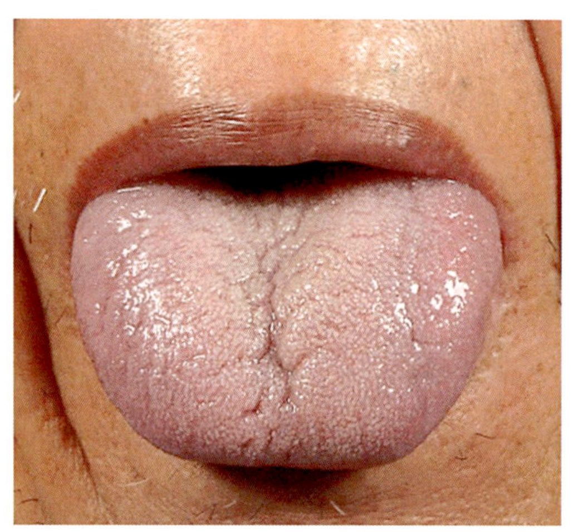

彩图 15　青紫舌

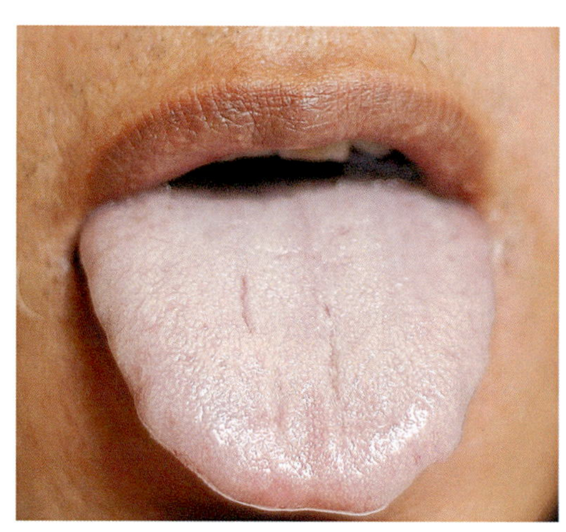

彩图 16　淡青紫舌

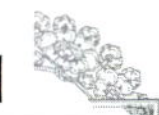

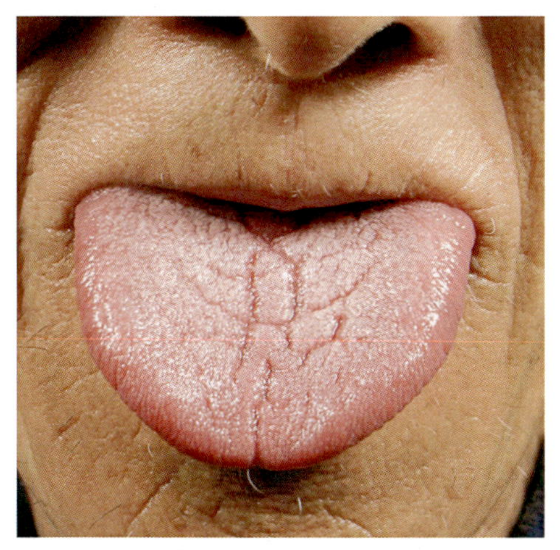

彩图 17　绛紫舌

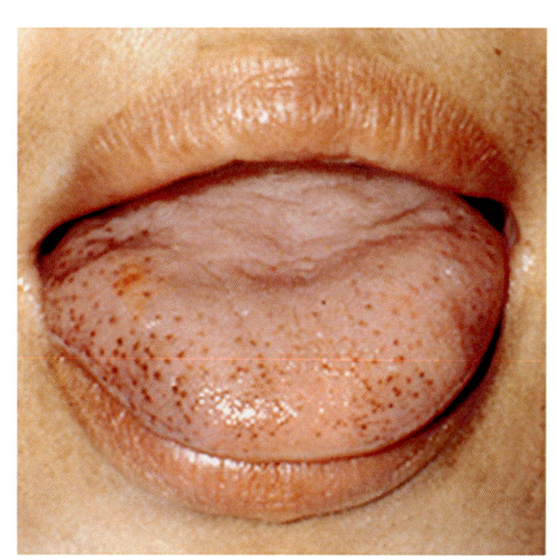

彩图 18　瘀点舌

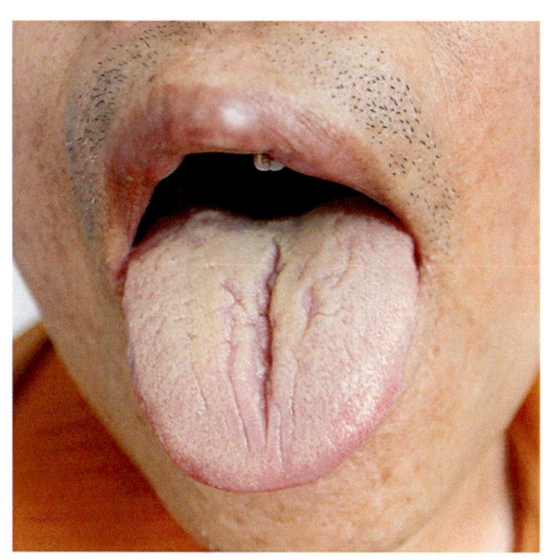

彩图 19　老舌

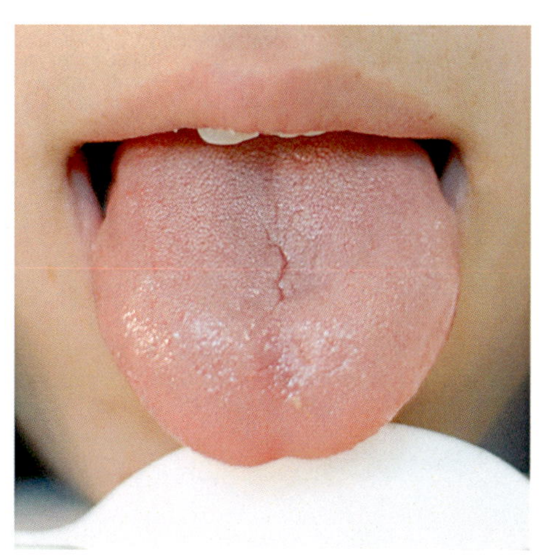

彩图 20　嫩舌

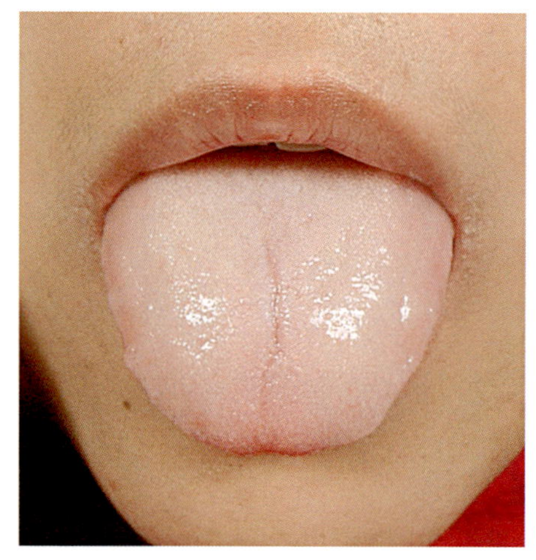

彩图 **21**　胖舌

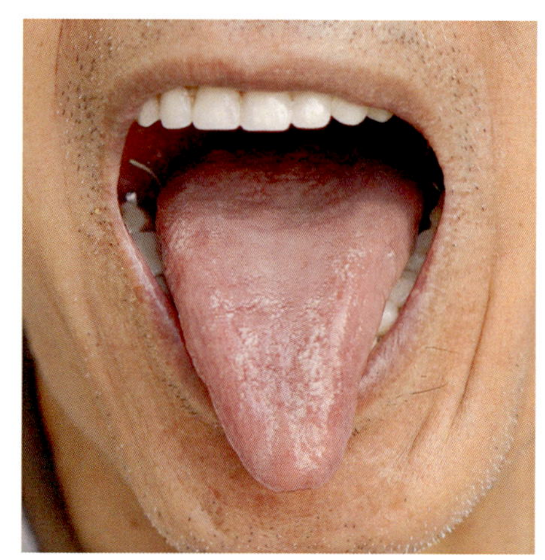

彩图 **22**　瘦舌

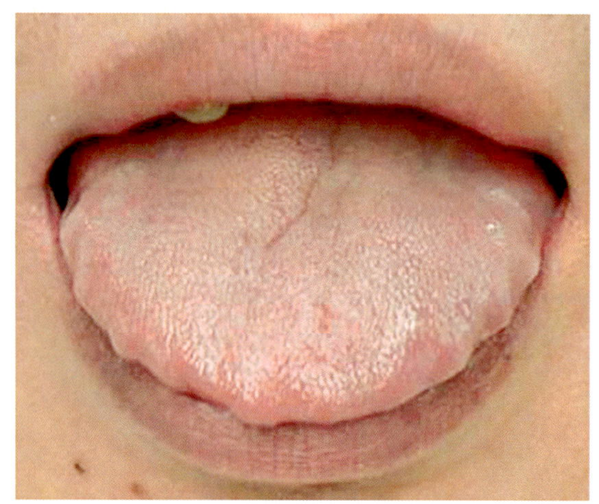

彩图 **23**　齿痕舌

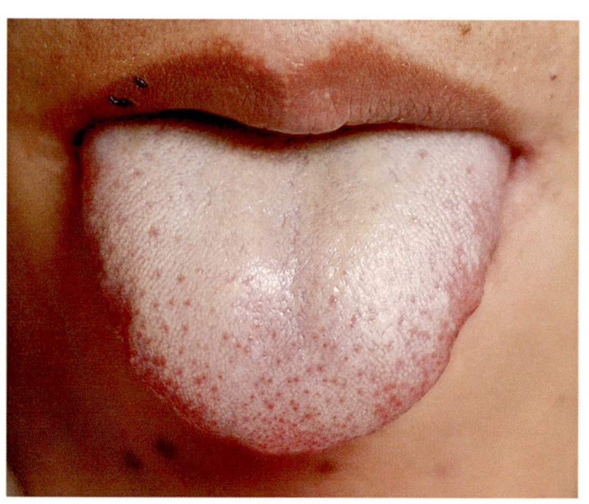

彩图 **24**　红点舌

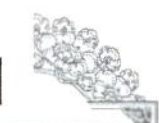

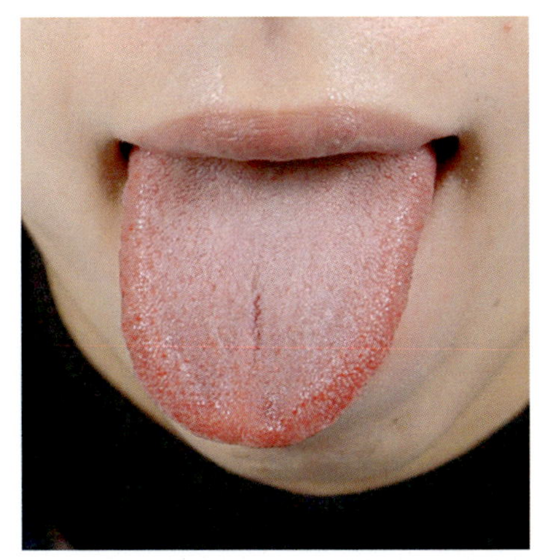

彩图 25 芒刺舌

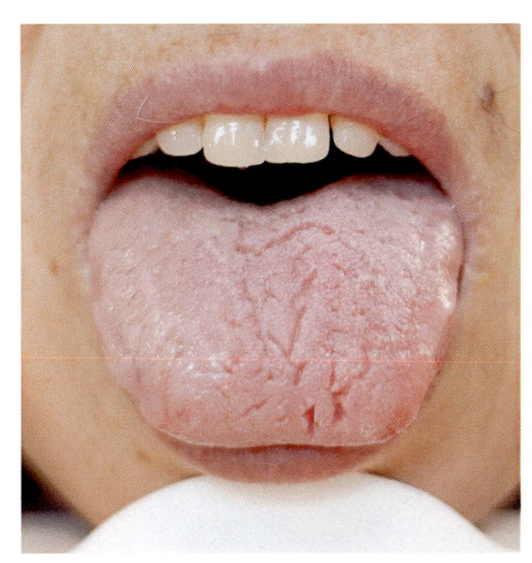

彩图 26 裂纹舌

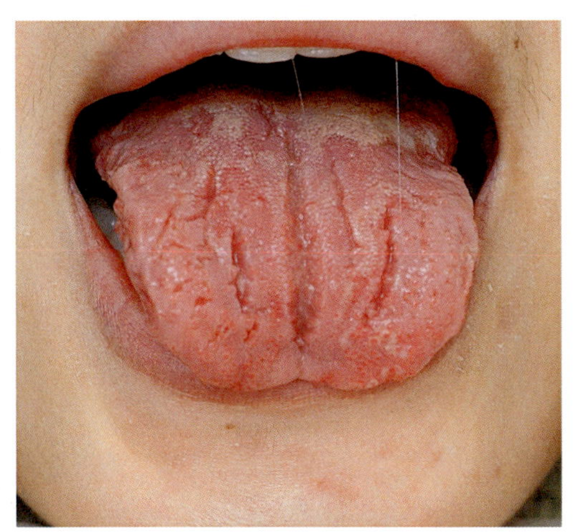

彩图 27 裂纹舌

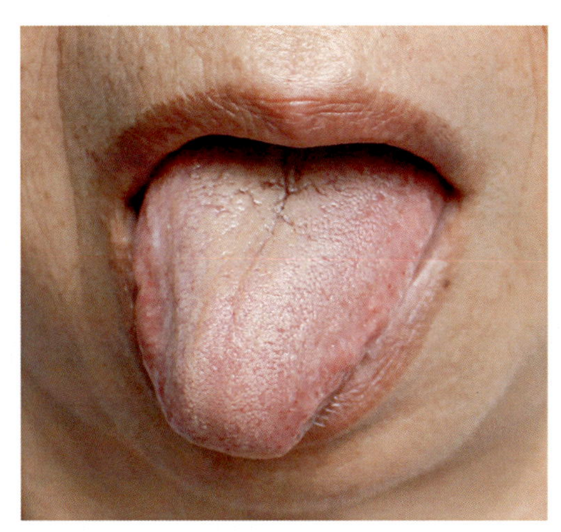

彩图 28 歪斜舌

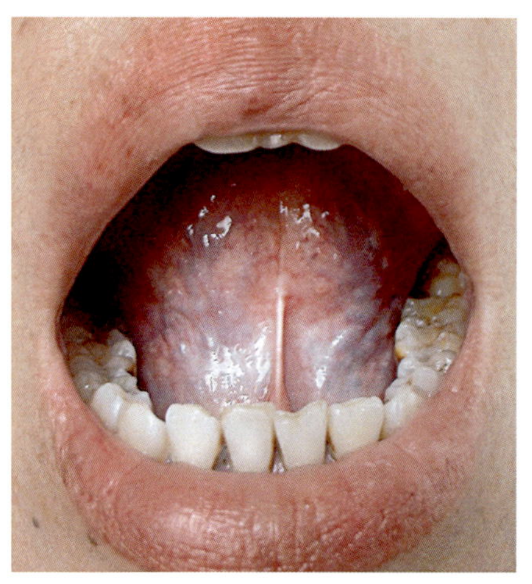

彩图 29　舌下络脉

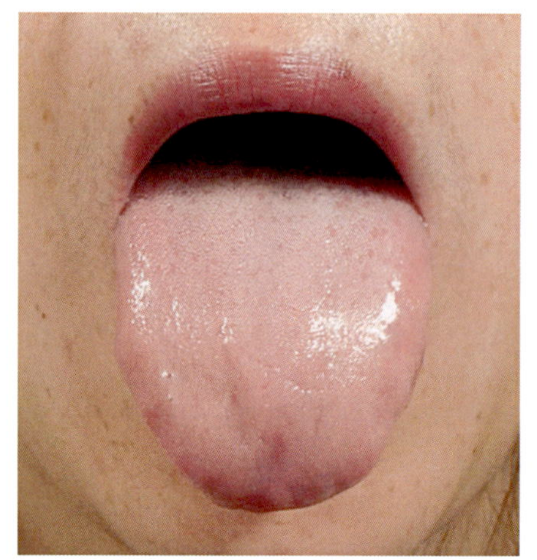

彩图 30　薄苔

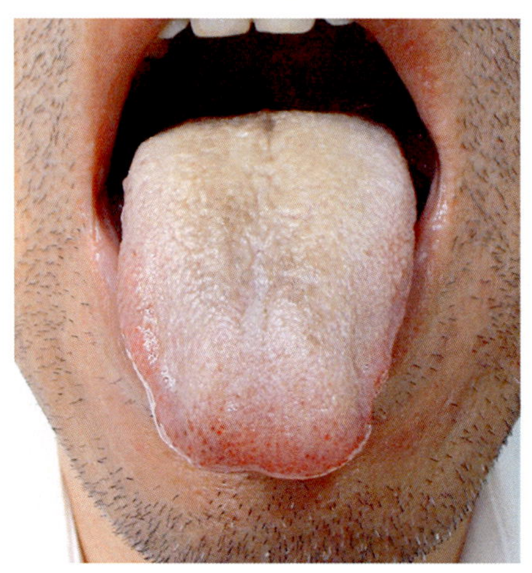

彩图 31　厚苔

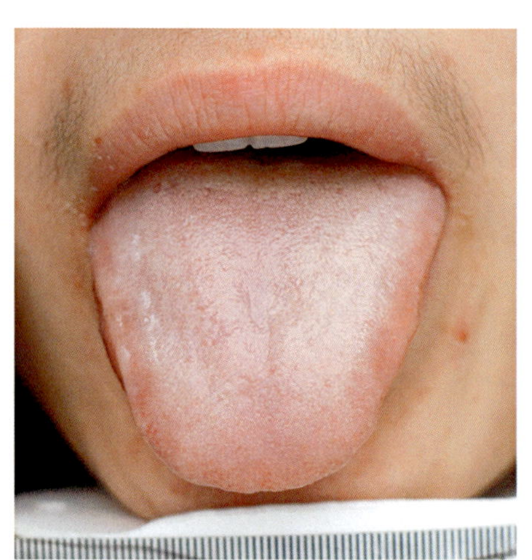

彩图 32　润苔

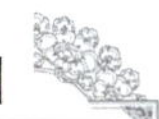

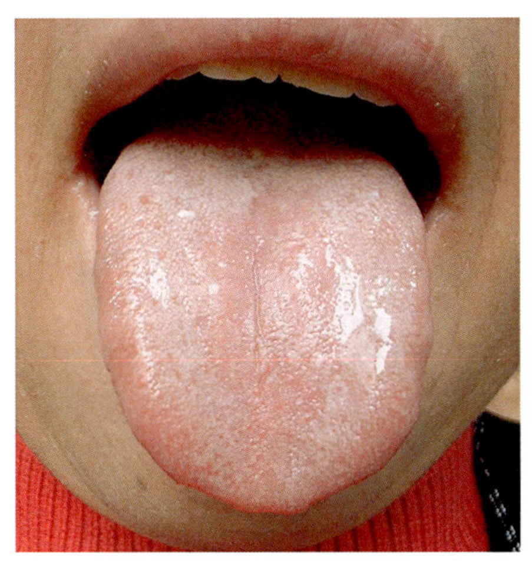
彩图 33　滑苔

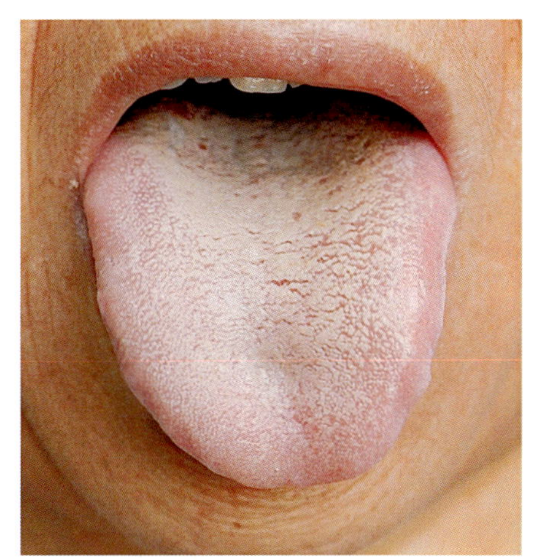
彩图 34　燥苔

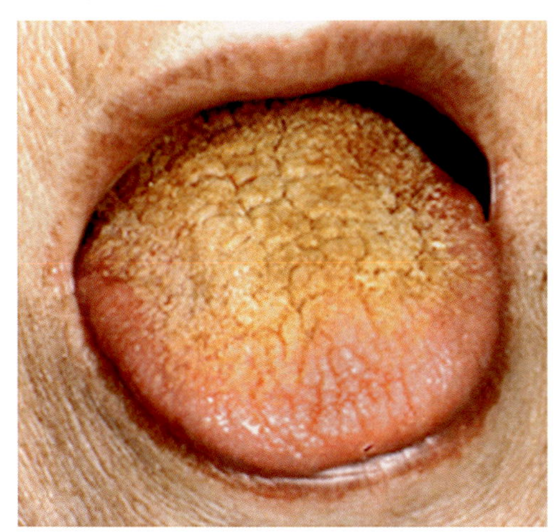
彩图 35　糙苔

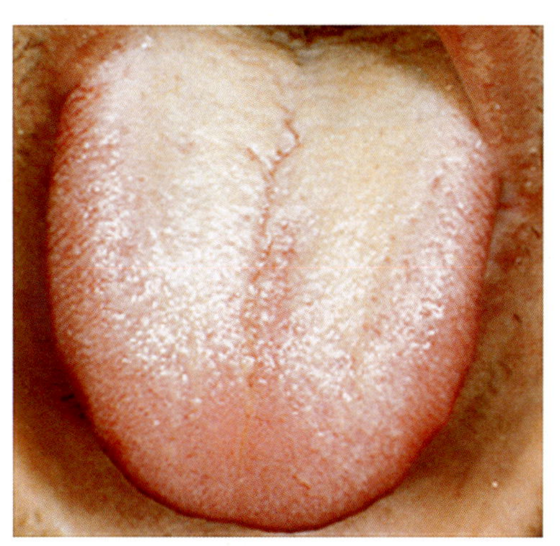
彩图 36　腻苔

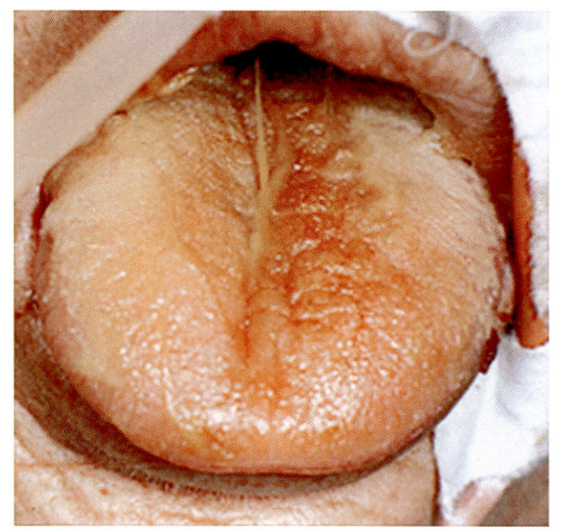
彩图 37　垢腻苔

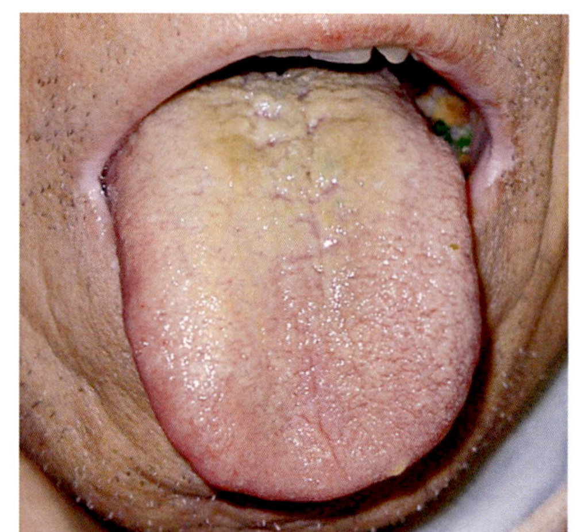
彩图 38　黏腻苔

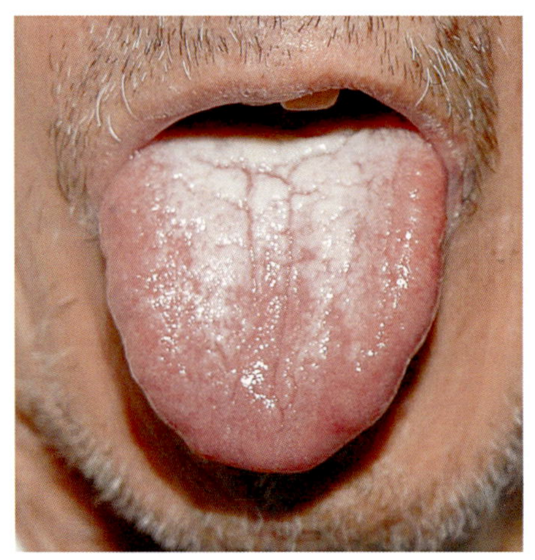
彩图 39　滑腻苔

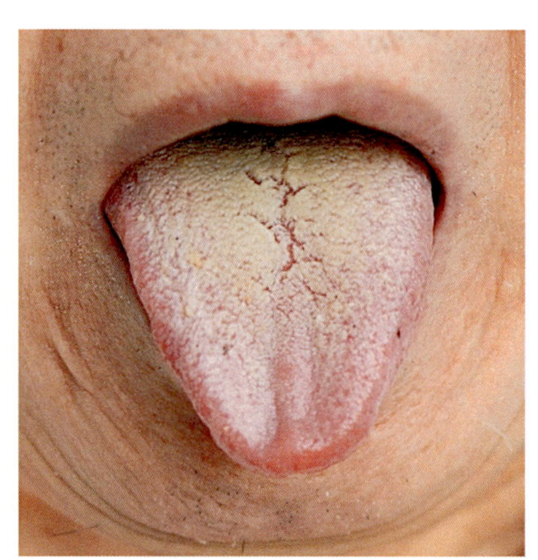
彩图 40　燥腻苔

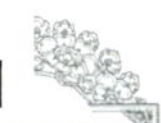

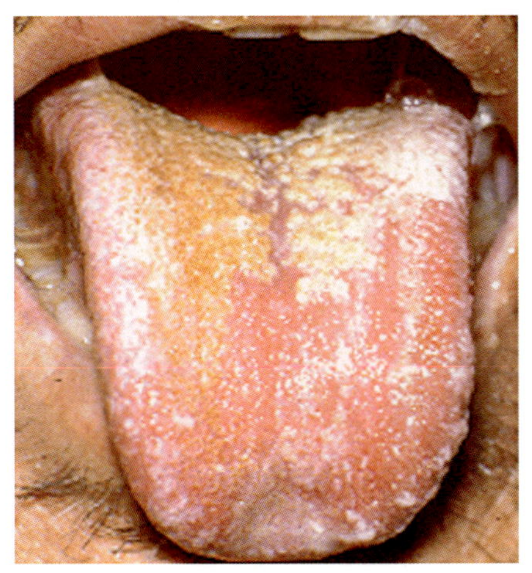

彩图 41　腐苔

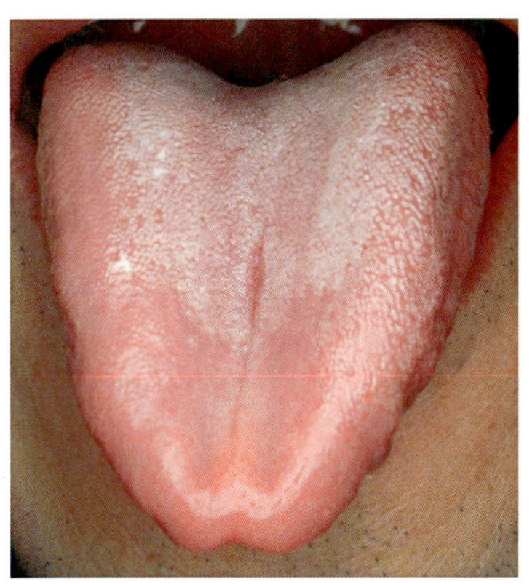

彩图 42　前剥苔

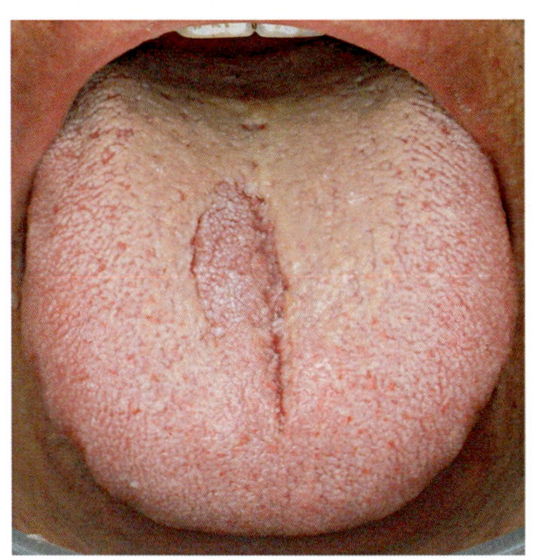

彩图 43　中剥苔

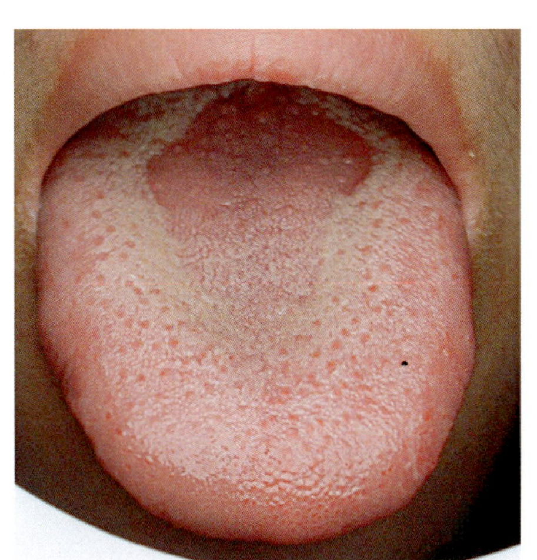

彩图 44　根剥苔

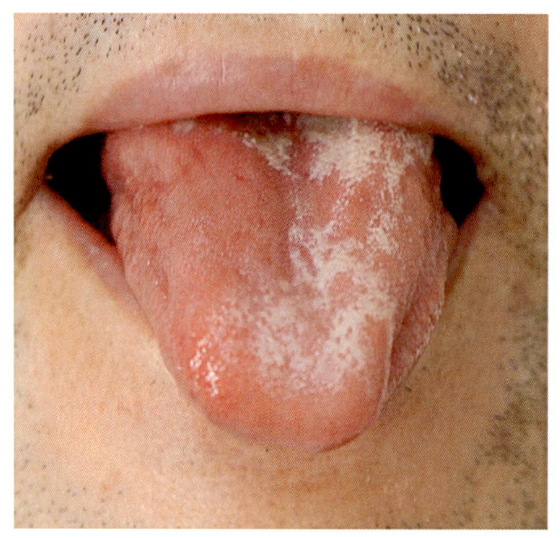
彩图 45　花剥苔

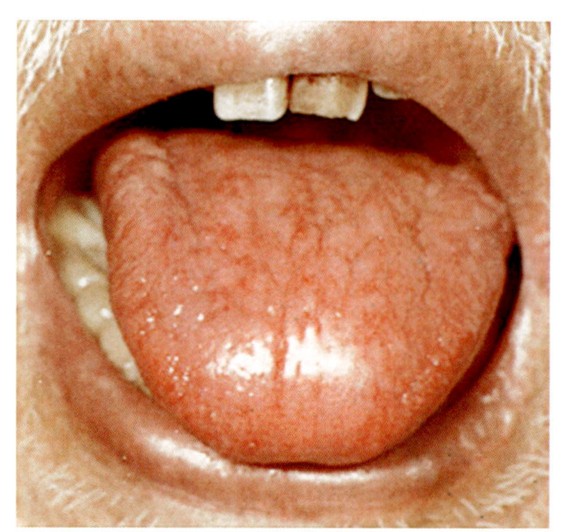
彩图 46　镜面舌

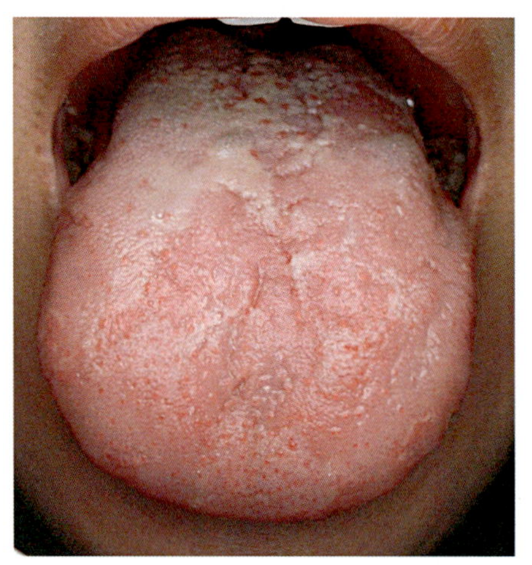
彩图 47　地图舌

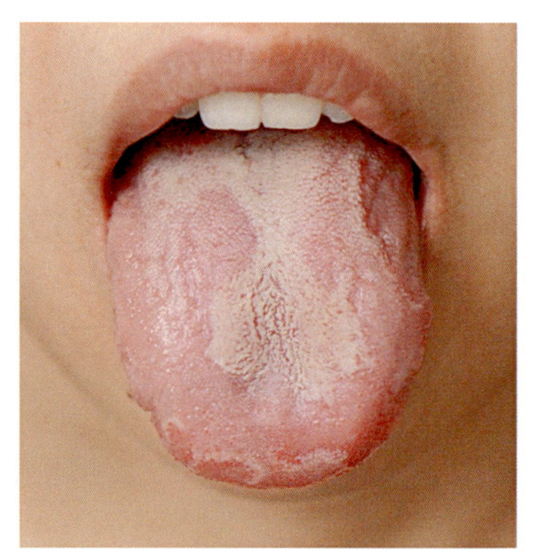
彩图 48　类剥苔

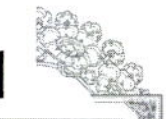

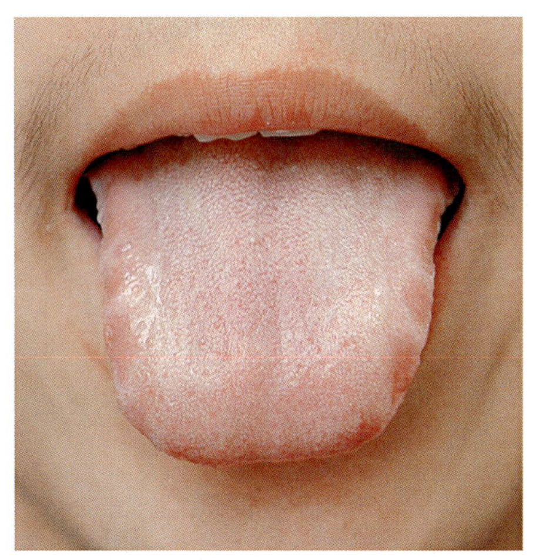
彩图 49　薄白苔

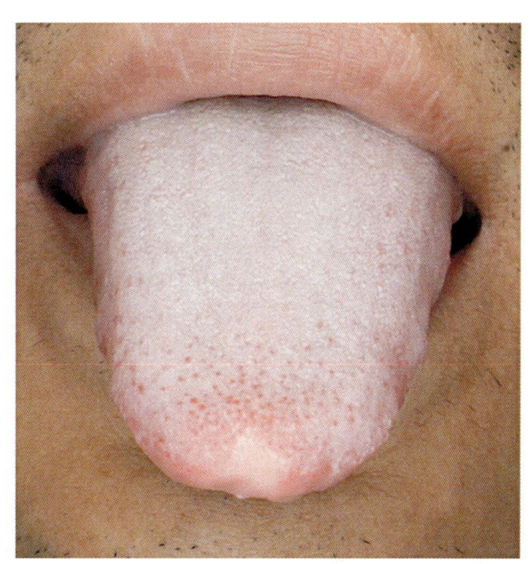
彩图 50　白厚苔

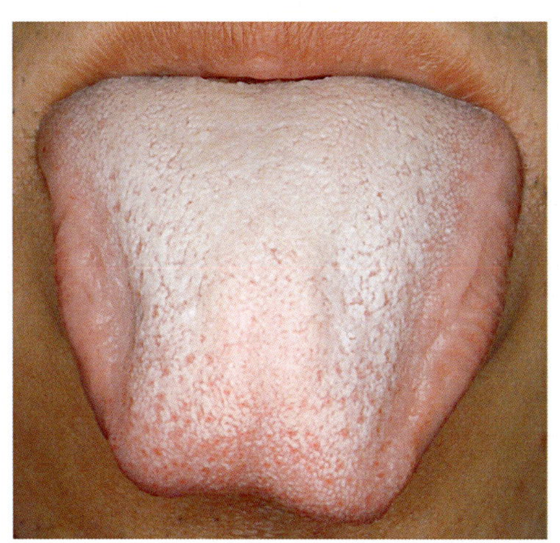
彩图 51　白厚腻苔

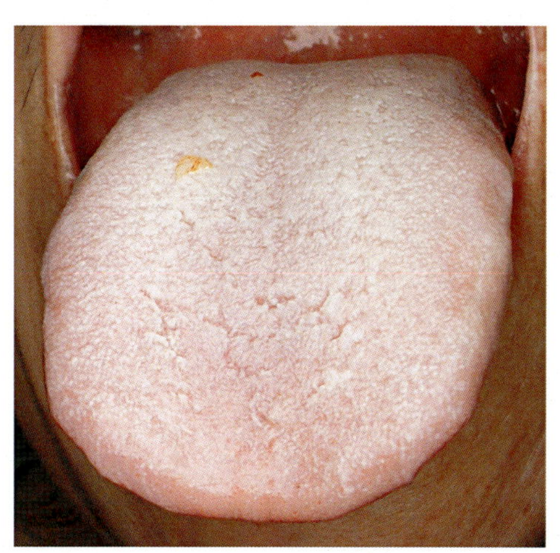
彩图 52　白厚腻滑苔

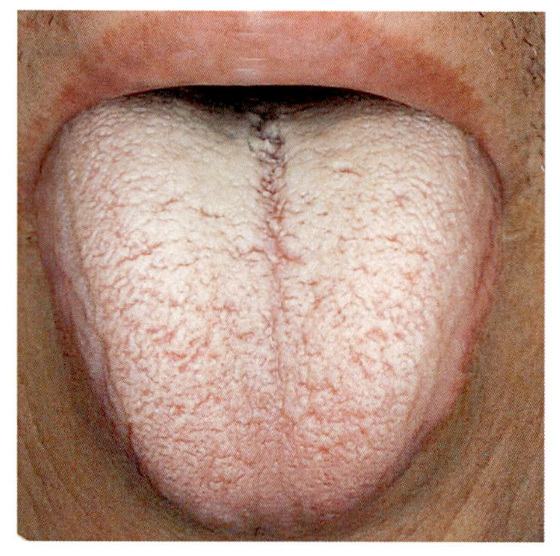

彩图 53　白厚腻干苔

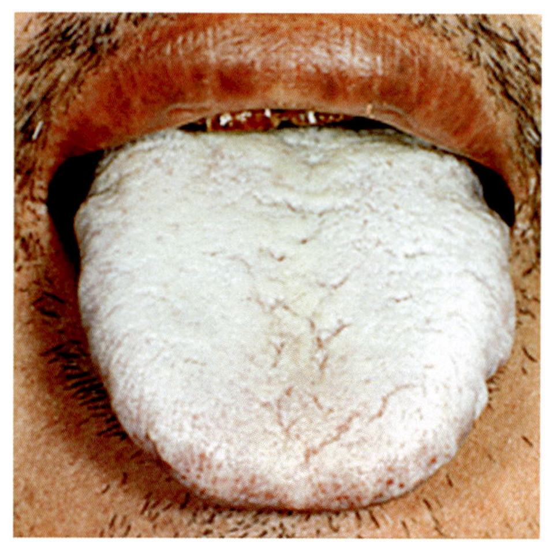

彩图 54　积粉苔

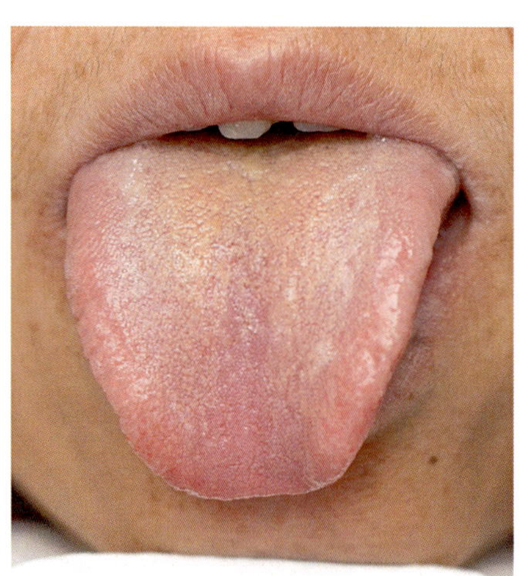

彩图 55　淡黄苔

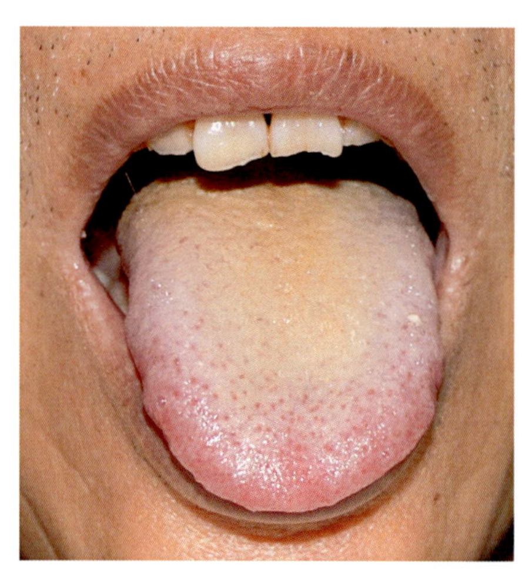

彩图 56　深黄苔

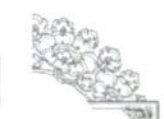

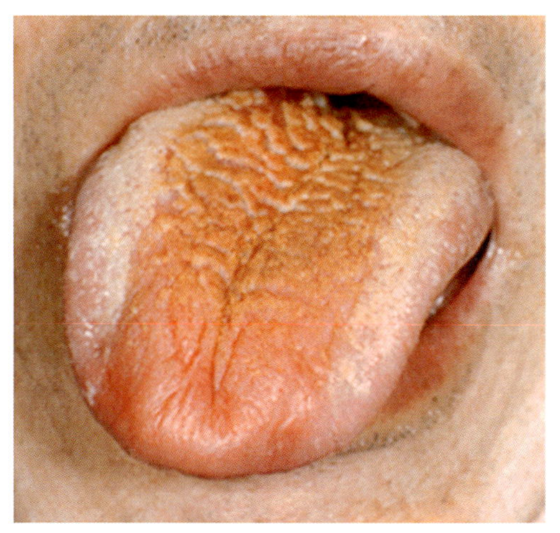

彩图 **57**　焦黄苔

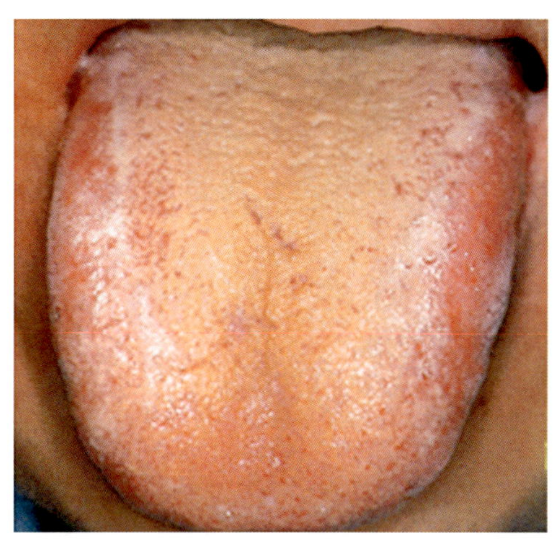

彩图 **58**　黄腻苔

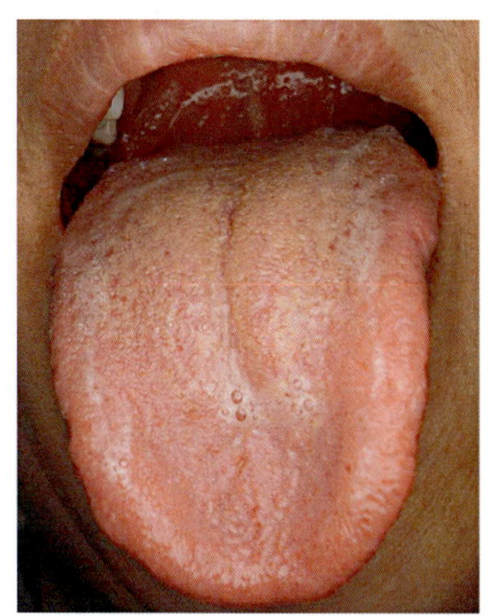

彩图 **59**　黄滑苔

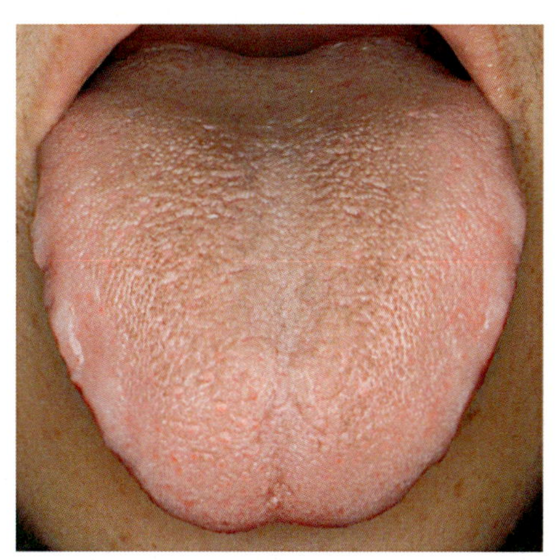

彩图 **60**　灰黑苔

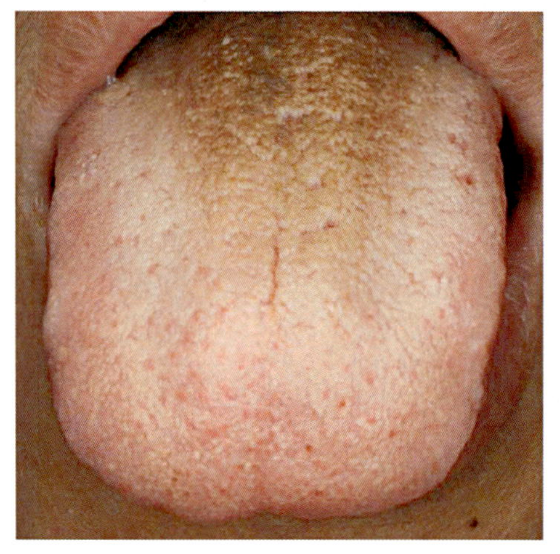

彩图 61　白腻灰黑苔

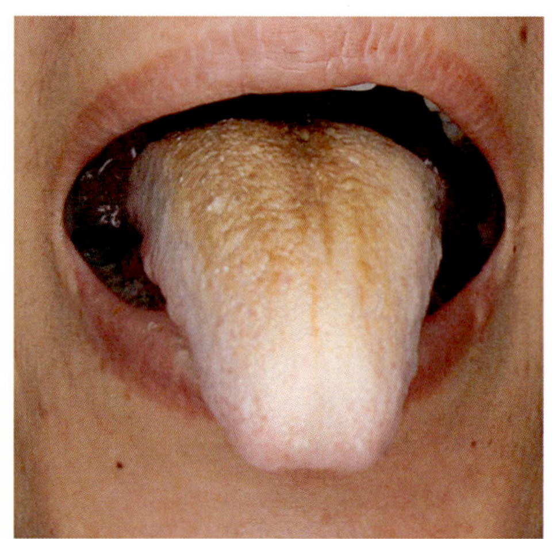

彩图 62　黄腻灰黑苔

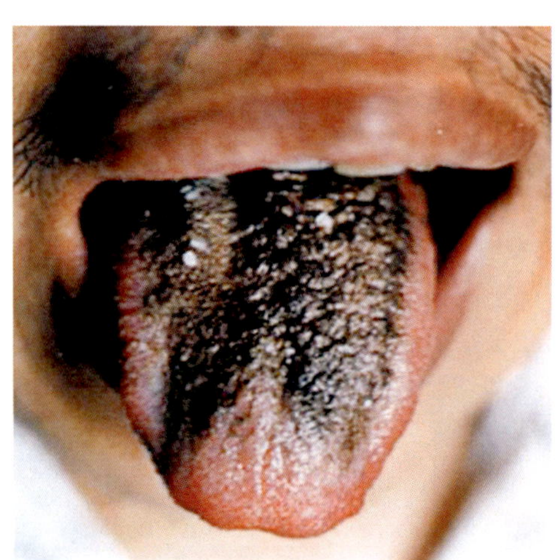

彩图 63　苔焦黑干燥